放射線医学
核医学・PET・SPECT

監修●●● **楢林　勇**・**杉村和朗**
　　　大阪医科大学名誉教授　　神戸大学大学院教授

編集●●● **小須田　茂**
　　　防衛医科大学校教授

金芳堂

■ 執筆者 (五十音順)

赤木　弘之	大阪医科大学放射線医学教室　助教
石井　一成	近畿大学医学部放射線医学教室放射線診断学部門　教授／早期認知症センター　センター長
内山　眞幸	東京慈恵会医科大学放射線医学講座　准教授
宇都宮啓太	関西医科大学附属滝井病院放射線科　准教授
大塚　秀樹	徳島大学大学院画像情報医学分野　教授
奥山　智緒	京都府立医科大学大学院医学研究科放射線診断治療学　講師
河　　相吉	関西医科大学放射線科学講座　准教授
絹谷　清剛	金沢大学医薬保健研究域医学系核医学　教授
桐山　智成	日本医科大学放射線医学　助教
汲田伸一郎	日本医科大学放射線医学　主任教授
河野由美子	関西医科大学放射線科学講座
小須田　茂	防衛医科大学校放射線医学講座　主任教授
小森　　剛	北摂総合病院放射線科　部長
坂本　　攝	獨協医科大学病院PETセンター　センター長　教授
巽　　光朗	大阪大学医学部附属病院放射線部　講師
中本　裕士	京都大学大学院医学研究科放射線医学講座(画像診断学・核医学)　講師
村上　康二	慶應義塾大学医学部放射線診断科核医学部門　教授

監修に当たって

　医学の10大発見の中でも特筆に値する1895年のX線発見や1896年の放射能発見は，放射線医学を誕生させた．内科や外科などの基本的診療科の一つとしての放射線科はこの中では新しい診療科であるが，最近の放射線医学の進歩は著しい．今日では全ての診療科にとって放射線医学は重要な診療技術になっている．がん検診や人間ドックによる健診，対策型ならびに任意型検診でも画像診断は欠かせない．

　最近はIT技術の絶え間ない発展によって放射線医学は急速に加速度を増している．特に，CT，MRI，SPECT/CT，PET/CTなどの画像診断は遠隔画像診断の構築もあって目覚ましい進歩を遂げつつある．侵襲度が少ない内視鏡外科が普及しつつあるが，ワークステーションの進歩で3次元画像がvirtual realityとして提供できるなど外科系の診療科の期待は大きい．Interventional Radiology（IVR）の進歩が著しく，悪性腫瘍や動脈硬化による疾患の手術術技を根本的に変えつつある．また，Autopsy Imaging（AI）が普及しつつあり，死因究明の精度向上に貢献している．

　放射線治療の分野ではCTシミュレーターが照射野設定の標準となり，治療計画の進歩，発展が放射線治療成績の向上，副作用の軽減化に果たす役割は大きい．特に乳癌の乳房温存療法の治療成績は素晴らしく，この疾患の治療方法を変えた．また，定位放射線治療・強度変調放射線治療（IMRT），動体追尾法が行い得るようになった．密封小線源治療装置の進歩は前立腺癌の治療成績に大きく貢献している．緩和治療としての放射線療法の適応も増加している．

　核医学・PET分野では，FDG-PET/CTが広く普及し，悪性腫瘍の診断，病期診断並びに治療効果の判定に不可欠な検査法となってきた．認知症診断における脳血流SPECTはPETとともに神経内科医にとってMRIではわからないことを診断できる検査法として多用されている．心臓核医学の重要性は依然として維持されている．

　さらに核医学治療は従来の甲状腺疾患のみならず，悪性腫瘍の骨転移の疼痛緩和，悪性リンパ腫の治療に臨床応用されている．

　この度の東日本大震災で引き起こされた原発事故は広い環境汚染となり，新聞，TV，インターネット，一般雑誌で放射線についての報道がなされ，わが国の国民のみならず世界的に一般公衆に放射線に対する強い関心をもたらせた．

　本シリーズは1996年に発刊された楢林　勇編著の重要項目「放射線医学」を発展させた書籍で，編集，著者には全国のその分野の第一線でご活躍中の放射線科診断専門医，放射線治療専門医，核医学専門医を中心として，全9巻として発刊するものである．総論には優秀な診療放射線技師にも執筆陣に加わって頂いている．放射線医学は守備範囲が広く，基礎的には放射線物理学，放射線生物学，放射線障害に関する事項，医療被曝の軽減，放射性医薬品やX線，MR，エコーの造影剤に関する薬品学などがあり，臨床的には画像診断学，核医学，放射線治療学のどれも全ての診療科と関係が深い．

　本シリーズは放射線医学の基本から臨床の実際まで最新の事項をも含んだ内容となっており，放射線科診断並びに放射線治療専門医試験，核医学専門医試験の受験や乳がんや消化器がんや肺がんCT検診学会などの認定医，認定放射線技師を目指す方達にもたいへんお役に立つと思います．

　また，日頃診療にお忙しい各診療科の医師や診療放射線技師の方々，一般の方々にも放射線についてご理解頂ける書籍であります．

平成24年5月

楢林　勇

序

　核医学の特徴は，他の画像診断と異なり，機能診断，代謝情報の把握である．^{18}F-FDG PET はブドウ糖代謝情報を画像化したものであり，^{18}F-FDG は単なる造影剤ではない．^{18}F-FDG 集積の定量化が SUV 等で行われ，各病巣部の糖代謝の亢進程度が把握できる．^{18}F-FDG 高集積を示す病巣は低集積を示す病巣よりも予後不良である．^{18}F-FDG PET の難点は空間分解能が劣ることである．このため，ハイブリッド PET/CT 装置が開発された．PET/CT は解剖学的情報と分子イメージングの懸け橋の役割を果たしている．通常，CT のグレイスケールに PET 情報をカラー表示する．

　ハイブリッド ^{18}F-FDG PET/CT は病期診断には欠かせない検査となった．^{18}F-FDG PET/CT を用いた的確な病期診断は，それを用いない場合に比較して，悪性腫瘍患者の治療方針を約 30％変更させる．正確な病期診断，鑑別診断は不要な検査，手術を省き，医療費削減につながる．

　本書では臓器別に構成された各章に，^{18}F-FDG PET/CT 検査の癌診療における重要性が他の画像診断と対比しながらわかりやすく記述されている．

　放射線治療計画において，^{18}F-FDG PET/CT による image-guided radiotherapy（画像誘導放射線治療）が導入されつつある．^{18}F-FDG PET/CT による画像は metabolic gross tumor volume（MGTV，代謝性肉眼的腫瘍体積）を表し，放射線治療計画に重要な情報を提供する．放射線治療医あるいは放射線治療医を志す医師にとっても本書は有用な知識が得られ，癌診療に役立つと思われる．

　一方，一部の SPECT 検査は減少傾向にある．2009 年 5 月半ば，世界最大のカナダ NRU 原子炉が突然運用停止に至った．世界中で深刻な ^{99}Mo/^{99m}Tc ジェネレータの供給不足が 1 年 6 か月続き，日常の核医学診療に大きな影響を及ぼした．また，2011 年 3 月 11 日発生の東日本大震災による福島第一原子力発電所放射性物質漏えい事故が SPECT 検査減少に追い討ちをかけた．

　SPECT の利点は ^{99m}Tc 製剤と ^{123}I 製剤などの異なる 2 核種の同時収集が可能，最近開発された半導体検出器は従来のガンマカメラと比較して，小型化しており，時間，空間，エネルギー分解能が優れている．^{99m}Tc 製剤を用いた検査は PET 製剤と比較して比較的安価であること，普及性，緊急性，少ない職業被曝などの点で PET 検査よりも優れている．ハイブリッド SPECT/CT 装置の普及，新しい放射性薬剤の開発が今後期待されるところである．

　本書は PET と SPECT を臓器別に織り交ぜながら，両者を関連づけ，興味をもっていただけるよう構成した．RI 内用療法は重要な核医学部門の一つである．甲状腺全摘後のアブレーション治療が外来で行えるようになり，適応患者数が増加している．バセドウ病に対する放射性ヨード内用療法，骨転移疼痛緩和療法としての ^{89}Sr，悪性リンパ腫に対する Zavalin 療法も詳細かつわかりやすく記載されている．

　このように，本書は現在の核医学に必要と考えられるたくさんの情報を含んでいる．小児核医学と PET 癌検診の項も加えた．日常診療において，また，専門医試験受験ための手引き書として，多くの読者のお役に立てるものと確信する．

平成 24 年 5 月

編集　小須田　茂

目 次

1 頭部，中枢神経・脳核医学 ──────────────── 石井一成 ── 1

1 中枢神経・脳核医学のSPECTとPET ………………………………………………… 1
　1 脳血流SPECT　1　　2 脳PET　2
2 画像統計解析 …………………………………………………………………………… 3
3 各種疾患とSPECT所見 ………………………………………………………………… 4
　1 脳血管障害　4　　3 てんかん　12
　2 認知症　7
4 脳槽シンチグラフィ ………………………………………………………………… 14
　1 正常圧水頭症（NPH）　14　　3 脳脊髄液減少症　15
　2 髄液漏（鼻漏・耳漏）　14

2 頭頸部腫瘍のFDG-PET/CT ──────────────── 坂本 攝 ── 16

頭頸部腫瘍診断におけるPETとCT，MRIなど画像診断の役割 ………………… 16
　1 原発巣の評価，良性・悪性の鑑別　16　　5 重複癌の検出　19
　2 リンパ節転移診断（病期診断）　17　　6 原発不明癌における原発巣の検索　19
　3 治療効果の判定　17　　7 予後の予測　20
　4 再発診断　18

3 心・大血管核医学（SPECT, PET/CT） ──── 汲田伸一郎・桐山智成 ── 22

1 心臓核医学検査 ……………………………………………………………………… 22
2 心筋血流イメージング ……………………………………………………………… 23
　1 安静時心筋血流SPECT　23　　3 心電図同期心筋血流SPECT　24
　2 負荷心筋血流SPECT　24
3 心筋代謝イメージング ……………………………………………………………… 25
　1 心筋脂肪酸代謝SPECT　25　　2 心筋糖代謝PET　26
4 心筋交感神経イメージング ………………………………………………………… 27
5 心プールシンチグラフィ（RIアンジオグラフィ） ……………………………… 27
6 心筋梗塞シンチグラフィ …………………………………………………………… 28
7 心筋SPECTとCT冠動脈造影を用いた融合イメージ …………………………… 28
8 心・血管の炎症イメージング ……………………………………………………… 29

4 呼吸器核医学 ……小須田 茂── 31

- **1** 呼吸器核医学とは……31
- **2** 呼吸器核医学検査法の原理と実際……31
  - ① 肺血流シンチグラフィ 31
  - ② 肺換気シンチグラフィ 32
  - ③ 肺吸入シンチグラフィ 33
- **3** 呼吸器核医学の適応例……34
  - ① 急性肺血栓塞栓症 34
  - ② 慢性肺血栓塞栓症 35
  - ③ 高安動脈炎（大動脈炎症候群） 36
  - ④ 肺動静脈（瘻）奇形 36
  - ⑤ 肝肺症候群，その他右左シャント 37

5 肺・縦隔腫瘍の FDG-PET ……小森 剛── 39

- **1** 肺結節病変の評価，良性・悪性の鑑別……39
- **2** 臨床診断の実際……41
  - ① 病期診断 41
  - ② 治療効果判定 41
  - ③ 再発診断 41
  - ④ 縦隔腫瘍診断 41
  - ⑤ その他の胸部腫瘍 41

6 内分泌核医学 ……宇都宮啓太・河野由美子── 46

- **1** 甲状腺……46
  - ① 甲状腺ヨウ素摂取率検査 46
  - ② 甲状腺 $^{99m}TcO_4^-$ 摂取率検査 47
  - ③ 甲状腺シンチグラフィ 47
- **2** 副甲状腺……48
  - ① 副甲状腺シンチグラフィ 49
  - ② ^{99m}Tc-MIBI シンチグラフィ 49
- **3** 副腎……50
  - ① 副腎皮質シンチグラフィ 51
  - ② 副腎髄質シンチグラフィ 52
  - ③ 副腎偶発腫 52
- **4** その他……53

7 消化器核医学 ……河 相吉── 55

- **1** 唾液腺シンチグラフィ……55
  - ① 原理 55
  - ② 検査方法 55
  - ③ 正常像と読影の要点 55
- **2** 肝・胆道シンチグラフィ……56
  - ① 原理 56
  - ② 検査方法 58
  - ③ 正常像と読影の要点 58
- **3** ^{99m}Tc-GSA 肝シンチグラフィ……58
  - ① 原理 58
  - ② 検査方法 58

3 正常像と読影の要点　59
　4 メッケル憩室シンチグラフィ……………………………………………………………………… 59
　　　1 原　理　59　　　　　　　　　　　3 正常像と読影の要点　59
　　　2 検査方法　59
　5 消化管出血シンチグラフィ………………………………………………………………………… 60
　　　1 原　理　60　　　　　　　　　　　3 正常像と読影の要点　61
　　　2 検査方法　60
　6 蛋白漏出性胃腸症の診断…………………………………………………………………………… 61
　　　1 原　理　61　　　　　　　　　　　3 正常像と読影の要点　61
　　　2 検査方法　61

8 消化管腫瘍の FDG-PET/CT ──────────────── 巽　光朗 ── 62
　1 食道癌……………………………………………………………………………………………… 62
　2 胃癌・胃悪性リンパ腫…………………………………………………………………………… 63
　3 大腸・直腸癌……………………………………………………………………………………… 65
　4 小腸，その他の悪性腫瘍………………………………………………………………………… 66

9 肝・胆・膵病変の FDG-PET/CT ───────────── 大塚秀樹 ── 67
　1 肝…………………………………………………………………………………………………… 67
　　　1 肝細胞癌　67　　　　　　　　　　4 血管腫　69
　　　2 胆管細胞癌　68　　　　　　　　　5 限局性結節性過形成（FNH）　69
　　　3 転移性肝腫瘍　69
　2 胆…………………………………………………………………………………………………… 70
　　　1 胆嚢癌　70　　　　　　　　　　　2 肝外胆管癌　70
　3 膵…………………………………………………………………………………………………… 70
　　　1 膵　癌　71　　　　　　　　　　　3 囊胞性腫瘍　72
　　　2 膵内分泌腫瘍　71　　　　　　　　4 膵　炎　72

10 骨・関節核医学 ─────────────────────── 小森　剛 ── 74
　1 骨シンチグラフィ………………………………………………………………………………… 74
　　　1 原　理　74　　　　　　　　　　　4 正常像およびピットフォール　74
　　　2 放射性医薬品　74　　　　　　　　5 臨床的応用　75
　　　3 検査法　74
　2 FDG-PET…………………………………………………………………………………………… 77
　　　1 原理および放射性医薬品　77　　　2 臨床的意義　78
　3 骨髄シンチグラフィ……………………………………………………………………………… 78
　　　1 原理および放射性医薬品　78　　　3 正常像　79
　　　2 検査法　79　　　　　　　　　　　4 臨床的意義　79

⑪ 腎臓核医学 ───赤木弘之── 80

 1 放射性医薬品 ……………………………………………… 80
 2 腎動態シンチグラフィ …………………………………… 80
 3 利尿レノグラフィ ………………………………………… 82
 4 カプトプリル負荷腎シンチグラフィ …………………… 83
 5 腎静態シンチグラフィ …………………………………… 85

⑫ 女性・生殖器腫瘍の FDG-PET/CT ───村上康二── 86

 1 生理的集積と読影上のピットフォール ………………… 86
 2 原発診断 …………………………………………………… 88
 3 病期診断 …………………………………………………… 89
 4 治療効果判定 ……………………………………………… 91
 5 再発診断 …………………………………………………… 92

⑬ センチネルリンパ節シンチグラフィ ───小須田 茂── 95

 1 センチネルリンパ節とは ………………………………… 95
 2 SNNS の適応例 …………………………………………… 96
 3 検査法の原理 ……………………………………………… 96
 4 使用する放射性医薬品 …………………………………… 98
 5 放射性コロイド投与法の実際 …………………………… 98
  ① 乳　癌　98　　　　　③ 胃　癌　98
  ② 皮膚悪性黒色腫　98　　④ 頭頸部腫瘍　99
 6 放射線被曝 ………………………………………………… 99

⑭ 悪性リンパ腫の FDG-PET/CT ───中本裕士── 101

 1 悪性リンパ腫における PET 検査の臨床的役割 ……… 101
  ① 病期診断　101　　　③ 治療効果判定　103
  ② 再発診断　103　　　④ 予後予測　104
 2 悪性リンパ腫における PET 診断の留意点 …………… 104
  ① 組織型による集積の相違　104　　④ 画像診断検査の最適化　107
  ② 読影上問題となる生理的集積　105　⑤ 読影者による画像所見不一致の可能性　107
  ③ 治療後の PET/CT 検査の時期　106

⑮ 小児核医学 ───内山眞幸── 109

 1 中枢神経領域 ……………………………………………… 109
  ① 脳血流シンチグラフィ　109
  ② ^{123}I-IMZ 中枢性ベンゾジアゼピンレセプターイメージ　111
  ③ 脳脊髄腔シンチグラフィ　112

2 呼吸器 113
- 1 肺血流シンチグラフィ　113
- 2 肺換気・吸入シンチグラフィ　113

3 循環器：心筋血流シンチグラフィ 114

4 消化器 114
- 1 肝胆道シンチグラフィ　114
- 2 胃食道シンチグラフィ　114
- 3 メッケル憩室シンチグラフィ　114

5 腎 114
- 1 腎静態シンチグラフィ　114
- 2 腎動態シンチグラフィ　115

6 腫　瘍 115
- 1 ^{131}I-MIBG シンチグラフィ　115
- 2 ^{201}Tl シンチグラフィ　116
- 3 ^{18}F-FDG PET/CT　116

7 骨 116
- 1 骨シンチグラフィ　116

8 内分泌 117
- 1 甲状腺シンチグラフィ　117

16 FDG-PET/CT のピットフォール ──────────── 奥山智緒 ── 119

1 FDG-PET 119
- 1 FDG の異常集積を示しにくい腫瘍　119
- 2 FDG の異常集積を示しやすい良性病変　120
- 3 FDG の異常集積と紛らわしい生理的分布　121

2 PET/CT の減弱補正によるピットフォール 122

17 任意型検診における PET 検査 ──────────── 村上康二 ── 124

1 任意型検診と対策型検診 124
2 PET 検診の現状 125
3 PET 検診の有効性 126

18 核医学治療 ─────────────────────── 絹谷清剛 ── 129

1 甲状腺放射性ヨウ素内用療法 129
- 1 退出基準について　129
- 2 前処置　129
- 3 甲状腺機能亢進症　130
- 4 甲状腺癌　131
- 5 将来展望　135

2　放射性医薬品による骨転移疼痛緩和療法 ……………………………………………… 136
　1　骨破壊・骨転移性疼痛の発生機序　136
　2　骨転移性疼痛への対応　137
　3　塩化ストロンチウム（^{89}Sr）とは　138
　4　適応　138
　5　実施・効果発現・副作用　140
　6　他の治療法との併用に関して　140
　7　複数回投与に関して　141
　8　抗腫瘍効果について　141
　9　α線放出核種　141

3　悪性リンパ腫の Zevalin 療法 ………………………………………………………………… 142
　1　Zevalin（ゼヴァリン®）概要　142
　2　適応・標識・シンチグラム評価　142
　3　治療効果　144
　4　副作用　146

日本語索引 ……………………………………………………………………………………………… 149
外国語索引 ……………………………………………………………………………………………… 153

頭部，中枢神経・脳核医学

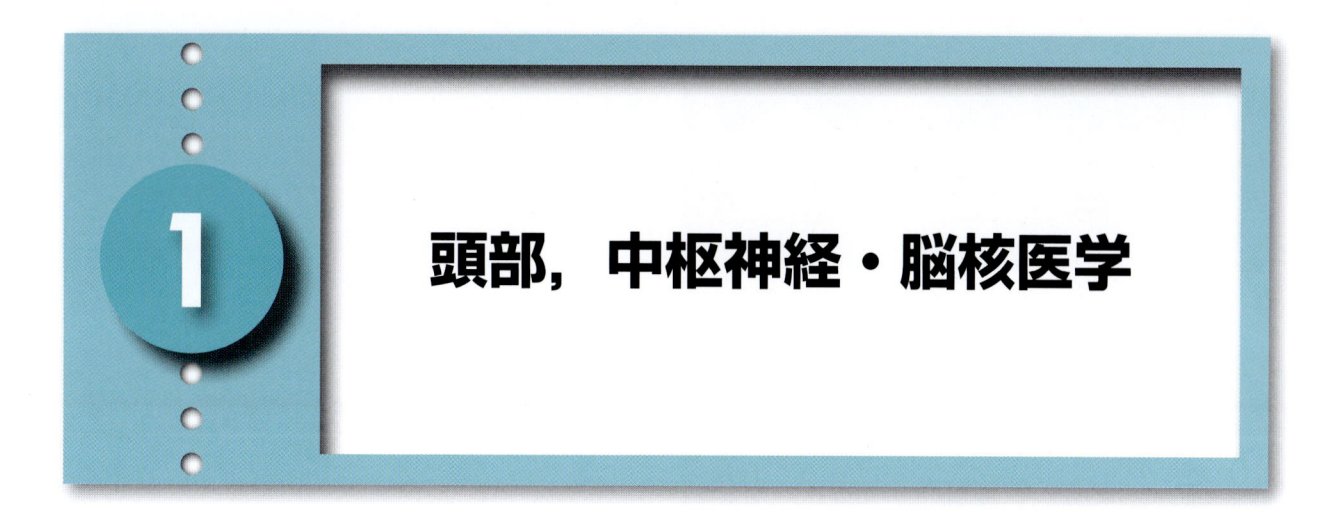

section 1　中枢神経・脳核医学の SPECT と PET

1　脳血流 SPECT

　脳血流 SPECT に用いられる主な放射性医薬品には① ^{123}I-IMP（*N*-isopropyl-4-iodoamphetamine hydrochloride），② ^{99m}Tc-HMPAO（technetium-99m-hexamethyl-propyleneamine oxime），③ ^{99m}Tc-ECD（technetium-99m-ethyl cysteinate dimer）の3点があげられる．④一部では ^{133}Xe ガスも使用されている．

　これらは保険適用になっており広く利用されている．各薬剤には一長一短があり，それぞれの施設，状況にあった使用が望ましい．

　❶ ^{123}I-IMP：血流分布が PET で測定した血流分布に近い．空間分解能は ^{99m}Tc 製剤より低い．肺疾患患者やヘビースモーカーでは脳への集積が低下することがある．

　❷ ^{99m}Tc-HMPAO：化学的に不安定なため，標識後30分以内に投与する必要がある．病変部と健常部とのコントラストが低いが，被曝線量が低く大量投与が可能で，ノイズの少ない画像が得られる．

　❸ ^{99m}Tc-ECD：標識後数時間は安定で病変部と健常部とのコントラストが低い．後頭葉への集積が強く，正常でも実際の血流分布と比較して後方優位の集積を示すので注意が必要である（図1）．被曝線量が低く大量投与が可能で，ノイズの少ない画像が得られる．てんかん発作などの待機検査に適している．

　❹ ^{133}Xe ガス：定量性にすぐれるとされるが，分解能が悪く最近ではほとんど使用されない．

　❺ 脳血流量（CBF）定量法：SPECT による脳血流測定には脳内放射能分布と脳血流との直線性がよい ^{123}I-IMP が適している．^{99m}Tc-HMPAO，^{99m}Tc-ECD は脳内放射能濃度と CBF（cerebral blood flow）との直線性が高脳血流量部位で悪いのが欠点である（図2）．^{123}I-IMP を使用した脳血流 SPECT による CBF 定量法には持続採血法，1点採血による ARG 法，動脈採血不要の graph plot 法，^{99m}Tc-HMPAO あるいは ^{99m}Tc-ECD を用いた動脈採血不要の Patlak-plot 法[1]などがある．

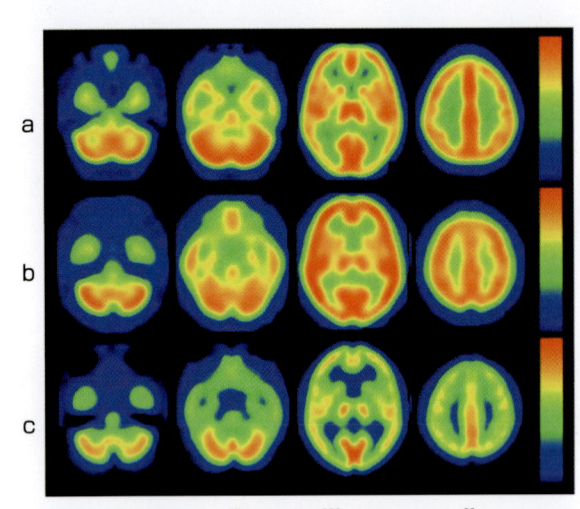

▶図1　正常者の $H_2^{15}O$ (a), ^{123}I-IMP (b), ^{99m}Tc-ECD (c) による脳血量 PET, SPECT 像

^{123}I-IMP の局所分布は $H_2^{15}O$ のそれに近いが，^{99m}Tc-ECD では後頭葉の血流分布が他の脳領域と比較してかなり高いので注意が必要である．

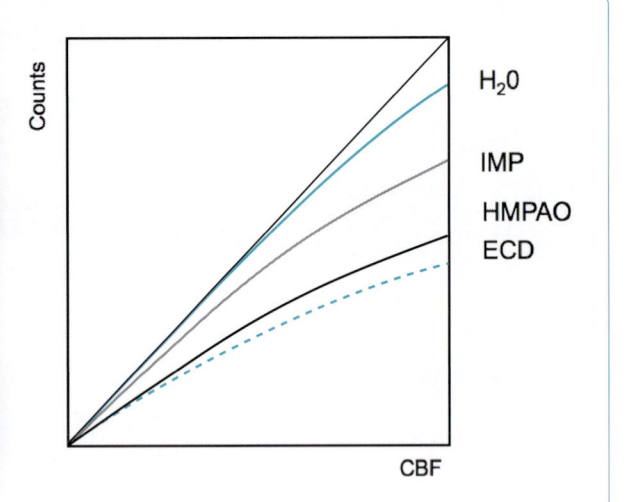

▶図2　各製剤の脳血流量（CBF）と脳カウント数との関係

高血流量になるほど相関が悪くなる．

2　脳 PET

❶ **O-15 ガス PET**：$C^{15}O_2$（あるいは $H_2^{15}O$），$^{15}O_2$，$C^{15}O$ を使用して脳血流・脳酸素代謝画像を得る検査である．脳血流量（CBF）測定，酸素消費率（$CMRO_2$：cerebral metabolic rate of oxygen）画像を得ることができる．CBF 測定には $C^{15}O_2$（あるいは $H_2^{15}O$），脳血液量（CBV：cerebral blood volume）測定には $C^{15}O$，脳酸素摂取率（OEF）と $CMRO_2$ 測定には $^{15}O_2$，を用いるが，脳 OEF と $CMRO_2$ の算出では $C^{15}O_2$ と $C^{15}O$ 吸入時のデータも使用する．$C^{15}O$ は血管内放射能濃度の補正にも用いる（図3）．動脈採血による血中放射能濃度測定，動脈血ガス（PaO_2）測定が必要であり，検査時間が1時間以上かかること，^{15}O の半減期が2分と短いため1検査には多数のスタッフとチームワークが必要なため，保険適用になっているにもかかわらずかぎられた施設でしか施行されていない．

　PETカメラ，撮影条件・再構成の条件，被験者の状態により算出される数値は変わるので注意する．正常でも年齢・性により局所の差異がある．また CBF（cerebral blood flow）は代謝と比べて $PaCO_2$ に左右されやすく，同一被験者内で変動が大きいため検査時安静を保つように心掛ける

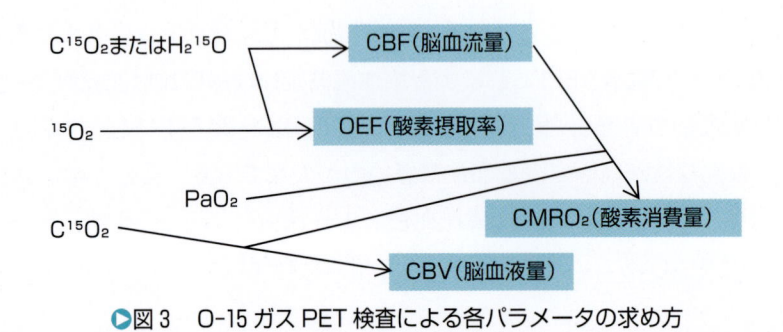

▶図3　O-15 ガス PET 検査による各パラメータの求め方

必要がある[2]．

❷ ^{18}F-FDG PET：動脈血中の放射能濃度を測定して入力関数を得ることにより脳ブドウ糖消費量 CMRglc を測定することができる．臨床では定量の必要のない症例が多く動脈採血はせずに定性画像のみを得る．脳はブドウ糖を唯一のエネルギー源としているため脳糖代謝画像は種々の疾患に対して有用な検査である．しかし現在，脳腫瘍とてんかんにのみ保険適用となっている．^{18}F-FDG-PET が診断に非常に有用である変性疾患に対して，臨床で本検査が普及していないという問題がある．FDG-PET でみる脳糖代謝は刺激に対して敏感なため，FDG 投与後は脳への刺激を避け，安静を保っておく必要がある．

腫瘍 PET で使用される standardized uptake value（SUV）と CMRglc との間には正常脳では比較的よい相関があるが，アルツハイマー病などの変性疾患においては重症になるにつれ相関が悪くなる．よって脳腫瘍以外の疾患の診断には SUV は利用されない．表1に PET 検査で得られた基準値を示す．

●表1　PET 検査で得られた基準値

CBF（脳血流量）	45～55 ml/100ml/分
CMRO$_2$（酸素消費率）	3.0～4.0 ml/100ml/分
OEF（脳酸素摂取率）	0.4～0.5
CBV（脳血液量）	3.0～4.5 ml/100ml
CMRglc（脳ブドウ糖消費量）	5.5～6.5 mg/100ml/分

section 2　画像統計解析

　被検者の脳核医学画像を解剖学的標準化により標準脳に合わせこむことにより，同じ座標系で voxel ごとに統計学的な手法を用いて比較する方法である．画像統計解析は主に 3D-SSP（streotactic surface projections）（NEUROSTAT），SPM（statistical parametric mapping）の2つのソフトが使用されている．これらのソフトを診断補助に特化して臨床で使用しやすくした iSSP（iNEUROSTAT）（図4），eZIS（easy Z-score imaging system）が国内では広く普及している．画像統計解析法は認知症診断補助として有用であるが，診断はあくまでもオリジナルの断層画像でなすべきものであることに留意しなければならない（これらのソフトは薬事承認されていないので診断に使用できないので注意）．定性画像の表示は対象とする疾患で障害されない部位を参照部位として相対的な定量画像を作成することになり，全脳平均を用いるか，アルツハイマー病で低下しない橋・一次感覚運動野・線条体・視床・小脳の値で標準化する．各施設ごとに正常データベースを構築するのが望ましいが，現実は困難であり，他施設の正常データベースを使用する際はその施設とできるだけ同じ装置，撮影条件・状態・再構成を行うとよい[3]．

　臨床において核医学検査は脳血管障害の病態評価，アルツハイマー病などの認知症の早期診断・鑑別診断，てんかんの焦点検索に使用される．

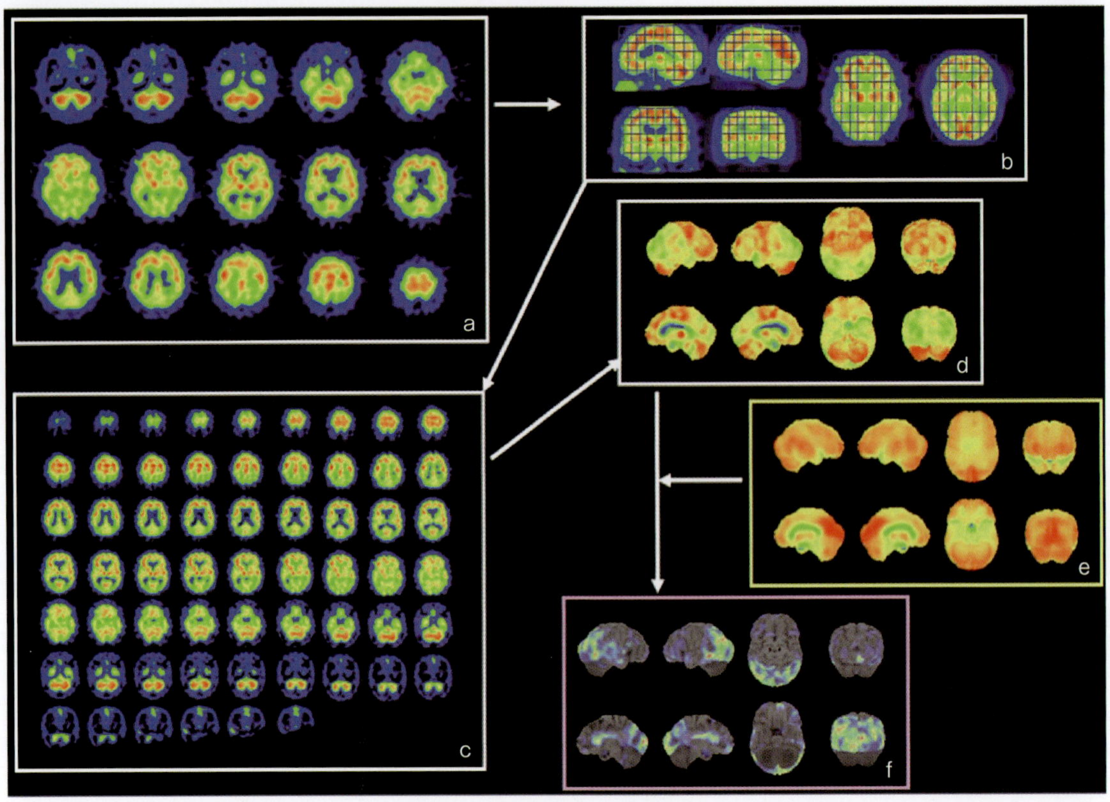

●図4　3D-SSP作成の流れ図

a. オリジナルのIMP-SPECTによるAD患者の原画像. b. AC-PCに平行にaの画像を線形変換により標準脳テンプレートに合わせたもの. c. 非線形変換warpingにより標準脳に合わせ込んだもの. d. 脳表データを抽出したsurface map. e. 正常データベースの平均画像. f. dの画像からeのデータベースを使用して算出した統計画像z score map.

$$* \text{z score} = \frac{\text{正常データ平均} - \text{患者の値}}{\text{正常データ標準偏差}}$$

section 3　各種疾患とSPECT所見

1　脳血管障害

CBFは血圧・$PaCO_2$の変化に対して脳血管自動調節能（autoregulation）があり，ほぼ一定に保たれる[4]（図5）．脳核医学検査により，SPECTでは局所CBF，PETでは局所CBF，$CMRO_2$，OEF，CBVを測定することができる．

❶ 脳梗塞
a．超急性期：6時間以内
b．急性期：6時間〜3日．脳血流SPECTは発症直後より血流低下部位の検出が可能でCBF低下・$CMRO_2$低下から予後の推定が可能とされ，ischemic penumbra[a]の検出にも有用であるが，rt-PA（recombinant tissue plasminogen activator；遺伝子組み換え組織プラスミノゲンアクチベータ）静注療法は発症3時間以内の脳梗塞に使用が認められているため，検査時間を要する脳血流SPECT，PET検査は通常は使用されない．

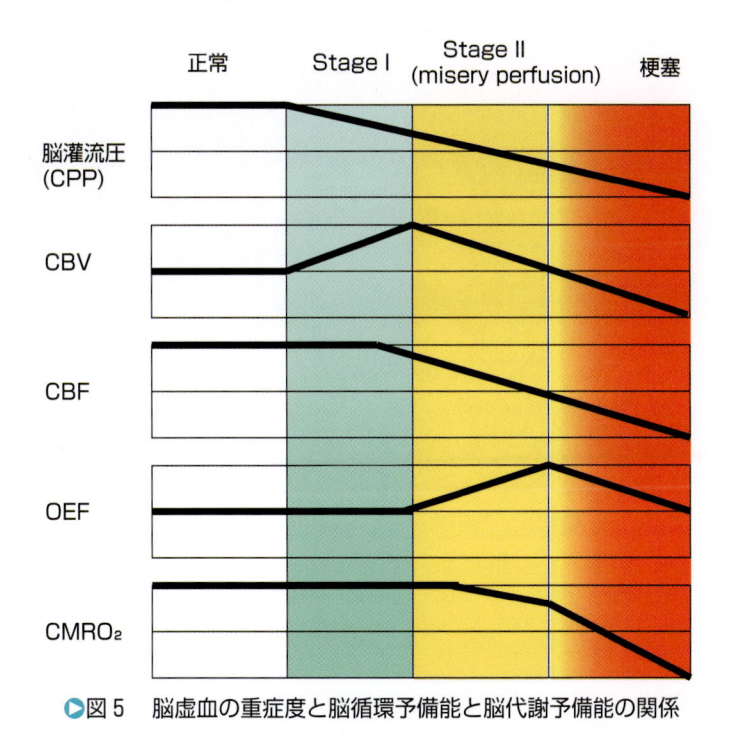

図5　脳虚血の重症度と脳循環予備能と脳代謝予備能の関係

c. **亜急性期**：3日～3週間．Luxury perfusion[b]が ^{123}I-IMP や ^{99m}Tc-HMPAO で高集積として描出される．この部分は最終的に脳梗塞となるため，梗塞巣の予測が可能といわれている．
　一方，^{99m}Tc-ECD では組織障害がある場合には血流よりもむしろ代謝を反映し，血流が高いにもかかわらず低集積となる．

d. **慢性期**：3週間～3か月．脳主幹動脈の閉塞性病変において，安静時 CBF とアセタゾラミド投与後 CBF により血管反応性（脳循環予備能）をみることにより，両者の低下がみられた場合には有意に脳虚血症状再発を起こしやすいといわれている．

e. **CCD（crossed cerebellar diaschisis）**：小脳に病変がないにもかかわらず一側小脳の代謝・血流が低下する現象がある．病巣から離れた部位が投射線維を介して密接に連絡しているために代謝・血流の低下が起こる現象を diaschisis または remote effect と呼ぶ．一側の大脳半球の梗塞・変性などの障害により対側の小脳半球の代謝・血流が低下する減少を CCD という．

f. **EC-IC bypass 術の適応決定**：JET study[c]により定量脳血流 SPECT の有用性が示されている．

閉塞性脳血管障害の脳循環代謝の重症度や脳組織障害の程度を評価するために使用される．

- Stage 0：正常状態（脳循環予備能＞30％）
- Stage I：脳循環予備能が低下するまでの状態：脳血管の狭窄または閉塞→灌流圧低下→血管拡張→CBV が増加（10％＜脳循環予備能＜30％，あるいは安静時 CBF 正常範囲内［正常平均の80％以上］）（図6）
- Stage II：脳代謝予備能が低下するまでの状態：さらに灌流圧低下→CBF 低下→$CMRO_2$ を保つために OEF 上昇（misery perfusion）（脳循環予備能＜10％かつ安静時 CBF＜正常平均の80％）（図7）

脳血流 SPECT による misery perfusion の予測には限界があるため OEF を測定できる ^{15}O-ガス PET がゴールドスタンダードとされている．

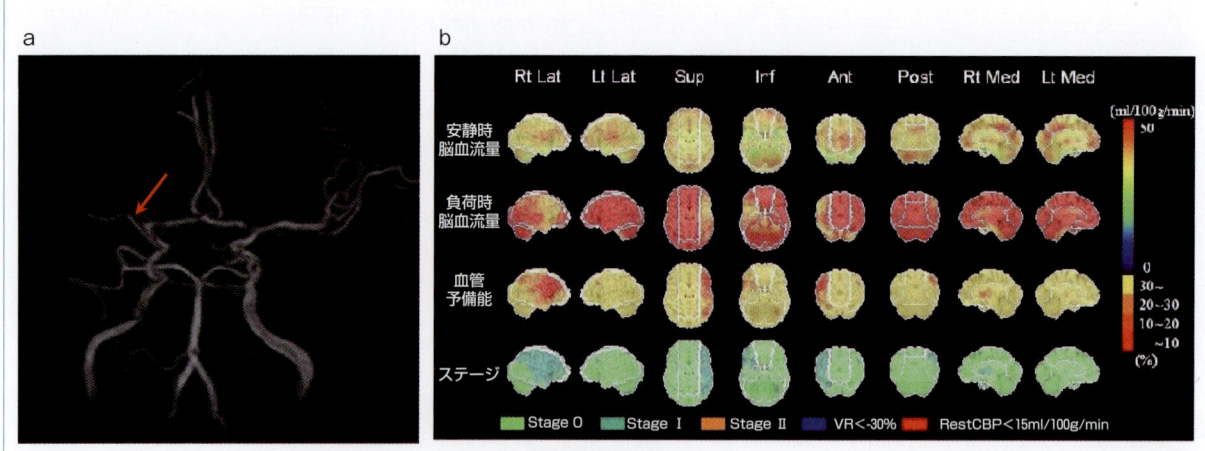

● 図6　右中大脳動脈閉塞（64歳，女性）

a. MRAでは右中大脳動脈閉塞がみられる．b. IMPによるARG法を用いて安静時，アセタゾラミド負荷時の脳血流，血管反応性を測定したSEE-JETソフトの解析結果．

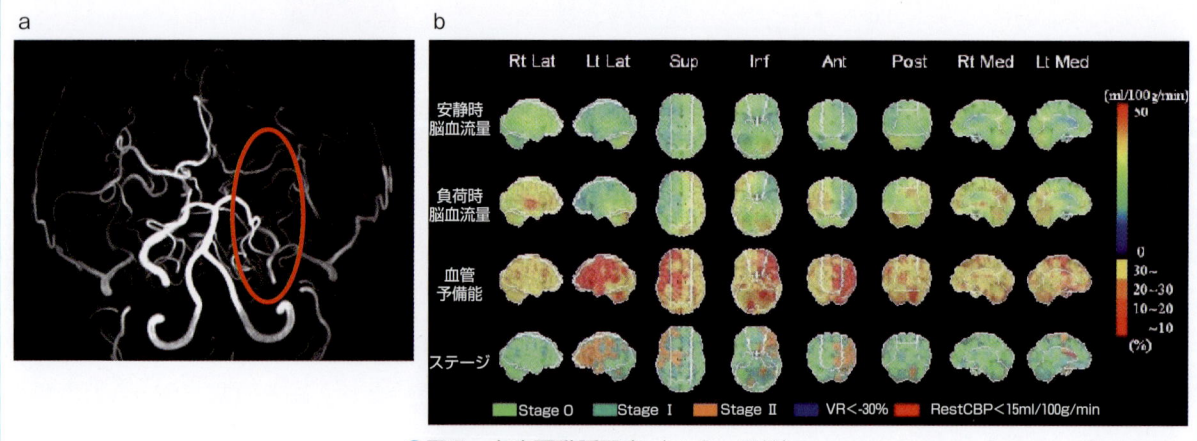

● 図7　左内頸動脈閉塞（74歳，男性）

a. MRAでは左内頸動脈閉塞がみられる．b. IMPによるARG法を用いて安静時，アセタゾラミド負荷時の脳血流，血管反応性を測定したSEE-JETソフトの解析結果．

▶▶▶ Side Memo

❶ **penumbra**：脳細胞が完全な組織障害（梗塞）に至る直前の可逆性障害の状態で，細胞機能障害と神経細胞膜障害を含む不完全虚血領域を特にischemic penumbraと呼ぶ．この段階では脳血流の改善により機能障害が回復可能とされる．

❷ **luxury perfusion**：血管の再開通や血管運動麻痺の改善により血流が増加しているが，OEFが低い状態．不可逆的な組織障害を意味する．

❸ **JET study**[5]：内頸動脈系閉塞性血管病変を対象としたEC-IC bypass術のランダム化比較試験．IMP ARG法脳血流定量SPECTによる脳循環指標が手術適応の基準に含まれた．安静時血流が正常の80%以下，アセタゾラミドによる血管反応性が10%以下の血行力学的虚血症例が対象となり，EC-IC bypassによる外科治療が内科的治療に比べ，脳梗塞発生率が有意に低い結果となり，EC-IC bypass適応決定には脳血流定量測定が必須とするもの．

内頸動脈狭窄に対して内頸動脈内膜剥離術（CEA：carotid endarterectomy）や血管内治療（CAS：carotid artery stenting）が行われるが，術後の過灌流（hyperperfusion）の予測と検出に脳血流SPECTは有用とされる．術前に血管反応性が低下していると術後の過灌流のリスクが高くなるとされる．術後のCBFが術前の2倍以上になると，過灌流症候群をきたす可能性が生じる．

❷ もやもや病

中大脳動脈，前大脳動脈，両側内頸動脈が進行性に閉塞した結果，側副血行路として穿通動脈領域の血管が"もやもや"した網目状に発達した状態．虚血に対しては代償が不十分になると神経症状を呈する．SPECT，PETで血管閉塞域の末梢でCBF低下，血管反応性が低下する．前頭葉での低下が多い．PETではOEFを測定しOEFの上昇の有無を確認する．

❸ くも膜下出血

血管攣縮の診断や予後の推定に脳血流SPECTが利用される．くも膜下出血発症後7〜14日のCBF測定が予後の推定に有用であったという報告があるが，症例により血管攣縮の発症時期が違い，臨床症状が強い間は施行できないこともあり，SPECT検査の有用性について疑問視する向きもある．

2 認知症

❶ 正常加齢
：大脳糖代謝・血流量は高齢者では若年者と比べて全脳で低く，特に前頭葉での低下が目立つ．後部帯状回・楔前部の代謝・血流はほかの大脳皮質よりも高い．高位レベルでは上頭頂小葉の代謝・血流は正常でも低めなので後述するアルツハイマー病の所見と間違わないよう注意する．

超高齢化社会に伴い認知症の増加により，その適切な診断・治療が医学のみならず社会的にも大きな役割を担っている．この認知症の早期診断・鑑別診断に核医学検査が有用である．

認知症は変性性認知症（アルツハイマー病，レビー小体型認知症，前頭側頭葉変性症など），脳血管性認知症，その他，内科的・外科的疾患が原因で認知症の症状を示すものからなるが，核医学検査は特に変性性認知症の診断に有用である[6]．FDG-PETのほうが脳血流SPECTよりも優位であるが，現時点ではFDG-PETは認知症に対して保険適用になっておらず，臨床では脳血流SPECTが使用されている．

【読影のポイント】変性疾患において代謝と血流はほぼ一致した分布をしている（カップリング）．ただし，小脳と内側側頭葉の糖代謝は正常でもほかの大脳皮質の糖代謝より低く血流と一致しないので注意する．

❷ アルツハイマー病（Alzheimer disease：AD）

a．**症状**：認知症の原因の半数以上を占める変性疾患．記憶障害を中心に始まり，失語・失行・失認・実行機能障害などを呈して緩徐に進行する．初老期発症（65歳以下発症）のアルツハイマー病（狭義のアルツハイマー病）では失行や失認などの大脳皮質症状が示すものが多い．NINCDS-ADRDAやDSM-IVの診断基準がある．

b．**画像所見**：頭頂側頭連合野，後部帯状回から楔前部かけての代謝・血流低下が特徴的（図8）．初老期アルツハイマー病では典型的な代謝・血流低下パターンを呈するものが多く，診断

▶図8 軽症AD（72歳，女性）
a. ^{123}I-IMP SPECT 両側頭頂側頭連合野，後部帯状回・楔前部の血流低下がみられる．b. aの画像を3D-SSPで表示．

▶図9 中等度AD（79歳，女性）
a. ^{123}I-IMP SPECT 両側頭頂側頭連合野・前頭連合野，後部帯状回・楔前部の血流低下がみられる．b. aの画像を3D-SSPで表示．

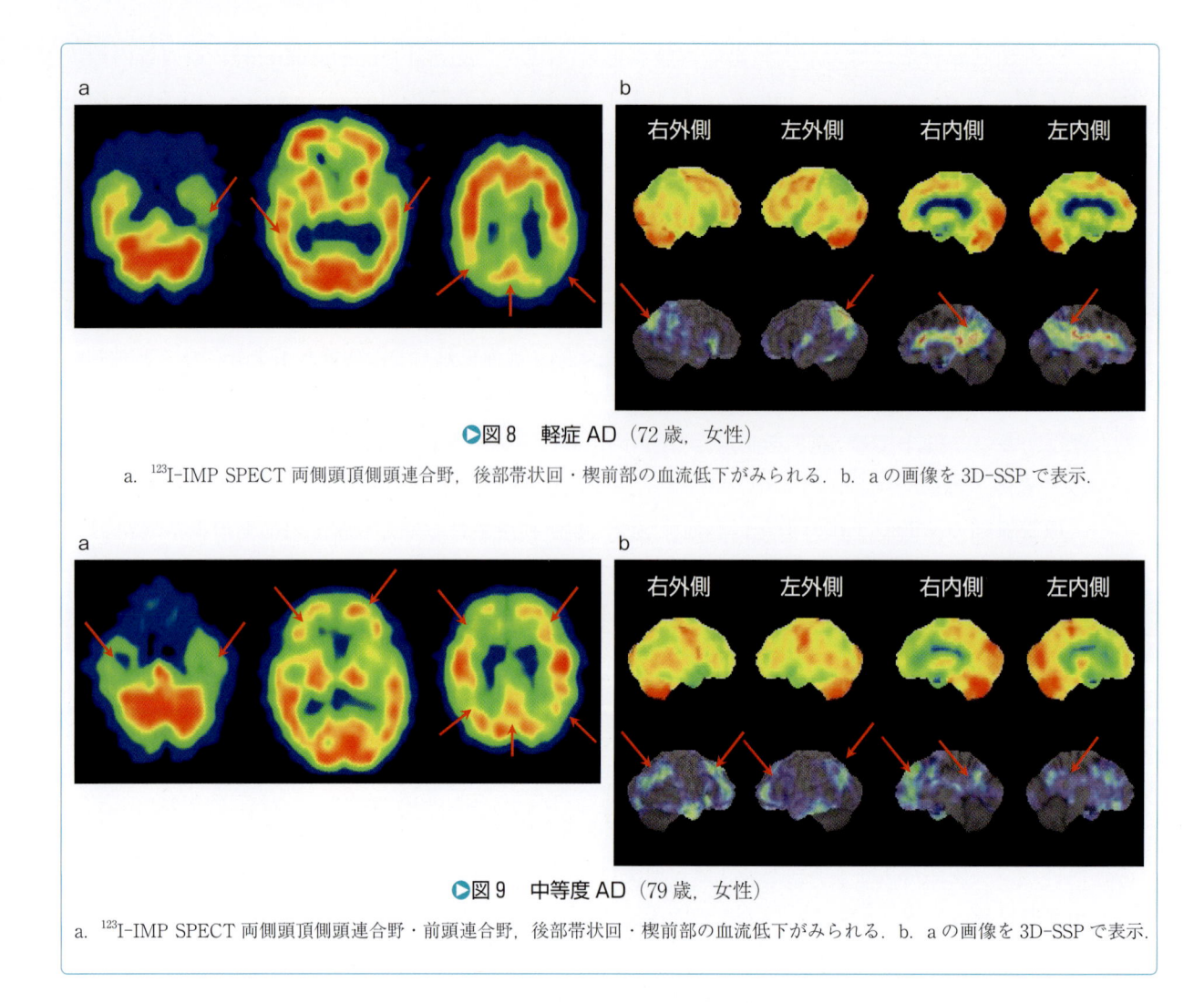

しやすいが，65歳以降発症の老年期アルツハイマー型認知症（senile dementia of Alzheimer type：SDAT）では高齢になるにつれ早期の段階では明瞭な所見を呈するものが少なくなってくる．進行すれば前頭連合野の血流も低下する（図9）．小脳，線条体，視床，後頭葉（一次視覚野），一次感覚運動野の代謝・血流は比較的保たれる．

❸ **軽度認知障害**（mild cognitive impairment：MCI）：正常と認知症の間にMCIという概念があり，ADの初期は記憶障害型MCIに含まれる場合がある．
- 画像所見：MCIの段階でADと同様の代謝・血流低下パターンを呈していれば将来アルツハイマー病に移行する可能性が高い．

❹ **レビー小体型認知症**（dementia with Lewy bodies：DLB）
　a．症状：幻視，パーキンソン症候，認知機能の変動を認める変性性認知症．臨床診断基準が2005年に改訂されている．パーキンソン病（PD），認知症を伴うパーキンソン病（Parkinson disease with dementia：PDD）と同じ疾患スペクトラムであるレビー小体病（Lewy body disease：LBD）に属する．DLBとPDDはパーキンソニズムと認知症の発症時期が異なるだけ（one year rule）で，代謝・血流画像の所見はほぼ同じである．
　b．画像所見：ADと同様に両側頭頂側頭連合野，後部帯状回・楔前部の代謝・血流低下がみられるが，ADとの最大の違いは後頭葉の代謝・血流低下がみられる点で，鑑別のポイントとな

▶図10　DLB（63歳，女性）

a. ¹²³I-IMP SPECT 両側頭頂側頭連合野・前頭連合野，後部帯状回・楔前部，そして後頭葉の血流低下がみられる．b. a の画像を 3D-SSP で表示したもの．

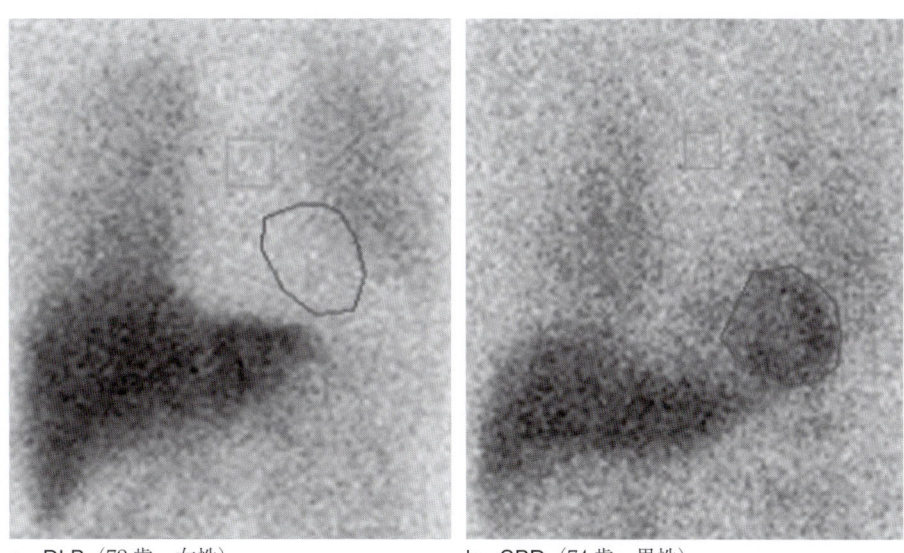

a. DLB（72歳，女性）　　b. CBD（74歳，男性）

▶図11　¹²³I-MIBG 心臓交感神経シンチグラフィ

a. 心筋への集積がほとんどない．b. 心筋への正常集積がみられる．

る[7]（図10）．また，AD と比較して認知機能障害の程度が軽いにもかかわらず脳全体の代謝・血流低下の度合いが強ければ，後頭葉の代謝・血流低下がみられなくても DLB の可能性が示唆される．線条体・視床の代謝・血流は温存されるか相対的に高くなる．

　c．¹²³I-MIBG 心臓交感神経シンチグラフィ：LBD では MIBG の心臓への取り込みがほとんどなく（H/M 比の低下），SPECT の後頭葉血流低下よりも高い正診率で DLB を診断できる（図11）．しかし，¹²³I-MIBG シンチグラフィは現在 LBD に対して保険適用になっていない．また，脳の情報は得られないので脳血流・代謝画像で診断に苦慮する症例に使用するのが望ましい．

❺ パーキンソン病（Parkinson disease：PD）

　画像所見：特徴的な代謝・血流低下がなく正常像，前頭葉あるいは後頭葉の代謝・血流低下など種々の所見を呈する．認知症状を示さなくても頭頂連合野・後頭葉（図12）の代謝・血流低下を呈すものもある．認知症を伴えば前述の PDD となり DLB と同様の低下パターンを呈する．

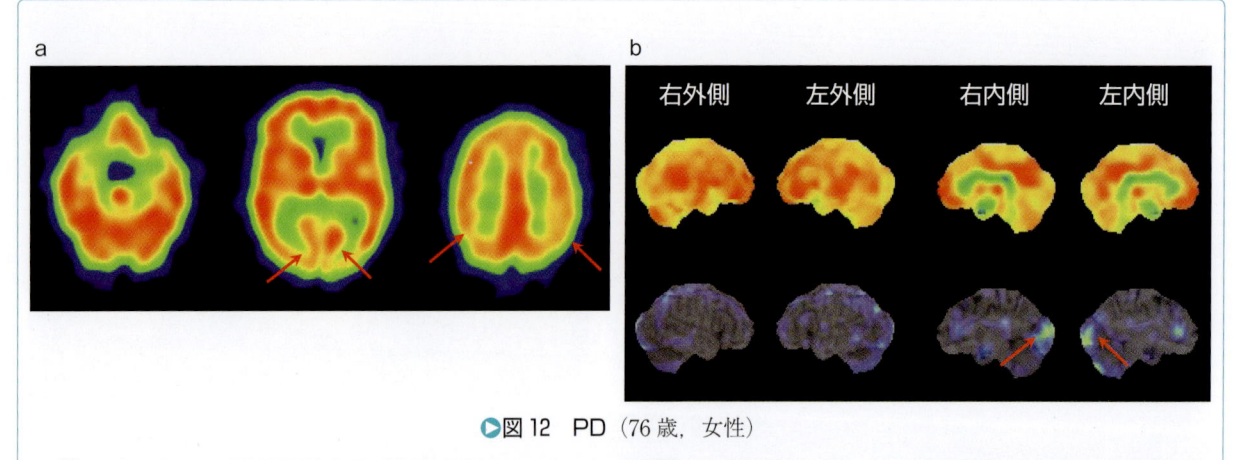

▶図12 PD（76歳，女性）
a. ¹²³I-IMP SPECT：両側頭頂連合野に軽度血流低下がみられる．後頭葉では血流低下が著しい．b. aの画像を3D-SSPで表示した．

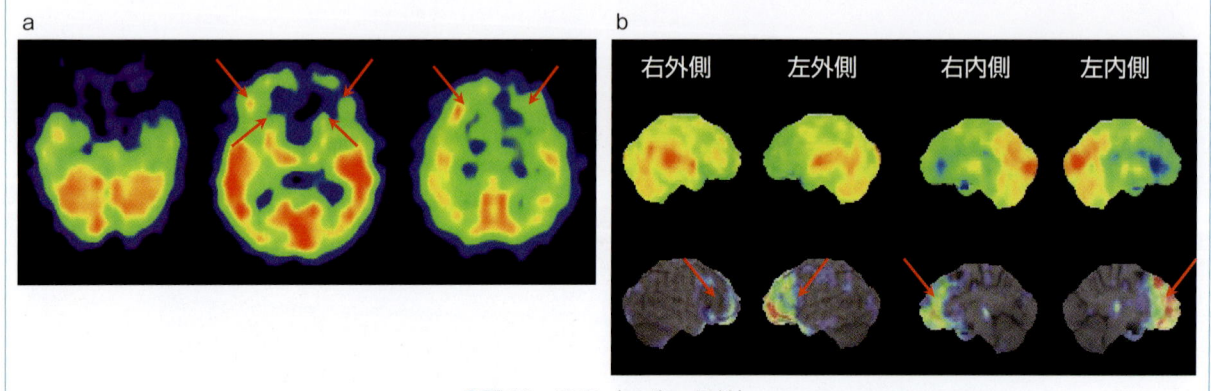

▶図13 FTD（58歳，男性）
a. ¹²³I-IMP SPECT 左優位に両側前頭葉・基底核の強い血流低下がみられる．頭頂連合野の血流も軽度低下がみられるが前頭葉と比較すると軽微である．b. aの画像を3D-SSPで表示．

❻ **前頭側頭葉変性症**（frontotemporal lober degeneration：FTLD）
☞表2，図13，14

❼ **大脳皮質基底核変性症**（corticobasal degeneration：CBD）

　左右差のある大脳皮質の代謝・血流低下．認知症を呈するとADと同様の部位で代謝・血流が低下するが，ADでは低下しにくい線条体，視床，一次感覚運動野の代謝・血流低下がみられる（図15）．またDLBと同様ADと比較して認知機能障害の程度が軽いにもかかわらず片側脳の代謝・血流低下の度合いが強い症例が多い．

▶表2　前頭側頭葉変性症の分類

大分類	小分類	画像所見
前頭側頭型認知症 (frontotemporal dementia：FTD)	Pick型 前頭葉変性症型 運動神経疾患型	画像所見：前頭葉および側頭葉前部の代謝・血流低下が特徴的（図13）．Pick型では低下部位と健常部とのコントラストが強い．進行すれば頭頂連合野でも低下するが前頭葉の低下が圧倒的に強い．
意味性認知症 (semantic dementia：SD)		画像所見：片側優位（ほとんどが優位半球である左半球）の前部側頭葉を主座とする代謝・血流低下（図14）．
進行性非流暢性失語症 (progressive non-fluent aphasia：PA)		画像所見：左右差のあるシルビウス裂周囲の側頭葉・前頭葉（上側頭回，下前頭回など）の代謝・血流低下．

▶図14　SD（59歳，女性）

a. ¹²³I-IMP SPECT 左側頭葉の強い血流低下がみられる．頭頂連合野の血流も軽度低下がみられるが前頭葉と比較すると軽微である．b. aの画像を3D-SSPで表示．原画像では同定しにくいが右側頭葉の血流も低下しているのが理解しやすい．

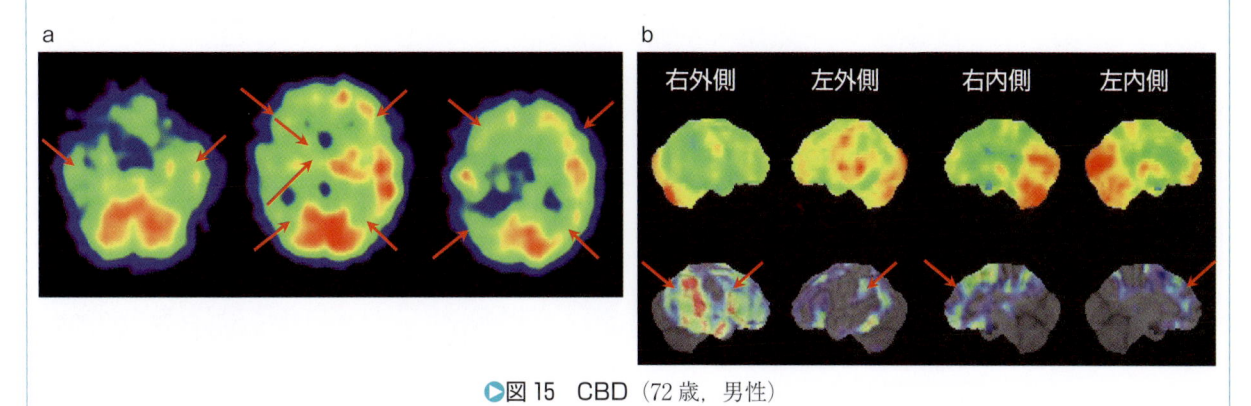

▶図15　CBD（72歳，男性）

a. ¹²³I-IMP SPECT 右半球優位に前頭側頭頭頂連合野の血流低下がみられる．右基底核・視床の血流低下も著明．右一次感覚運動野の血流も左と比して低下している．b. aの画像を3D-SSPで表示．血流低下の左右差が著明であることが明瞭に描出されている．

❽ **進行性核上麻痺**（progressive supranuclear palsy：PSP）：脳幹，線条体，前頭葉の代謝・血流低下が特徴的である（図16）．

❾ **多系統萎縮症**（線条体黒質変性症，オリーブ・橋・小脳変性症，Shy-Drager syndrome），**脊髄小脳変性症**：小脳，脳幹の代謝・血流低下がみられる．前頭葉の代謝・血流も低下しうる．

❿ **ハンチントン病**（Huntington disease：HD）：常染色体優性遺伝．舞踏様運動が特徴の進行性の運動障害がみられる．進行に伴い認知機能低下，人格変化などが出現する．線条体，特に尾状核における著明な代謝・血流低下が特徴である．

⓫ **嗜銀顆粒性認知症**（argyrophilic grains dementia：AGD）：嗜銀顆粒のみが蓄積してADと同様の所見を示す認知症である．画像所見は内側側頭葉，特に迂回回の左右差を伴う代謝・血流低下が特徴とされるがまとまった報告はなく確立していない．

⓬ **神経原線維変化型老年期認知症**（senile dementia with neurofibrillary tangles：SDNFT）：神経原線維変化だけが蓄積する認知症であるがAGDと同様，まとまった報告がない．

⓭ **クロイツフェルト・ヤコブ病**（Creuzfeldt-Jacob disease：CJD）：感染性異常プリオンが原因となる．SPECT，PETではアルツハイマー病と類似の所見を呈したり，時期により種々の所見を示すため，核医学画像は鑑別診断に有用とはいえない．MRによる拡散強調画像の高信号域の所見が有用である．

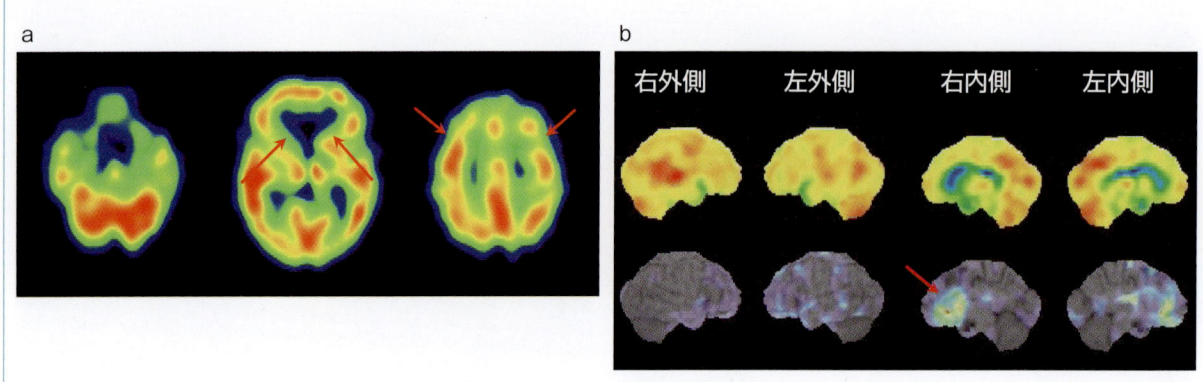

▶図16　PSP（64歳，女性）

a. ¹²³I-IMP SPECT 両側前頭葉・基底核の強い血流低下がみられる．脳幹の血流も低下．頭頂連合野の血流も軽度低下がみられるが前頭葉と比較すると軽微である．b. aの画像を3D-SSPで表示

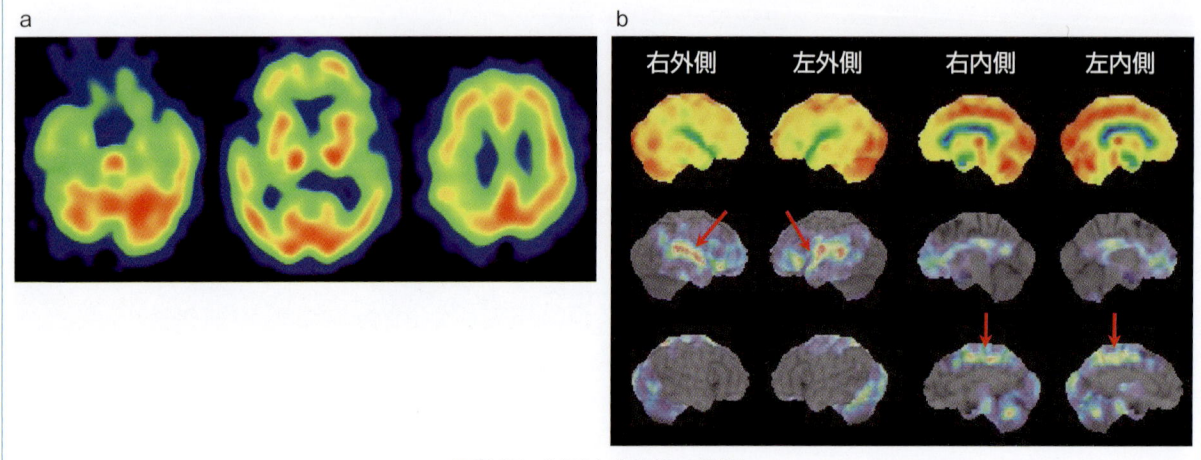

▶図17　iNPH（78歳，男性）

a. ¹²³I-IMP SPECT 左両側前頭側頭葉で血流低下がみられる．後頭葉，後部帯状回・楔前部の血流はよく保たれている．b. aの画像を3D-SSPで表示．原画像では同定しにくいがシルビウス裂周囲の血流低下がよくわかる（中段：decrease）．相対的に内側前頭頭頂葉・後頭葉，頭頂部で血流が上昇している（下段：increase）．

⑭**脳血管性認知症**（vascular dementia：VaD）：脳血管障害が原因の認知症．大小の脳梗塞が多発する場合，脳血液循環不全が長く続いた場合，認知障害を起こす部位にピンポイントで梗塞が生じた場合など，原因はさまざま．梗塞・出血部位は当然血流低下が生じるが低下部位は形態変化部位より広く，前頭優位に血流低下が生じる場合が多い．またremote effectにより関連部位の血流が低下する．

⑮**特発性正常圧水頭症**（idiopathic normal pressure hydrocephalus：iNPH）：前方優位の低下を示すものが多いが後方の血流が低下するものもある．脳室周囲，シルビウス裂の血流低下がみられる．また相対的に高位円蓋部・内側前頭頭頂葉の血流が増加するのが特徴的である[8]（図17）．シャント術の有効性予測に関しては疑問視されている．

3　てんかん

❶**発作間欠期**：発作焦点を含みそれより広い範囲において代謝・血流が低下する．

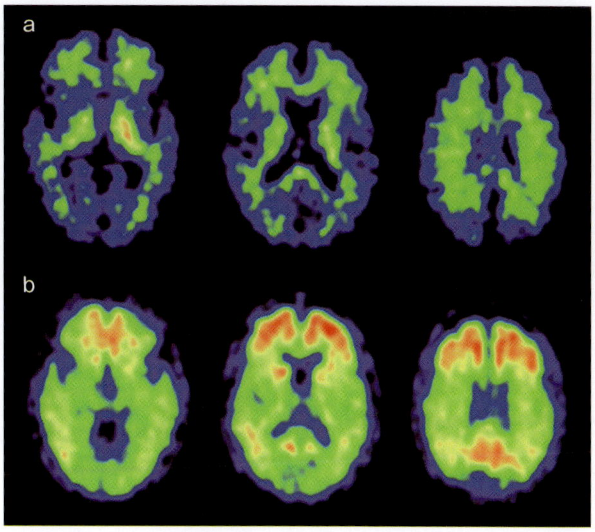

●図18 ¹¹C-PiB PET によるアミロイドイメージング
a. 正常高齢者：白質・視床への沈着がみられるが灰白質への集積はみられない．
b. AD：前頭葉，側頭頭頂連合野，後部帯状回灰白質に集積がみられる．

> **トピックス　アミロイドイメージング**
>
> アミロイドβ蛋白の蓄積がアルツハイマー病の原因の一つと考えられている．生体で脳のアミロイドβ蛋白の蓄積を PET で画像化するアミロイドイメージングの研究が最近盛んに行われるようになった[9]．PET のアミロイドイメージング製剤として ¹¹C-PiB，¹⁸F-AV-45，¹⁸F-AV-1 などがある．
>
> ピッツバーグ大学で開発された ¹¹C-PiB が現在アミロイドイメージング製剤の中で一番広く使用されている（図18）が，将来は ¹⁸F 標識アミロイドイメージング製剤が認知症診断の中心になると考えられる．

❷ **発作期**：相対的分布がほとんど変化しない薬剤である ⁹⁹ᵐTc-HMPAO または ⁹⁹ᵐTc-ECD を発作時に静注し，患者を鎮静化して撮影することにより発作時の脳血流 SPECT 画像が得られる．焦点を含む広い範囲で代謝・血流増加がみられる．

❸ **脳血流 SPECT**：てんかん焦点検出率は発作間欠期 60％であるが，発作期の併用あるいは両者のサブトラクション画像により検出率が上昇する．側頭葉以外のてんかん焦点検出率は側頭葉てんかんに比べて低いとされる．

❹ **中枢性ベンゾジアゼピン受容体シンチグラフィ（¹²³I-IMZ：イオマゼニル）**：発作の有無によらずベンゾジアゼピン受容体の低下は焦点に限局した部位にみられるため，検出率が高い．（側頭葉てんかん：70〜90％，側頭葉外てんかん：50〜70％）

画像統計解析や，左右差を自動的に計算させて求める非対称性指数（asymmetry index：AI）は，一側性てんかん症例に有用．

❺ **脳 FDG-PET**：てんかん焦点検索では発作間欠期に糖代謝低下部位を指摘する[10]（図19）．代謝低下範囲は発作焦点を含んだより広い範囲にみられる．発作期には糖代謝が亢進するので注意．発作間欠期の側頭葉てんかんの焦点検出率は脳血流 SPECT より高いが，脳血流 SPECT と同様，側頭葉外てんかんの診断能は低く，画像統計解析が併用される．限局性皮質形成異常では発作間欠期

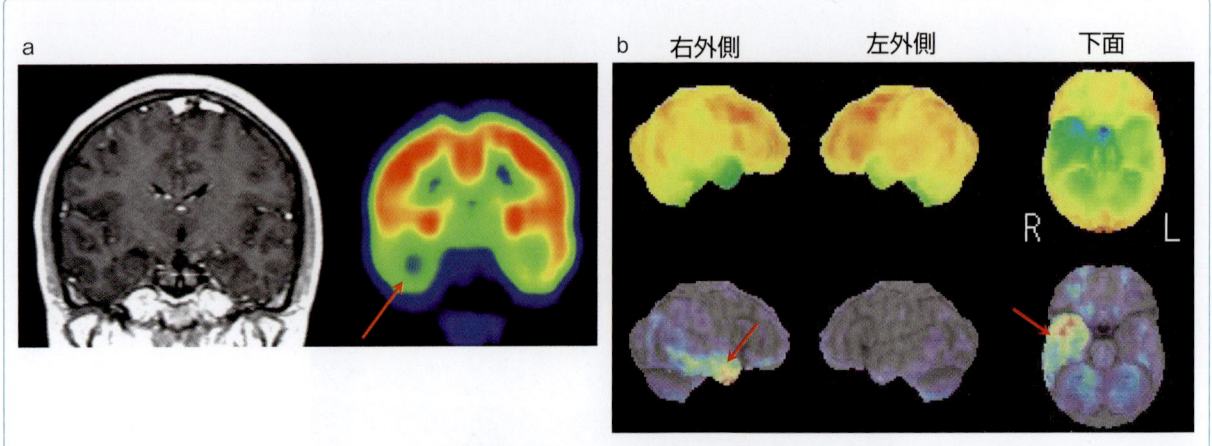

▶図19 てんかん（19歳，女性）
a．造影MRI T1強調画像（左）：明らかな増強効果を受ける部位はない．右側脳室下角がわずかに拡大しているのみ．（右）^{18}F-FDG PETでは右内側・外側側頭葉の代謝低下がみられる．b．a右の^{18}F-FDG PET画像を3D-SSPで表示した．前部側頭葉を中心に後方まで代謝低下が広がっている．

では集積低下部として検出される．

section 4 脳槽シンチグラフィ

^{111}In-DTPA（diethylentriamine pentaacetic acid）を腰椎穿刺にて脊髄腔内（くも膜下腔）に注入し，投与1，3，6，24，48時間後に経時的に撮影する．

RIは脊髄腔→シルビウス槽・大脳縦裂→大脳表面→くも膜絨毛→静脈洞に移行する．通常では側脳室は描出されない．投与後1時間では膀胱も含め撮影し膀胱内早期排泄がないかを確認する．

1 正常圧水頭症（NPH）

二次性のNPH（normal pressure hydrocephalus）と特発性のNPH（iNPH）に分類される．続発性正常圧水頭症を含めた正常圧水頭症で脳槽シンチグラフィはシャント術適応の決定に有用とされていたが，その後，脳槽シンチグラフィの所見は症状とCT・MRIの所見に付加する価値はないとする報告がある．脳槽シンチグラフィは特発性正常圧水頭症の診断基準にはあげられていない．シャント術の効果予測に関して偽陽性，偽陰性があり，侵襲的な検査法であるにもかかわらず診断の精度は低いので，シャント術適応のために行う検査といえるほどのエビデンスはないとされる．

2 髄液漏（鼻漏・耳漏）

RIの鼻腔内，外耳道内漏出や貯留がみられる．左右鼻栓綿球や耳栓綿球の放射能を測定することで，シンチグラフィで描出できない場合でも診断できることがある．

3 脳脊髄液減少症

膀胱内早期排泄（図20）と神経根に沿った線状の漏出が特徴的な所見とされる．多くの症例では投与1時間後で膀胱への排泄がみられる（注入時の脊髄腔外への漏出により膀胱排泄が早期にみられることがあるので手技に問題がなかったか注意）．

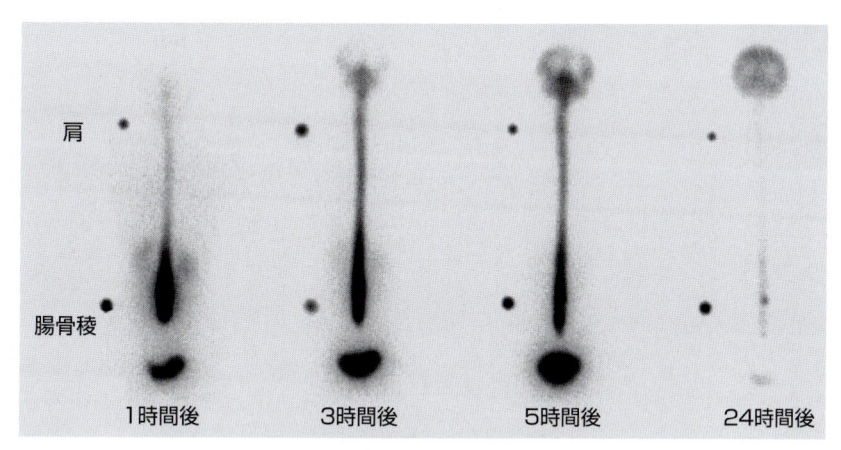

◯図20 脳槽シンチグラフィ

脳脊髄液減少症（29歳，女性）：^{111}In-DTPAによる脳槽シンチグラフィ．1時間後像で両側腎が淡く描出され，すでに膀胱が明瞭に描出されているので髄液漏があることがわかる．

文献

1) 高橋正昭：第1章 脳神経 第1節 脳血流シンチグラフィ．日本核医学技術学会編：核医学技術総論．山代印刷，pp217-228，2008．
2) 石井一成：II．各論 1．頭部 C．脳血管障害．村上康二編著：PET-CT画像診断マニュアル．中外医学社，pp62-70，2008．
3) 石井一成：脳機能画像統計解析 —SPMと3D-SSP—．最新医学 60：980-987，2005．
4) Powers WJ, Grubb RL Jr, Raichle ME：Physiological responses to focal cerebral ischemia in humans. Ann Neurol 16：546-552, 1984.
5) JET Study Group：Japanese EC-IC Bypass Trial（JET study）：Study designと中間解析結果．脳卒中の外科 30：97-100，2002．
6) 石井一成：認知症の画像診断—Alzheimer病から稀な疾患まで— 機能画像診断 1．核医学．画像診断 30：1466-1476，2010．
7) Ishii K, Imamura T, Sasaki M, Yamaji S, Sakamoto S, Kitagaki H, Hashimoto M, Hirono N, Shimomura T, Mori E：Regional cerebral glucose metabolism in dementia with Lewy bodies and Alzheimer's disease. Neurology 51：125-130, 1998.
8) 石井一成，柿木崇秀：正常圧水頭症．橋本順編：臨床放射線55巻臨時増刊号 知っておきたい認知症の臨床と画像．金原出版，pp1507-1514，2010．
9) Drzezga A：Amyloid-plaque imaging in early and differential diagnosis of dementia. Ann Nucl Med 24：55-66, 2010.
10) Chugani HT：The use of positron emission tomography in the clinical assessment of epilepsy. Semin Nucl Med 22：247-253, 1992.

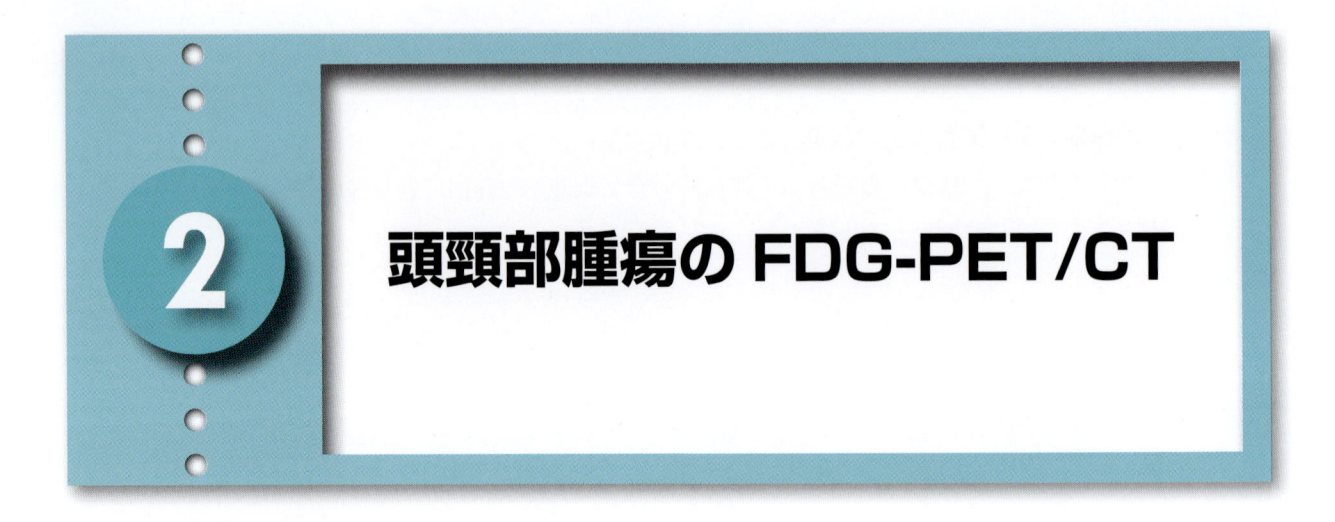

2 頭頸部腫瘍の FDG-PET/CT

　本章では，頭頸部腫瘍に関して ^{18}F-fluorodeoxyglucose（FDG）を用いる PET/CT（FDG-PET/CT）がどのような臨床的有用性をもち，どのような局面で臨床に活用されるかを概説する．

頭頸部腫瘍診断における PET と CT，MRI など画像診断の役割

　頭頸部腫瘍診断には耳鼻咽喉科における検査が有用であるため，FDG-PET/CT を依頼される時点ですでに存在診断がなされていることが多い．腫瘍の局在，進展範囲の診断，隣接臓器との位置関係の把握，リンパ節転移の評価に関しては，CT や MRI などの形態画像などの高い空間分解能を活かした診断が求められる．これに対し FDG-PET/CT は解剖学的な情報に糖代謝情報，細胞の活動性を描出する高いコントラストを合わせて評価することで，より正確な質的診断，広範囲撮影の容易性，治療方針決定に役立つ，という PET の長所とともに次のような役割を果たす．

1 原発巣の評価，良性・悪性の鑑別

❶ 原発巣評価における FDG-PET/CT

　頭頸部腫瘍の治療方針決定のため重要なのは，骨，眼窩，頭蓋底への浸潤，神経・脈管に沿った進展などの有無の評価である．PET/CT では PET と同時に CT の形態情報も同時に得られるものの，低線量で撮影されることも多く形態学情報はかぎられている．大きな腫瘍からの微小な浸潤の評価は困難であり，PET/CT が進展範囲の診断に果たす役割は通常の造影 CT や MRI に比べればかぎられる．しかし，形態画像では判断が困難な小さい病変，粘膜下に広がる病変などの場合には，コントラストが高い PET で描出されることになり，放射線治療における照射野変更などにつながり得るため PET/CT を施行する意味が大きい．

❷ 発生部位，組織型による有用性の相違（varied clinical utility according to location, histology of the tumor）

　頭頸部腫瘍では，一般的に悪性腫瘍が良性腫瘍よりも高い集積を示す傾向にある．FDG の集積度から質的な鑑別診断を行うことは困難であるが，下咽頭癌は，喉頭癌，頰粘膜癌，唾液腺腫瘍よ

りも高集積を示す傾向がある．下咽頭腫瘍や喉頭腫瘍では感度が高く，偽陽性は少ない．これとは逆に扁桃では炎症に伴う集積増加が認められることも多く，扁桃腫瘍の診断では偽陽性が多く特異度は低くなる．

集積度と悪性度の乖離により読影に注意を要する場合がある．頭頸部では唾液腺腫瘍，特に耳下腺腫瘍がこれにあたる．Warthin 腫瘍，多形腺腫などの良性腫瘍では高い集積を示すことが多く，耳下腺癌との鑑別がむずかしい．

また，別の目的で行った PET 検査において偶発的に甲状腺に限局性で高い集積を認めることもある．甲状腺の限局性集積について頸部超音波検査では悪性を疑った 75％が甲状腺癌であったのに対し，FDG-PET/CT 陽性であった 48％が甲状腺癌であったとの報告[1]もあり，FDG-PET による質的診断は困難と思われる．

頭頸部腫瘍にかぎらず，臨床においては，集積度あるいは集積の半定量的指標である SUV（standardized uptake value）による良性・悪性の鑑別に過度には期待せず，参考程度に扱うのがよい．

2 リンパ節転移診断（病期診断）

FDG-PET/CT を用いた頸部リンパ節転移の診断に関し，感度は 87～90％程度，特異度が 80～93％程度と報告されている[2]．MRI，CT では感度が 61～97％，特異度が 21～100％，と報告には幅があるのに比べると，FDG-PET はおおむね良好といえよう．

頸部触診でリンパ節腫大を触知しなかった口腔扁平上皮癌患者におけるリンパ節転移診断（evaluation of lymph node metastases by FDG-PET/CT）に関して，Ng らは 134 名のうち 35 名にリンパ節転移が発見され，FDG-PET と，CT，MRI の検出感度は各々 41.2％，21.6％であり，FDG-PET は T1 から T3 患者において頸部潜在リンパ節転移有病率を 15％未満に減少できた，と報告している．

リンパ節転移診断に関し Jeong らは PET 単独と PET/CT を比較し，PET/CT では PET 単独での診断の約 15％において病期（N stage）が変更されたことを示し[3]，FDG-PET/CT によって未治療頭頸部腫瘍の 30.9％の例で治療方針が変更された，との報告もある[4]．

3 治療効果の判定

形態画像上での縮小は，壊死巣の吸収を反映するため時間を要するが，糖代謝の低下を鋭敏に描出する FDG-PET では，より早い時期に治療効果を判定（monitoring therapy by FDG-PET/CT）でき，その後の治療方針の決定に有用である．一連の治療終了後に残存する軟部組織構造が，瘢痕組織のみか残存腫瘍かの鑑別に苦慮される場合にも FDG-PET/CT での集積が参考になり，その後の PET での集積と比較もでき経過観察にも有用である．治療後の撮影時期に関して Krabbe らは口腔あるいは中咽頭扁平上皮癌患者 48 名に対し FDG-PET/CT を根治的治療 3，6，9，12 か月後に実施し，診断能を前向きに検討している．各時期の検査の診断能に有意な差は認められなかったが，再発患者 18 名のうち 16 例を 3 か月および 6 か月後の PET/CT により検出できた，としている[5]．

頭頸部扁平上皮癌患者 28 例の放射線治療後の FDG-PET/CT と PET/CT に併用した造影 CT 部分を別個に視覚的に評価し，病理学的な結果やその後の臨床経過に関して Andrade らが検討している．残存病変検出に関して FDG-PET/CT と造影 CT は，感度で各々 76.9％，92.3％，特異度で各々

93.3％，46.7％，正診率は各々85.7％，67.9％と，FDG-PET/CTは高い特異度を示している[6]．

4 再発診断

　治療後の再発診断（diagnosis of recurrence）に関して，FDG-PET/CTはCTやMRIに比べすぐれる．脈管，筋肉の近傍でCTやMRIなど形態学的な画像では指摘自体が困難，あるいは指摘されても有意とはいえない場合，術後で正常構造が変化している場合，CTやMRIのルーチン撮影では範囲外となる場合などにおいて，限局性に目立つFDG集積を認めれば，再発巣の指摘につながる．CTやMRIでは大きな経時的に変化が少なく，造影を行ってもコントラストが不足し異常を指摘困難な場合にFDGの集積により診断可能な病変が増す（図1）．転移巣の増大に先んじて腫瘍による糖利用の増加を反映し異常を指摘できるのが，FDG-PETを行う利点である．FDG-PETによる上咽頭腫瘍の再発・転移診断に関してYenらは，感度：92％，特異度：90％，正診率：92％，陽性適中率：90％，陰性適中率：91％と報告している[7]．

　頸部再建術後など構造が大きく変化している場合には，上述のようにCTやMRIによる再発診断は容易でなく，特にFDG-PET/CTでの診断が有用といえる．しかし，PET/CTでは減弱補正をCTで行うため過補正のアーチファクトを伴う場合，診断能低下が懸念される面がある．下顎骨切除と遊離骨皮弁再建術後18か月以内の頭頸部癌患者に関して，FDG-PET/CTを用いた診断能を検討した報告がある．これによると，骨切術や再建ハードウェアによる高集積があっても，感度88％，特異度86％で診断が可能であったとしている[8]．

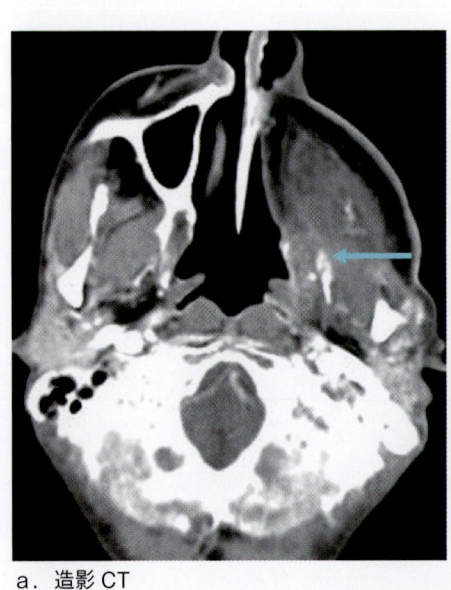

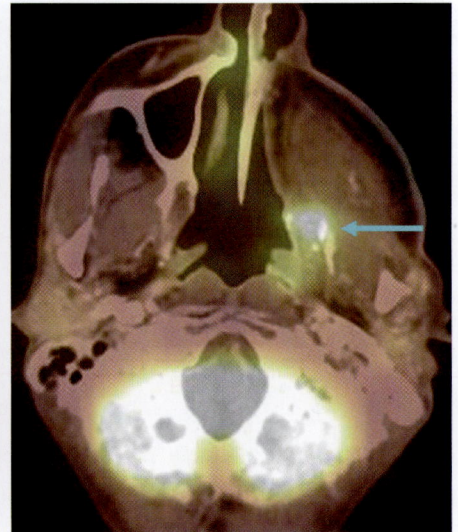

a．造影CT　　　b．造影CT-PET融合像

○図1　左上顎洞癌（扁平上皮癌）術後再発

左上顎全摘，左眼窩内容除去，遊離腹直筋皮弁施行後．放射線化学療法後．術後部背側の腹直筋皮弁背側に限局性集積（SUVmax＝3.7）を認める．CT上は有意な異常所見を指摘困難である．その後の臨床経過を合わせて再発と診断された．

a．低線量CT　　　b．CT-PET融合像

c．低線量CT　　　d．CT-PET融合像　　　e．FDG-PET（MIP正面像）

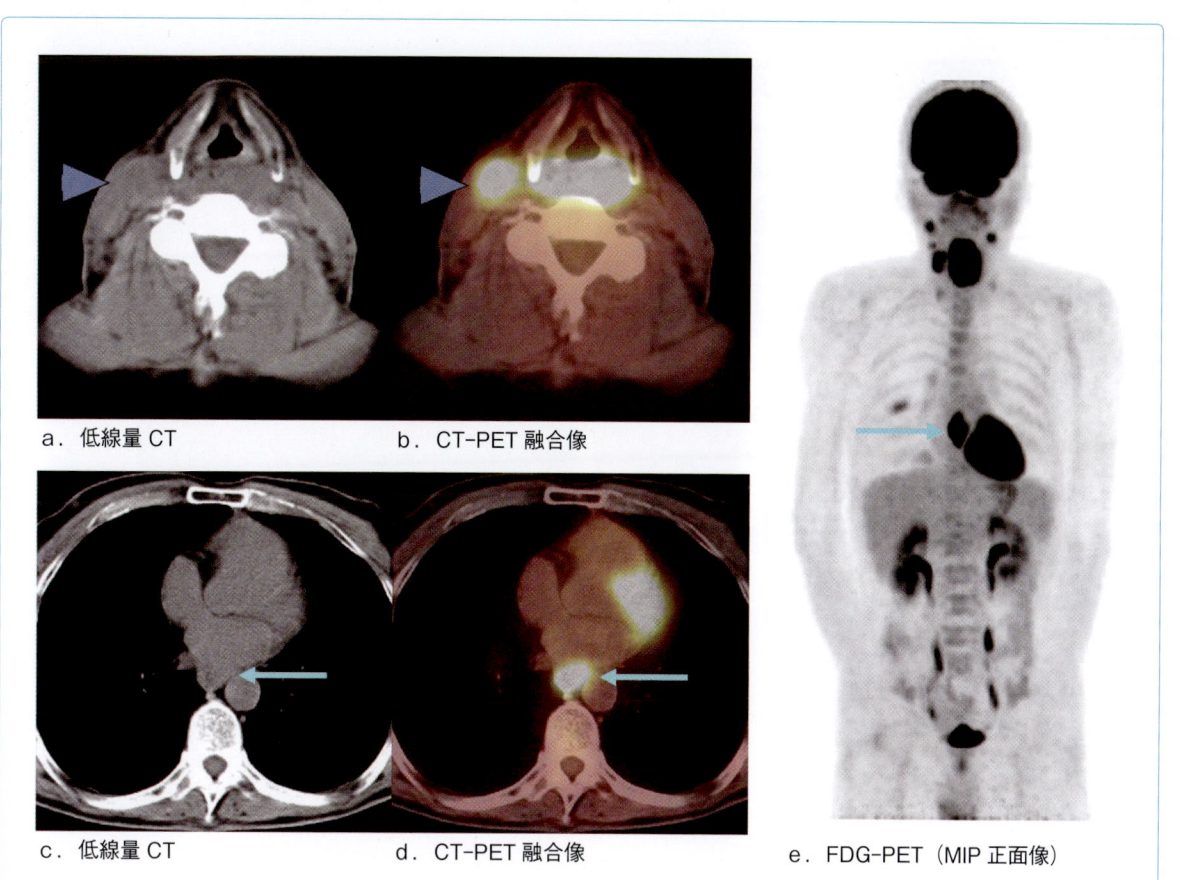

▶図2　下咽頭癌術前診断目的のFDG-PET/CTで指摘された同時性重複食道癌

下咽頭癌の病期診断目的で行ったFDG-PET/CT．両側頸部リンパ節への限局性集積（一部のみ提示　a，bの矢頭）を示した．それとともに，胸部下部食道に壁肥厚を伴う著明な高集積（SUVmax=15.2，c，d，e→）を認め，食道癌と診断された．

5　重複癌の検出

　頭頸部癌では重複癌を合併することが多いことが知られ，メタアナリシスで頭頸部癌40,287患者中の約14.2％に重複癌が認められた，との報告もある[9]．広範囲を容易に撮影できるFDG-PET/CTでは，同時性あるいは異時性の重複癌の指摘につながる．たとえば頭頸部の扁平上皮癌では，頭頸部内のほかの部位，食道癌（図2），肺癌の合併が多く，FDG-PETによる重複癌の指摘は，治療方針の変更を考慮される機会をもたらす．生検で確認された頭頸部扁平上皮癌患者589名中，9.5％で同時性重複癌が認められ，その9.5％のうち84％がPET/CTで検出され，80％で治療方針が変更されたとの報告[10]がある．重複癌の検出（detection of synchronous or metachronous cancers）は，頭頸部癌の診断におけるFDG-PET/CTの重要な役割の一つといえよう．

6　原発不明癌における原発巣の検索

　リンパ節転移などの転移巣は認められるものの，原発巣が判然としない場合に遭遇することがある．この原発不明癌が，頭頸部腫瘍全体に占める割合は，諸家により異なるものの2〜9％といわれる[11]．FDG-PET/CTは，広範囲を容易かつ非侵襲的に撮影可能なので，原発巣の検索（detection of

a．低線量CT　　　b．CT-PET融合像

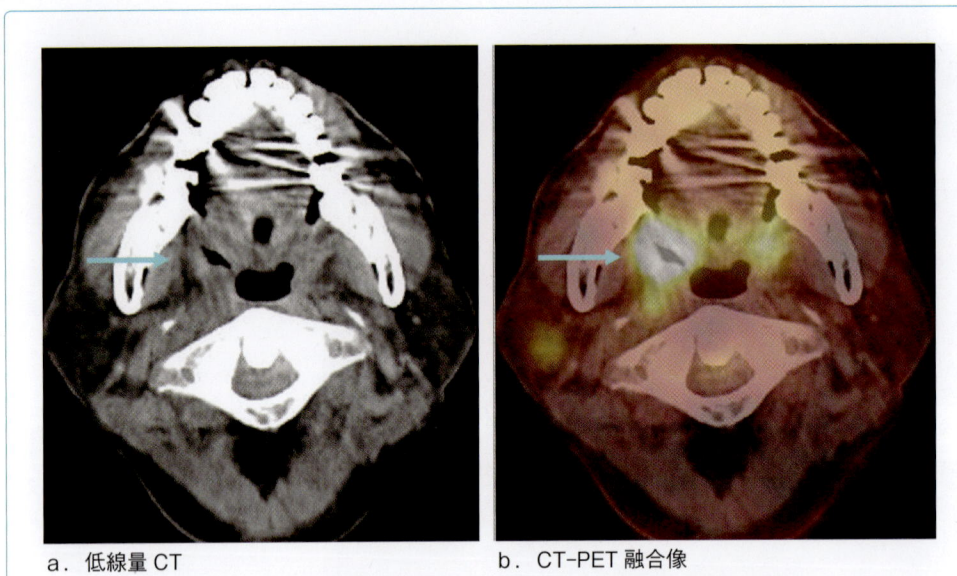

▶図3　PET/CTにて原発巣と指摘された深部原発中咽頭癌例

右頸部リンパ節腫脹を主訴に受診されたが，原発巣は不明で，精査目的にてFDG-PET/CT施行された．右中咽頭に限局性のFDG集積（a, b矢印 SUVmax＝12.0）を認め，生検にて扁平上皮癌が検出され，手術が施行された（pT3N2bM0, stage IVA）．

unknown primary tumors）においても期待を受ける．

　しかし，ほかの画像診断法も進歩する中，ほかのいずれのモダリティでも原発巣が検出されず，FDG-PETのみで検出される割合にかぎれば期待される程には高くない．臨床では約4割は結果的として原発不明のまま推移するので，残り6割をいかに診断するかが求められる．Regelinkらは，頸部リンパ節転移のある原発不明癌患者で，FDG-PET，CT，MRIや各種内視鏡を行ったところ50名中16例にて原発巣を診断され，そのうち4例はFDG-PETのみで検出し得た，としている[12]．他の検査モダリティの併用は尊重しながらも，最終的な手段としてではなく比較的早い時期にFDG-PET/CTを実施すれば，非侵襲的かつ効率的な方針決定につながる例（図3）が増え臨床的価値が高いと考える．

7 予後の予測 prognostic value of FDG-PET/CT

　予後をある程度推測できれば，悪性腫瘍の治療戦略を立てるうえで有用と考えられ，頭頸部癌においてもFDG-PET/CTにいわゆるバイオマーカーとしての役割も期待される．Xieらによると，62例の局所進行型の上咽頭癌患者において，放射線治療前後のFDG-PET/CTと予後を検討している．治療前原発巣のSUVmaxが8.0以上であった群と8.0未満の群に分け，5年全生存率は各々50.0％，80.8％，5年無病生存率が38.9％，69.2％であったことを示し，SUVmax 8.0未満の群の良好な予後を示している．また彼らは，治療後にSUVmaxが2.5未満（代謝的完全奏効が得られた群）は，治療後SUVmaxが2.5以上（代謝的部分奏効であった群）に比し，5年全生存率および5年無病生存率がいずれも有意に高かったこと，リンパ節転移の集積度（SUVmax）が，原発巣のそれより高値を示した患者では予後不良であったことを報告している[13]．

まとめ

　頭頸部癌における FDG-PET/CT は，空間分解能では MRI など他のモダリティよりも劣り，また FDG の集積程度による質的診断も必ずしも容易ではない．病期の診断による治療方針の変更，再発診断，治療効果の判定，重複癌の検索や原発不明癌における原発巣の指摘などにおいて，コントラストが高い PET の利点が活かされ，形態学的な画像の限界を補うことにより臨床で重要な役割を果たす．さらに PET は予後予測に関わる情報を提供する可能性もあり，今後より研究の進歩が期待される．

文　献

1) Kwak JY, et al : Thyroid incidentalomas identified by ^{18}F-FDG PET : sonographic correlation. Am J Roentgenol 191 : 598-603, 2008.
2) Quon A, et al : Clinical role of ^{18}F-FDG PET/CT in the management of squamous cell carcinoma of the head and neck and thyroid carcinoma. J Nucl Med 48 Suppl 1 : 58S-67S, 2007.
3) Jeong HS, et al : Use of integrated ^{18}F-FDG PET/CT to improve the accuracy of initial cervical nodal evaluation in patients with head and neck squamous cell carcinoma. Head Neck 29 : 203-210, 2007.
4) Fleming AJ Jr, et al : Impact of [18F]-2-fluorodeoxyglucose-positron emission tomography/computed tomography on previously untreated head and neck cancer patients. Laryngoscope 117 : 1173-1179, 2007.
5) Krabbe CA, et al : ^{18}F-FDG PET as a routine posttreatment surveillance tool in oral and oropharyngeal squamous cell carcinoma : a prospective study. J Nucl Med 50 : 1940-1947, 2009.
6) Andrade RS, et al : Posttreatment assessment of response using FDG-PET/CT for patients treated with definitive radiation therapy for head and neck cancers. Int J Radiat Oncol Biol Phys 65 : 1315-1322, 2006.
7) Yen RF, et al : Whole-body ^{18}F-FDG PET in recurrent or metastatic nasopharyngeal carcinoma. J Nucl Med 46 : 770-774, 2005.
8) Oliver C, et al : Interpretability of PET/CT imaging in head and neck cancer patients following composite mandibular resection and osteocutaneous free flap reconstruction. Head Neck 30 : 187-193, 2008.
9) Haughey BH, et al : Meta-analysis of second malignant tumors in head and neck cancer : the case for an endoscopic screening protocol. Ann Otol Rhinol Laryngol 101(2 Pt 1): 105-112, 1992.
10) Strobel K, et al : Head and neck squamous cell carcinoma (HNSCC) - detection of synchronous primaries with ^{18}F-FDG-PET/CT. Eur J Nucl Med Mol Imaging 36 : 919-927, 2009.
11) Jereczek-Fossa BA, Jassem J, Orecchia R : Cervical lymph node metastases of squamous cell carcinoma from an unknown primary. Cancer Treat Rev 30 : 153-164, 2004.
12) Regelink G, et al : Detection of unknown primary tumours and distant metastases in patients with cervical metastases : value of FDG-PET versus conventional modalities. Eur J Nucl Med Mol Imaging 29 : 1024-1030, 2002.
13) Xie P, et al : Prognostic value of ^{18}F-FDG PET/CT before and after radiotherapy for locally advanced nasopharyngeal carcinoma. Ann Oncol 21 : 1078-1082, 2010.

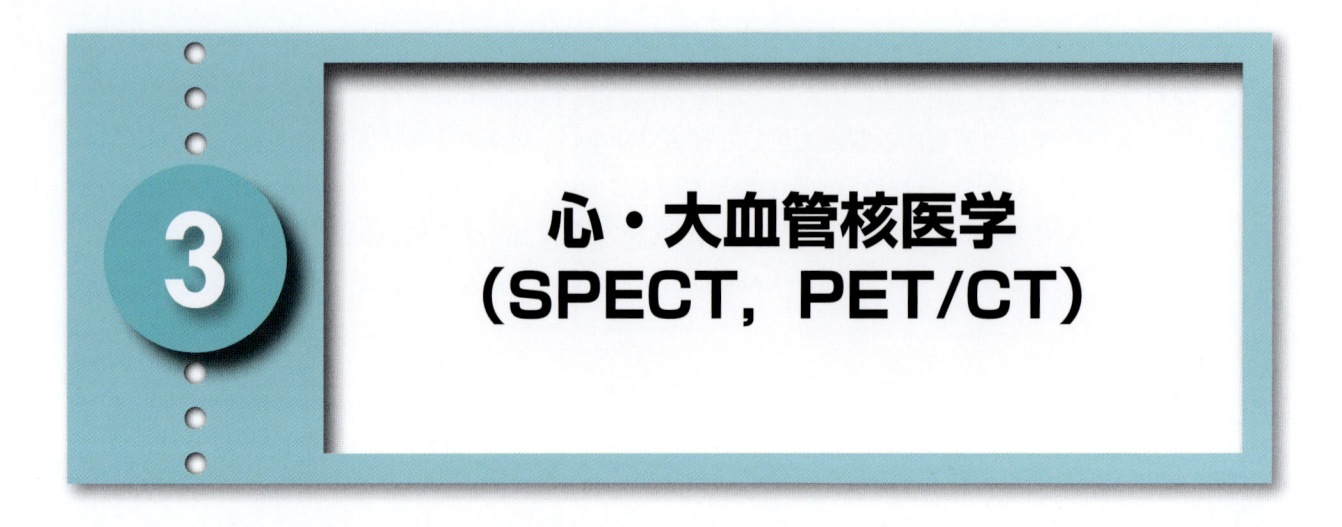

3 心・大血管核医学 (SPECT, PET/CT)

section 1 心臓核医学検査

　心臓核医学検査はCT/MRIなど他のモダリティでは把握することのできない心筋細胞自体の機能的情報を映像化することができる．心臓領域ではさまざまな放射性化合物（トレーサ）が用いられており，疾患・病態に応じて適切なトレーサを選択することにより，種々の生理・生化学的な画像情報を得ることができる（図1）．心筋シンチグラフィの診断の際には，SPECT画像として短軸（断）像，水平長軸（断）像，垂直長軸（断）像が用いられる（図2）．また心尖部から心基部までのSPECT短軸像を一枚の画像として並べるブルズアイまたは極座標表示（polar map）と呼ばれる表示方法も補助画像として用いられている．

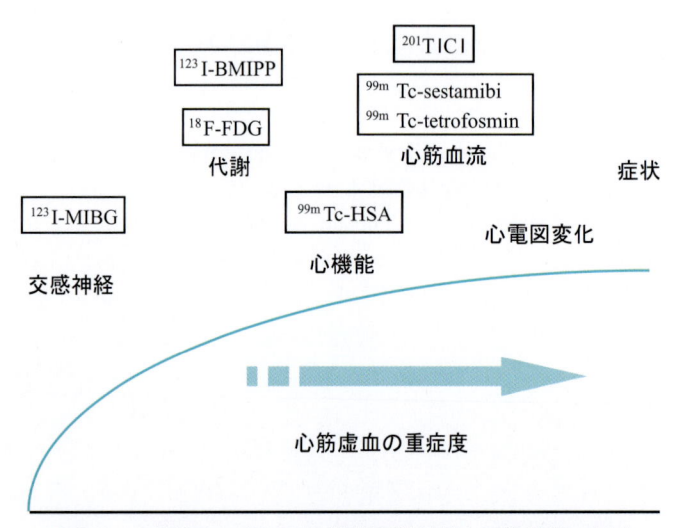

▶図1　心筋虚血における心臓核医学製剤と画像情報の対応
必要とする画像情報に応じて核医学製剤を使い分けることができる．

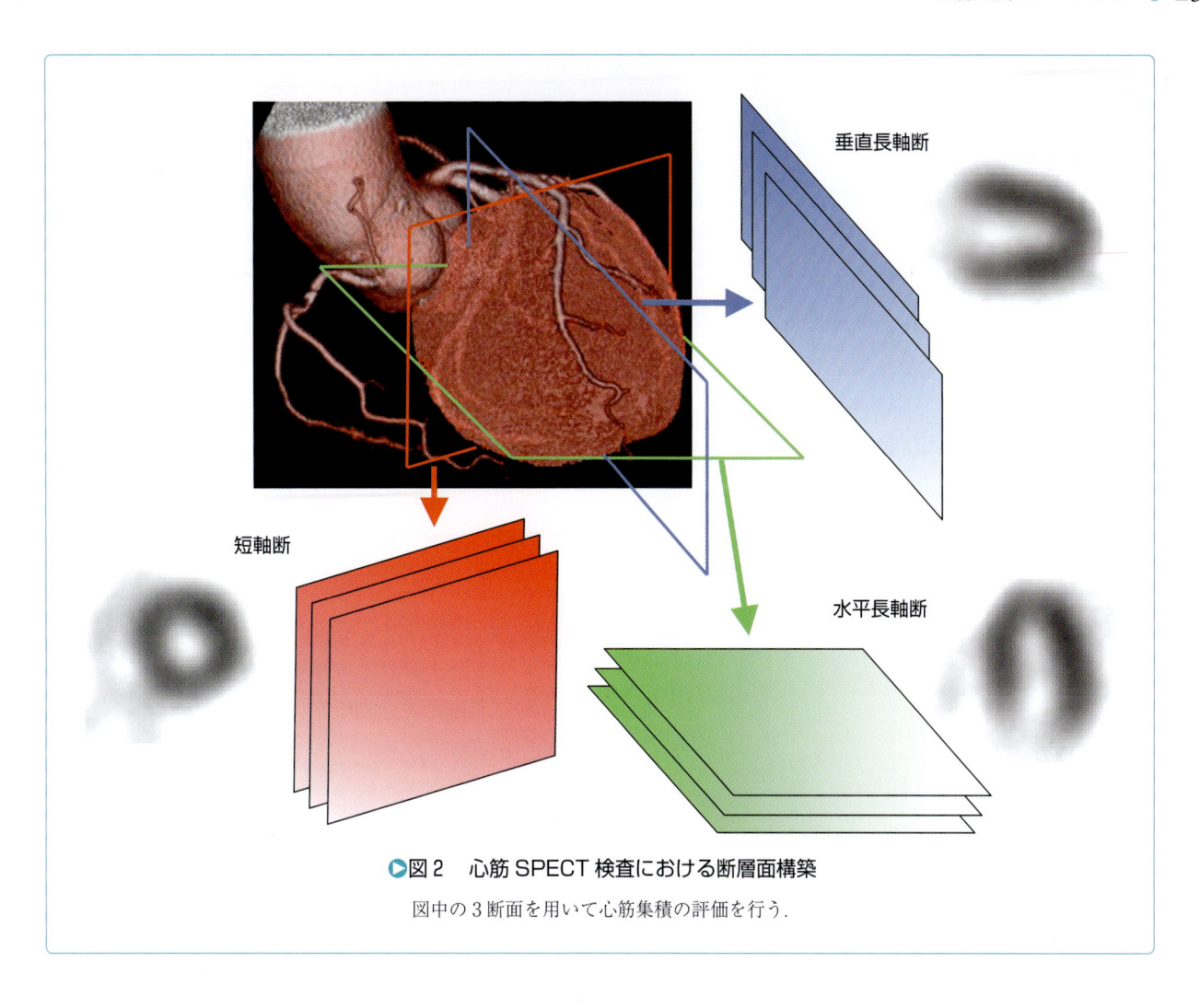

○図2　心筋 SPECT 検査における断層面構築

図中の3断面を用いて心筋集積の評価を行う．

section 2　心筋血流イメージング

1　安静時心筋血流 SPECT

　心筋血流トレーサとしては ^{201}TlCl および ^{99m}Tc-sestamibi（MIBI），^{99m}Tc-tetrofosmin が用いられている．^{201}TlCl は Na$^+$-K$^+$ポンプを介した能動輸送により生存心筋細胞に取り込まれ，^{99m}Tc 標識心筋血流トレーサは受動拡散により心筋細胞内に摂取されたのちミトコンドリア膜電位により細胞内に留まる．このように心筋血流トレーサは異なる集積機序ながら，心筋細胞の生存能（viability）を反映する画像情報を提供する（表1）．

○表1　^{201}TlCl と ^{99m}Tc 標識心筋血流製剤との比較

	^{201}TlCl	^{99m}Tc-sestamibi ^{99m}Tc-tetrofosmin
集積機序	能動輸送 （Na$^+$-K$^+$ポンプ）	受動拡散
物理的半減期	73 時間	6 時間
エネルギー	70～80 keV	140 keV
投与量	74～111 MBq	370～740 MBq
院内調整 （コールドキット）	不可（無）	可（有）
緊急対応	困難	可
肝胆道集積	低い	高い
再分布現象	あり	なし
負荷時静注	1 回投与	2 回投与
ファーストパス像	不可	可
心電図同期 SPECT	可	最適

2　負荷心筋血流 SPECT

　安静時と負荷時の異なった条件で心筋血流を比較し，罹患冠動脈枝同定を含めた心筋虚血の範囲および重症度を評価し，治療方針の決定やリスクの層別化に際し有用な情報を提供する．冠動脈狭窄の有無にかかわらず負荷心筋 SPECT で明らかな異常を認めなかった症例における年間の重大心事故発生率はおおむね 1 ％未満と報告されている[1]．

　負荷にはトレッドミルやエルゴメータを用いた運動負荷とアデノシンやジピリダモール，ATP といった冠血管拡張薬を用いる薬剤負荷が施行される．閉塞性動脈硬化症などの合併により十分な運動ができない症例，動脈瘤を有し血圧を上げたくない症例や完全左脚ブロック症例では薬剤負荷が選択される．

　^{201}TlCl を用いた負荷心筋検査では，最大負荷時に ^{201}TlCl を静注したのち，負荷直後像および 3 ～ 4 時間後の後期像の撮影を行う．心筋虚血が存在する領域では再分布現象（redistribution, fill in）を認める．

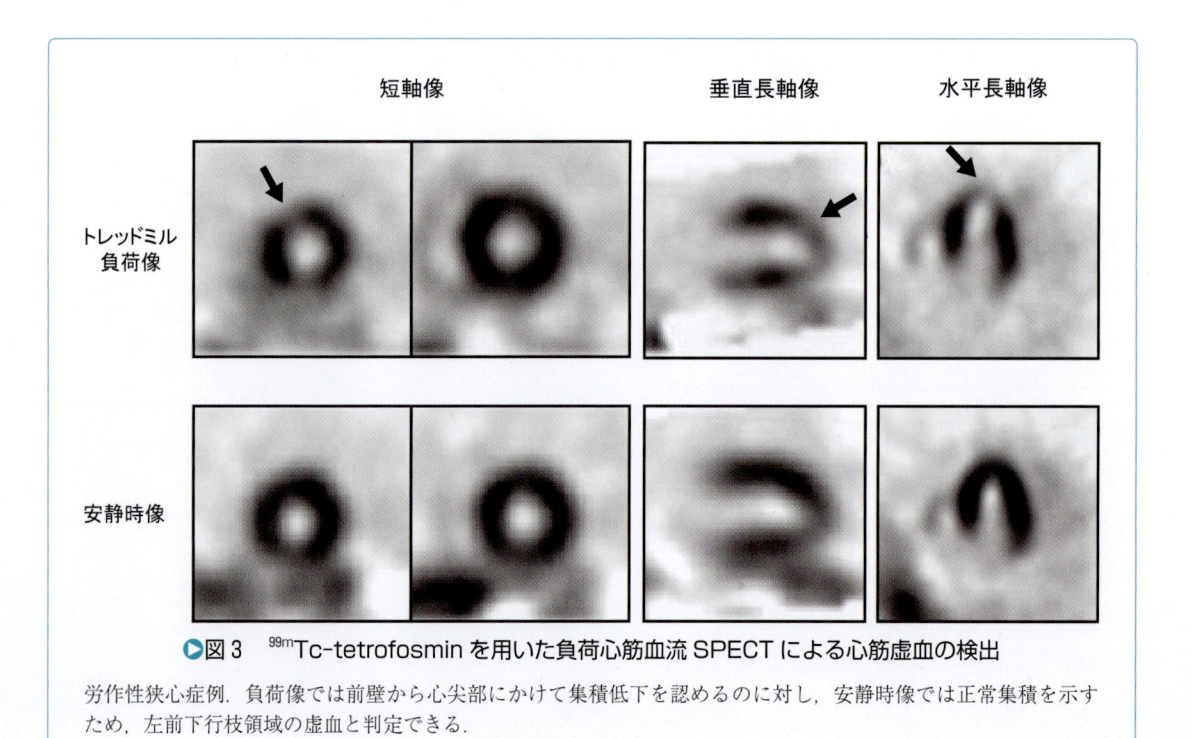

　^{99m}Tc-sestamibi および ^{99m}Tc-tetrofosmin は，臨床上，有意な再分布現象を示さないため，安静時と負荷時の二度注射を行うプロトコールを用い，両イメージの比較により虚血判定を行う（図 3）．

3　心電図同期心筋血流 SPECT

　心筋血流 SPECT データ収集時に心電図同期法（gated SPECT）を併用することにより，心血流情報に加え，左室機能を評価できる．R-R 間を 8 ～ 32 分割し各時相で SPECT データを収集することで左室容量，左室機能の算出および局所機能解析を行う[2,3]．

　心筋梗塞例を対象とした gated SPECT では梗塞部 viability 評価において局所心筋血流情報の補助

▶図3　^{99m}Tc-tetrofosmin を用いた負荷心筋血流 SPECT による心筋虚血の検出
労作性狭心症例．負荷像では前壁から心尖部にかけて集積低下を認めるのに対し，安静時像では正常集積を示すため，左前下行枝領域の虚血と判定できる．

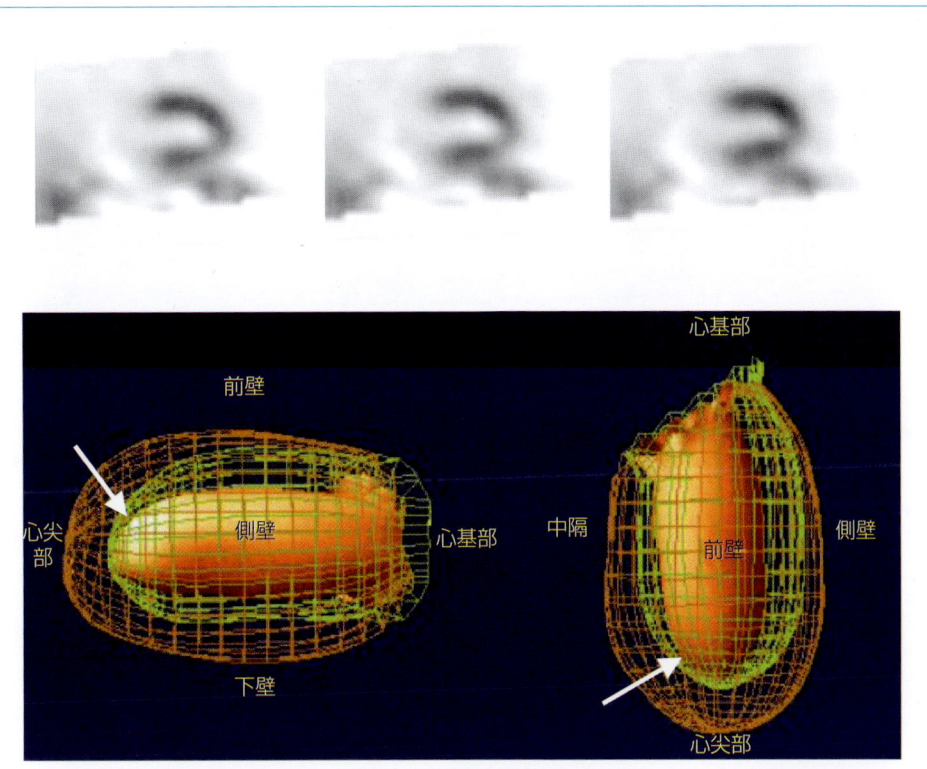

▶図4 ⁹⁹ᵐTc-sestamibi を用いた心電図同期心筋 SPECT による左室機能解析

再灌流療法後の前壁心筋梗塞症例．心筋血流 SPECT 垂直長軸像（上段）では再灌流療法により明らかな集積低下を認めないのに対し，心電図同期法を用いた左室機能像（下段）では前壁から心尖部にかけての収縮低下が捉えられており（矢印），気絶心筋の状態である．緑色のメッシュは左室拡張末期像を，オレンジのソリッド部分は収縮末期像を表す．

診断として局所収縮能情報を加えることができる．心筋梗塞例に対する再灌流療法の効果判定・経過観察にも gated SPECT が用いられ，梗塞領域に良好な再灌流が得られても梗塞部収縮低下が残存するという心筋血流と局所機能の乖離（いわゆる気絶心筋 stunned myocardium の状態）を一度の検査で把握できる（図4）．

section 3　心筋代謝イメージング

1　心筋脂肪酸代謝 SPECT

　心筋はエネルギー源として主に脂肪酸とブドウ糖を利用しており，通常の好気的条件下では全酸素摂取量の70％程度を脂肪酸の β 酸化に依存している．虚血などの低酸素状態では，ATP の産生効率の高い糖代謝にスイッチするため，脂肪酸の利用は減少する．このような脂肪酸代謝情報を画像化できる SPECT 製剤が ¹²³I-BMIPP であり，心筋血流トレーサに比し鋭敏に心筋虚血の検出を行うことができる[4]．心筋血流と脂肪酸代謝に乖離（ミスマッチ）を認める梗塞症例に対しては，梗塞部の機能回復を期待できるのみならず，将来起こりうる心事故を回避するためにも積極的な治療（再灌流療法）を施すことが必要である．また ¹²³I-BMIPP イメージは，心筋血流が改善しても代謝異常が遷延

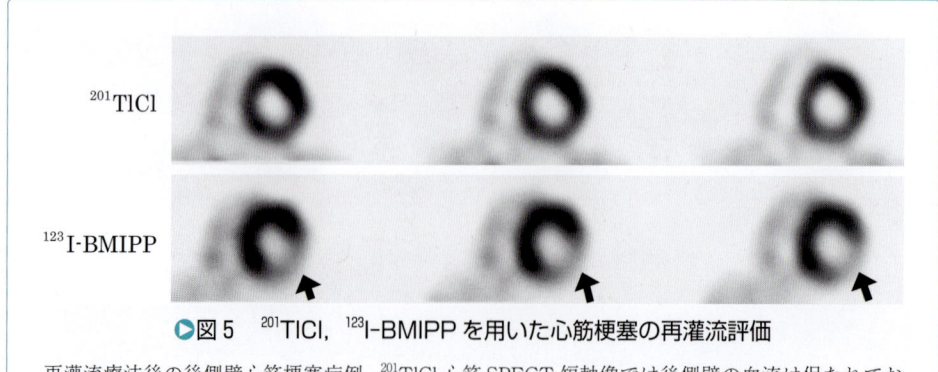

> **図5** ²⁰¹TlCl, ¹²³I-BMIPP を用いた心筋梗塞の再灌流評価
>
> 再灌流療法後の後側壁心筋梗塞症例.²⁰¹TlCl 心筋 SPECT 短軸像では後側壁の血流は保たれており,良好な再灌流が得られていることが示唆される.¹²³I-BMIPP 心筋 SPECT では後側壁の脂肪酸代謝低下が遷延して捉えられている(ischemic memory imaging).

する領域を捉えることができる(図5).すなわち過去の虚血を反映した集積低下を捉えられるため ischemic memory imaging と呼ばれる.虚血心以外でも,心筋症や心サルコイドーシスなどの障害心筋において ¹²³I-BMIPP 集積の低下が認められることが知られており,有用な診断ツールとして用いられている.

2 心筋糖代謝 PET

現時点における心筋 viability 評価の gold standard は ¹⁸F-FDG 心筋 PET を用いた梗塞部の糖代謝判定と考えられている.前述したように虚血が進むと嫌気性解糖系がエネルギー源の主体となり,さらに進行すると代謝のない心筋壊死に至る.糖負荷条件下では心筋のエネルギー基質利用がグルコースにシフトすることから,糖負荷時の心筋 ¹⁸F-FDG 集積分布像より心筋 viability の評価を行うことができる(図6).

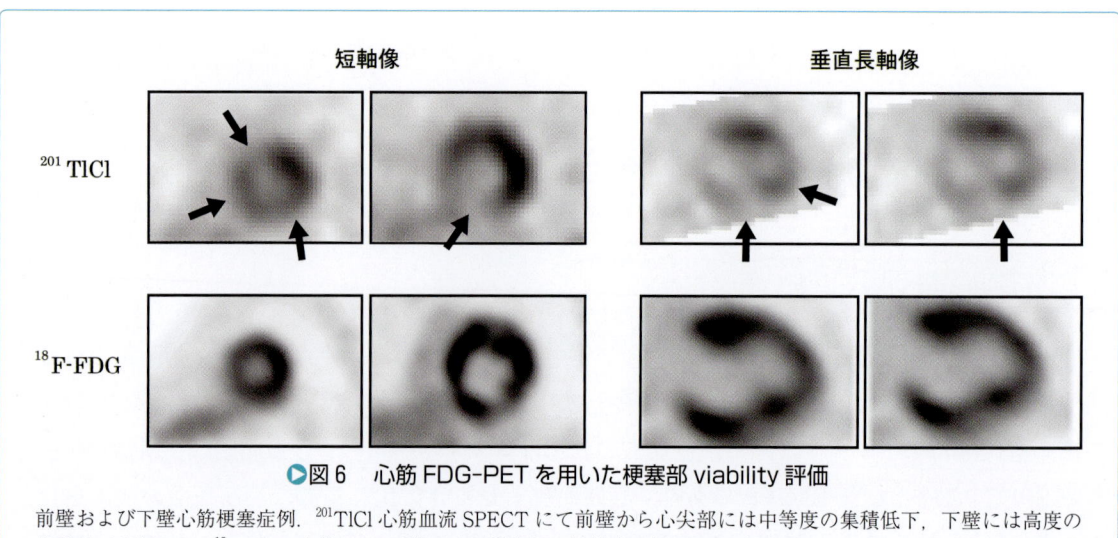

> **図6** 心筋 FDG-PET を用いた梗塞部 viability 評価
>
> 前壁および下壁心筋梗塞症例.²⁰¹TlCl 心筋血流 SPECT にて前壁から心尖部には中等度の集積低下,下壁には高度の集積低下を認める.¹⁸F-FDG 心筋 PET 画像では両梗塞部の糖代謝は保たれているため,viability ありと判定できる.

section 4 心筋交感神経イメージング

^{123}I-MIBG はノルアドレナリンと同様に交感神経終末で貯蔵顆粒に取り込まれることで心筋へ集積する．一般的には，投与15～30分後の早期像と3～4時間後の遅延像とを撮影する．定量解析としては，planar 正面像において心筋（H），縦隔（M）に ROI を設定し，心筋縦隔比（H/M），心筋洗い出し率の算出を行う．除神経の程度に応じて集積低下が認められ，遅延相では洗い出しが亢進する．従来は心不全や心筋症における心筋障害の重症度評価に用いられていたが，最近ではパーキンソン病やレビー小体型認知症など神経変性疾患の病態把握にも用いられている．

section 5 心プールシンチグラフィ（RI アンジオグラフィ）

^{99m}Tc-HSA または HSA-D を静脈内投与し撮影する．初回循環法（ファーストパス法）と平衡時マルチゲート法が用いられる（図7）．初回循環法はトレーサ投与後数心拍のデータから解析を行い，

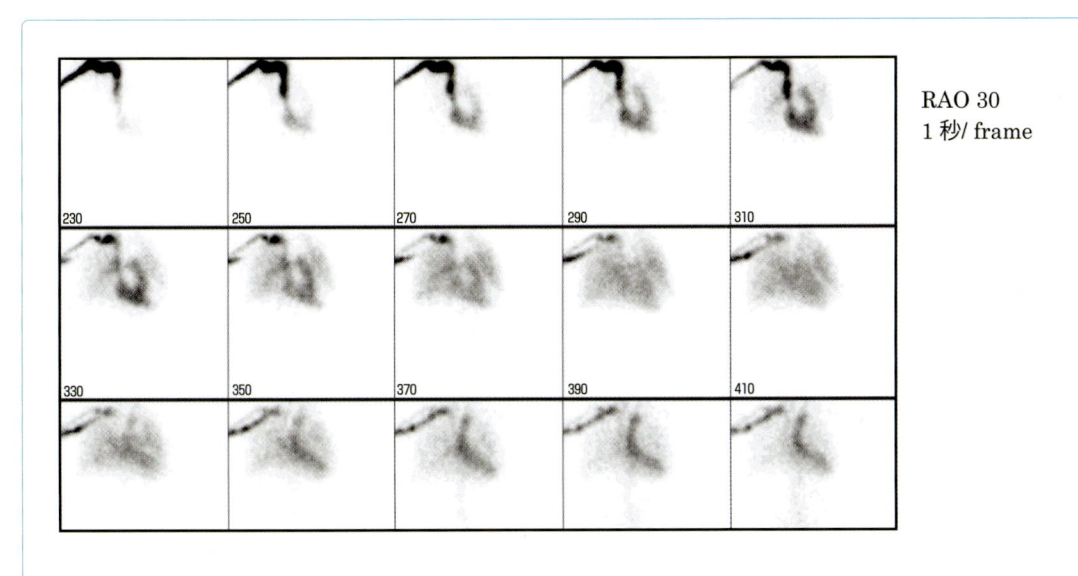

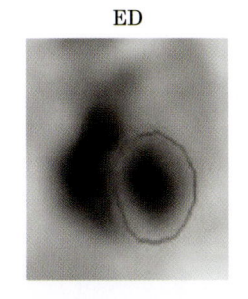

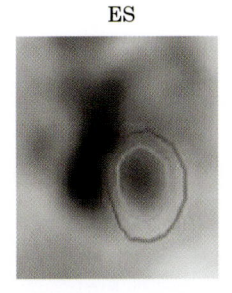

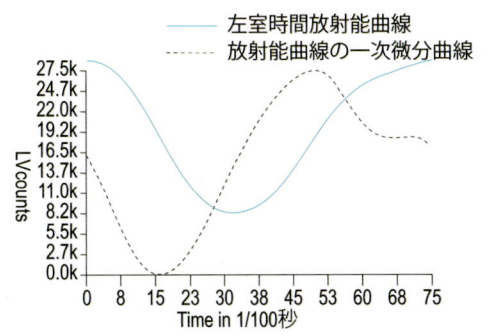

○図7 心プールシンチグラフィ
初回循環（ファーストパス）イメージ右前斜位像（上段）により経時的な血行動態が捉えられる．平衡相マルチゲートイメージ左前斜位像（下段左）の左室拡張相（ED）と収縮相（ES）を用いて局所収縮能を評価できる．左室に ROI を設定し，時間放射能曲線を得ることにより（下段右）各種心機能の算出が可能である．

バックグラウンドが少なく右室駆出分画の算出など右心機能の評価に有用である．その他，肺野・右心系の持続描出により左→右シャントを，左心系の早期描出により右→左シャントを捉えることができる．平衡時マルチゲート法は 300〜600 心拍の加算を行うため精度の高い左室収縮能・拡張能評価，局所壁位相解析などが可能である．近年は，心筋血流シンチグラフィ施行時に，前述した gated SPECT を用いた左室機能解析を行えるため，検査数は減少している．

section 6　心筋梗塞シンチグラフィ

核種として用いられる ^{99m}Tc-ピロリン酸（PYP）は壊死心筋細胞のミトコンドリア内に存在するハイドロキシアパタイトに吸着されるため，急性の梗塞心筋に一致して集積がみられる．急性心筋梗塞例において PYP の集積には梗塞領域への血流が必要であり，再灌流が得られなかった場合の心筋血流は側副血行路に依存するため，PYP 集積が陽性となるには発症後 12〜16 時間程度を要し，48〜72 時間でピークとなる．多くの症例では 1〜2 週後には陰性化する．正常心筋との位置関係を知る目的で ^{201}TlCl を同時投与し 2 核種収集を行うこともある（図8）．またピロリン酸は梗塞心筋のほか，心筋アミロイドーシス，心筋炎，心筋挫傷などで陽性所見を示すことが知られている．

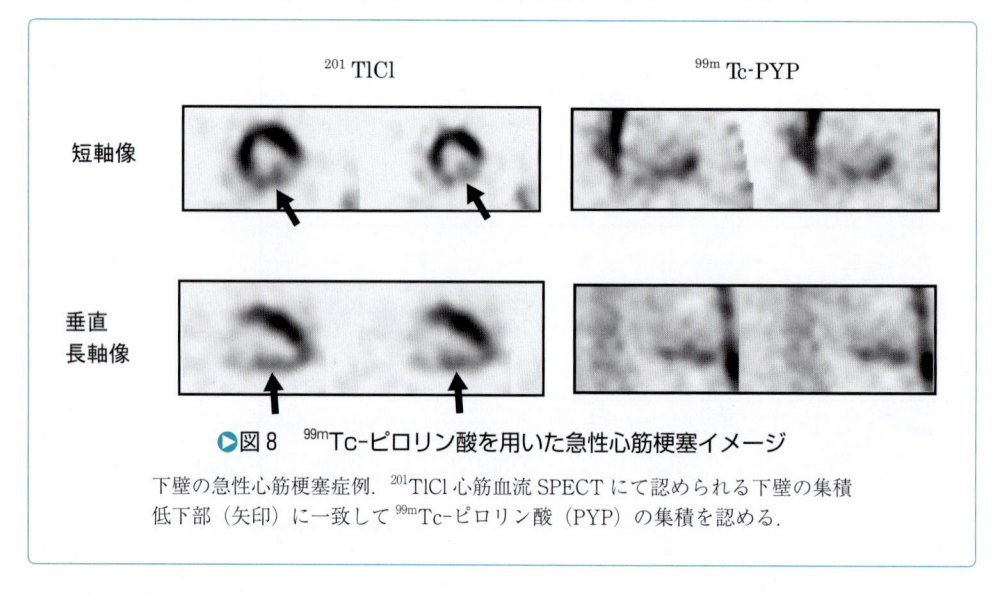

図8　^{99m}Tc-ピロリン酸を用いた急性心筋梗塞イメージ

下壁の急性心筋梗塞症例．^{201}TlCl 心筋血流 SPECT にて認められる下壁の集積低下部（矢印）に一致して ^{99m}Tc-ピロリン酸（PYP）の集積を認める．

section 7　心筋 SPECT と CT 冠動脈造影を用いた融合イメージ

MDCT の登場により一般臨床において CT 冠動脈造影が汎用されるようになり，罹患冠動脈に対するすぐれた陰性適中率を示している．近年は画像融合ソフトウェアの開発により，CT 冠動脈造影と各種心筋 SPECT との画像融合が行われるようになった[5]．CT 冠動脈造影検査にて多枝病変が認められたが虚血の責任血管の同定が困難な症例（図9），心筋虚血の存在を疑うが冠動脈壁の石灰化により内腔の評価が困難な症例，臨床症状と CT 冠動脈造影所見に乖離がみられる症例，心筋 SPECT 検査にて虚血領域の解剖学的同定が困難な症例などで融合（fusion）イメージの有用性が高い[6]．融合イメージを用いることにより形態・機能両面からの多角的な画像診断が可能になる．

○図9　心筋SPECTとCT冠動脈造影を用いた融合イメージ

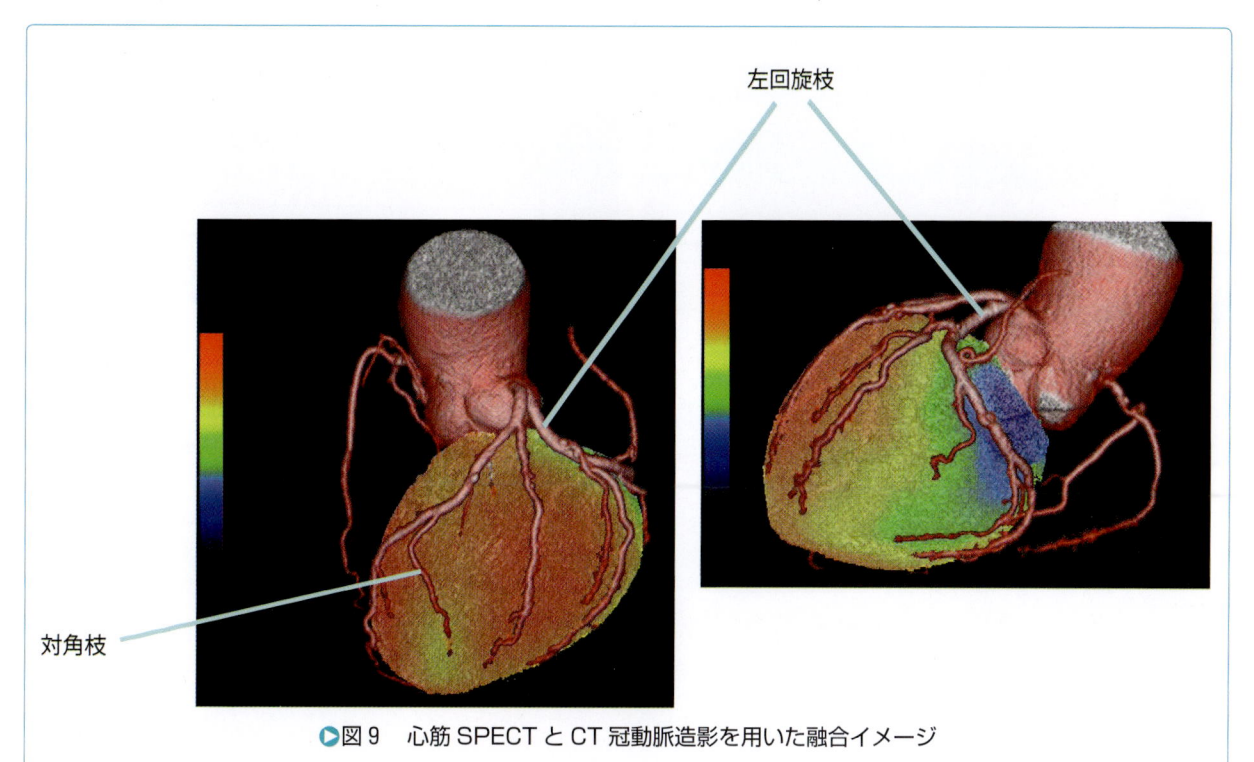

CT冠動脈造影にて多枝に狭窄を認めた狭心症例．負荷心筋血流SPECTとの融合イメージを構築することにより，左回旋枝領域の高度虚血および対角枝領域の軽度虚血が明瞭に捉えられている．図中カラースケールのごとく，赤色は正常集積を，緑～青色は高度集積低下を表す．

section 8　心・血管の炎症イメージング

　PET製剤である ^{18}F-FDGは悪性腫瘍の診断と心筋梗塞部のviability評価に用いられているが，炎症巣にFDG集積の亢進を認めることも知られており，2012年4月よりFDGを用いた心サルコイドーシスにおける炎症部位診断が保険適用となった．これにより心サルコイド病変の活性評価ならびにステロイドなどによる治療効果判定（図10）に際しての有用性が期待される．ただ心筋には生理的なFDG集積が存在するため，炎症巣の陽性描出を正確に捉えるためには，生理的集積を抑制するための前処置（絶食時間の延長，ヘパリン負荷や高脂肪食を与えることにより血中脂肪酸を上昇させる方法など）が必要である[7]．

　心サルコイドーシス以外の炎症性疾患に関しては保険適用が認められていないものの，大動脈領域においてはFDG集積を認める大動脈瘤は瘤径の増大や破裂が生じるリスクが高いとする報告や偽腔にFDG集積を伴った大動脈解離は予後不良といった報告もみられる[7]．さらに高安病における病態とFDG集積との関連性も報告されており，治療効果判定への応用も試みられている．頸動脈領域においても，プラークの炎症・性状とFDG集積との関連性が報告されており，今後の臨床データの蓄積が期待されるところである．

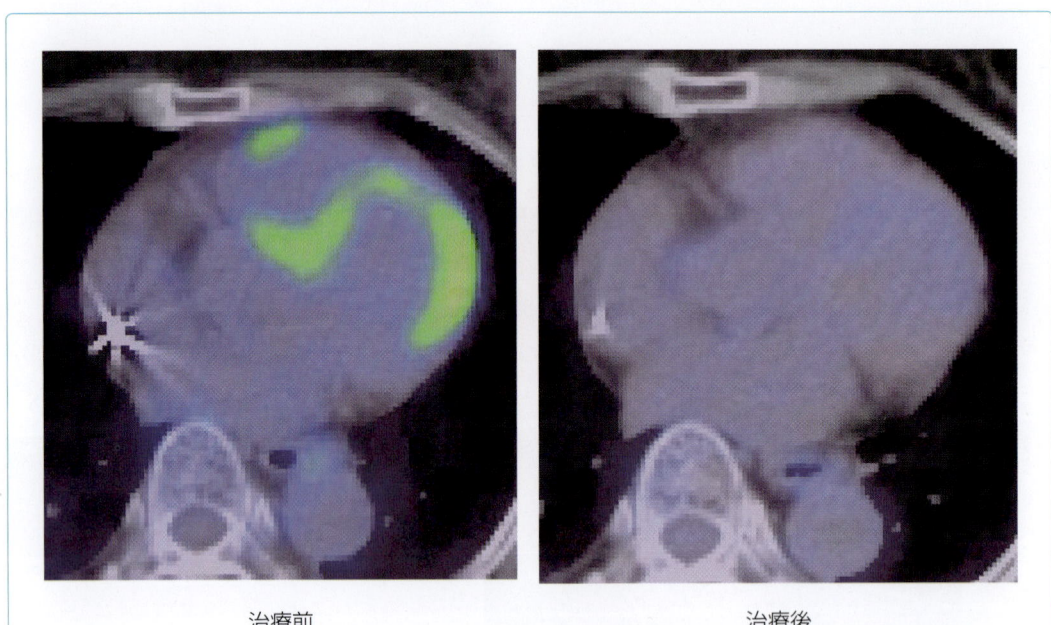

●図10 心サルコイドーシス症例におけるステロイド治療前後の ^{18}F-FDG PET/CT イメージ

治療前のFDG心筋PET/CT像では前壁中隔から心尖部，側壁に連続するFDGの高集積を認め，右室壁にもFDG集積がみられる．治療後像では心筋の異常集積は消失している．

文 献

1) Hachamovitch R, et al: Incremental prognostic value of myocardial perfusion single photon emission computed tomography for the prediction of cardiac death: differential stratification for risk of cardiac death and myocardial infarction. Circilation 97: 535-543, 1998.
2) Germano G, et al: Automatic quantification of ejection fraction from gated myocardial perfusion SPECT. J Nucl Med 36: 2138-2147, 1995.
3) Kumita S, et al: Assessment of left ventricular diastolic function using ECG-gated myocardial perfusion SPECT: Comparison with multigated equilibrium radionuclide angiography. J Nucl Cardiol 8: 568-574, 2001.
4) Fukushima Y, et al: Usefulness of ^{201}TlCl/^{123}I-BMIPP dual-myocardial SPECT for patients with non-ST segment elevation myocardial infarction. Ann Nucl Med 22: 363-369, 2008.
5) Gaemperli O, et al: Validation of a new cardiac image fusion software for three-dimensional integration of myocardial perfusion SPECT and stand-alone 64-slice CT angiography. Eur J Nucl Med Mol Imaging 34: 1097-1106, 2007.
6) 汲田伸一郎, 他：冠動脈CTと核医学所見の乖離：形態学的検査と機能学的検査の限界．山科章編：循環器検査のグノーティ・セアウトン，シナジー，pp42-45, 2009.
7) Ohira H, et al: ^{18}F-Fluoro-2-deoxyglucose positron emission tomography in cardiac sarcoidosis. Eur J Nucl Med Mol Imaging 38: 1773-1783, 2011.

4 呼吸器核医学

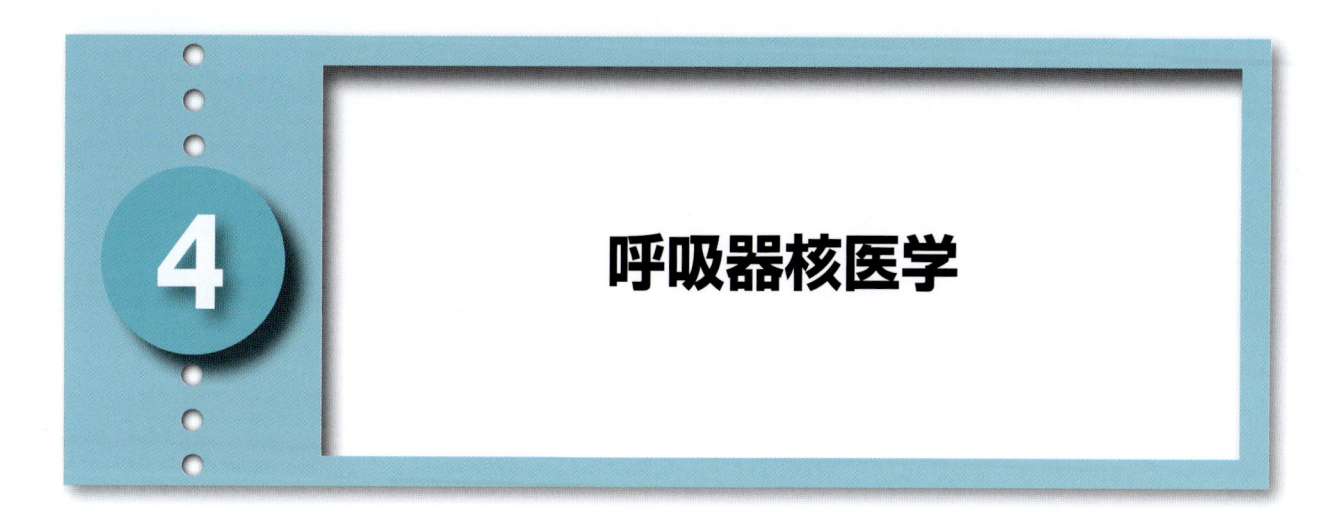

section 1 呼吸器核医学とは

　呼吸器核医学検査の種類は多く，その適応疾患は多種多様である．呼吸器核医学検査の読影にあたり，肺の解剖・生理・病態生理に関する基礎知識が必要である[1]．

　呼吸器核医学とは，^{99m}Tc 標識大凝集ヒト血清アルブミン（^{99m}Tc-macroaggregated human serum albumin：MAA）による肺血流シンチグラフィ，^{133}Xe ガスまたは ^{81m}Kr ガスによる肺換気シンチグラフィ，^{99m}Tc-テクネガスによる肺換気（吸入）シンチグラフィを用いて，呼吸器系の疾病診断，機能・定量評価を行う in vivo 核医学検査の1分野である．

　通常，肺血流シンチグラフィと肺換気（吸入）シンチグラフィの2つの検査を同日に行う．肺換気（吸入）を先に，次に肺血流シンチグラフィを行う．この検査を肺換気・血流シンチグラフィといい（V/P または V/Q スキャンともいう），得られたデータから肺機能画像を作成する[2]．

　撮影法にも従来の planar 撮影（6方向：前面，後面，後方斜位2方向，前方斜位2方向）から，SPECT 撮影，SPECT/CT 撮影がある．SPECT/CT 検査が最も検査精度が高い[3,4]．

section 2 呼吸器核医学検査法の原理と実際

1 肺血流シンチグラフィ

　前処置不要で緊急核医学検査としても用いられる．^{99}Mo/^{99m}Tc ジェネレータから ^{99m}Tc パーテクネテートを溶出し，MAA キットと標識し，^{99m}Tc-MAA として静注する．緊急検査でなければ，標識済みの ^{99m}Tc-MAA シリンジ製剤の使用も可能である．投与量は成人で 100 MBq（約 3 mCi）程度である．

　ヨードアレルギーなどで水溶性ヨード造影剤が使用できない患者，小児例でも安全に施行できる．副作用は10万件あたり2件以下である[5]．被曝線量は肺が最大で，2.48 mGy/37 MBq である．しかし，肺高血圧症の患者には死亡例が報告されており，肺血流に高度の抵抗性がある患者（肺高血圧症，膠原病など），右左シャントのあるチアノーゼ患者では肺血流シンチグラフィの適応を慎重に判断す

る（☞Side Memo）．

　肺血流は重力や胸腔内圧によって分布が大きく変化する．静注時の患者体位，吸気レベルによって得られる画像が異なることに注意すべきである．座位で静注すると，健常者では下肺野に放射能分布が多い．均一な肺血流分布を得るには安静時に喉頭を開大した状態で背臥位と腹臥位で半量ずつ2回に分けて ^{99m}Tc-MAAを静注する．

　ダイナミックイメージングは静注直後から，スタティックイメージングは静注後2分以降，なるべく早い時間に撮影を開始する．

　^{99m}Tc-MAAは凝集しやすい．静注直前に注射筒を静かに振盪もしくは転倒させて注射する．注射筒内に血液が逆流すると，さらに凝集が促進され，凝結塊（血栓）を形成する．そのまま静注すると，肺内に多発性のhot spotをみる．^{99m}Tc-MAAは静脈弁，静脈内カテーテル尖端部にもhot spotを形成することがある．

　腎の描出はMAA粒子の断片化，標識不良，静注後2～3時間以上経過した場合は腎の描出を認める．23ゲージ以下の注射針で急速静注すると，粒子が粉砕，小粒子化して肺毛細血管に人工塞栓を形成せず，大循環内に移行する．断片化を避けるため22ゲージ以上の注射針で静脈ルートを確保して緩徐に静注し，生理的食塩水でフラッシュすることが望ましい．

2　肺換気シンチグラフィ

❶ ^{133}Xeガス：半減期は5.3日と長く ^{133}Xeガス吸入法は，閉鎖回路内で反復呼吸し平衡に達した後，^{133}Xeトラップ内へ洗い出す．検査の過程には，吸入相，平衡相，洗い出し相の3つが行われる．吸入相のうち1回目の吸入分布が換気分布，平衡相での分布が肺容積分布を表している．洗い出し相では，air trappingの程度や換気率を評価できる．最近では，ガンマカメラ，コンピュータの進歩によりダイナミックSPECT検査も行われ3次元的な評価も行われている．ただし，半減期が長いため閉鎖回路で行わなければならず，重度の呼吸機能障害例には適応できない．

　室内気吸入時の動脈血酸素分圧（PaO_2）が60 torr以下の呼吸不全患者に換気シンチグラフィを行う場合，閉鎖回路を必要としない ^{81m}Krガスや ^{99m}Tc-テクネガスを使用する．

❷ ^{81m}Krガス：^{81}Rb/^{81m}Krジェネレータ（^{81}Rbの半減期：4.5時間）から得られ，13秒と超短半減期で，平衡時肺内分布は換気分布を表している．半減期が短いため肺容量分布を得ることはできないが，閉鎖回路の必要はなく繰り返し検査が可能であり多方向撮影，SPECT検査が可能で慢性閉

▶▶▶ **Side Memo**　●MAAの投与数

　ヒトの肺毛細血管の直径は約7 μmで，MAA粒子の大きさが直径10～90 μmである．このように，^{99m}Tc-MAA肺血流シンチグラフィは肺毛細血管前床で人工的塞栓を形成させて描画する．MAA，1キット，2 mlの粒子数は，600,000～1,200,000個で，全量を静注するとヒト正常肺毛細血管床のわずか1/150～1/600を閉塞させるのみである．軽症の肺高血圧症患者では肺血流シンチグラフィは禁忌ではない．肺高血圧症の患者では，MAA，1キット，2 mlのうち，0.2～0.3 mlを分注し，MAAの投与数を1検査あたり150,000個以下とする[6]．

塞性肺疾患をはじめ種々の疾患で用いられる．

❸ ^{99m}Tc-テクネガス：^{99m}Tc-テクネガスは，数回の吸入により肺胞壁に沈着し，容易に換気に近いイメージを得ることができる．呼吸不全患者，気管切開術後の患者でも検査が可能である．ガスに近いが，粒子径は 0.05 μm，最大でも 0.2 μm の超微粒子であり，エロソールとしての性質も併せもつことより偽ガスともいう．閉塞性肺疾患では気道への過剰沈着をきたす場合もある．^{81m}Kr ガスと比べて ^{99m}Tc-テクネガスは肺底部に多く分布しやすい．肺胞沈着率は 85％ と高く SPECT も可能なことより各種肺疾患の機能評価に用いられている．難点は ^{99m}Tc-テクネガス発生装置が必要なことである．

3 肺吸入シンチグラフィ

液体，固体の微粒子が気体中に浮遊しているものをエロソールといい，液体の放射性医薬品を超音波ネブライザーあるいはジェットネブライザーに入れ 2 μm 程度の粒子径のエロソールを生成する．

❶ ^{99m}Tc-DTPA エロソール肺吸入シンチグラフィ：親水性の ^{99m}Tc-DTPA（ジエチレントリアミン五酢酸）をエロソールとし吸入する．

　エロソール分布より換気分布・気道の開通性・気流の状態を評価でき，肺胞へ到達したエロソールの血中への洗い出し速度より肺胞上皮透過性亢進の有無を肺の部位ごとに定量評価することができる．呼吸細気管支，肺胞まで到達した分子は肺上皮，組織間隙，血管内皮を通り血中に移行する．上皮細胞は比較的強い結合をしているため肺上皮の透過性は内皮細胞の 1/10 と小さい．洗い出し率は約 1％/分で，半減時間は 50～80 分程度である．

　肺胞上皮透過性は喫煙や大気汚染により亢進する．慢性閉塞性肺疾患では気道病変の程度評価が経時的に行える．肺胞上皮透過性亢進のある状態としては，特発性間質性肺炎，アレルギー性肺疾患（過敏性肺炎，好酸球性肺炎など），自己免疫疾患に伴う間質性肺炎，薬剤性肺障害，放射線性肺炎，サルコイドーシス，急性呼吸窮（促）迫症候群，ニューモシスチス肺炎などの炎症性疾患，閉塞性肺疾患，持続性陽圧呼吸時，塵肺症，心肺移植後などがある．

❷ ^{99m}Tc-HSA エロソール肺吸入シンチグラフィ：非呼吸性肺機能として気道粘液線毛運動機能がある．^{99m}Tc-HSA（ヒト血清アルブミン）エロソール肺吸入シンチグラフィはエロソールの粒子径が大きいため粘液線毛輸送系により気道から口腔へ排出される活動を視覚的かつ定量評価することができ，臨床的に有用である．

　2 μm 程度の粒子径のエロソールを生成する．吸入後連続的に撮影し，早期の吸入分布で気道狭窄の有無・局在，換気情報を得る．さらに経時的に視覚的移動状況を観察し，定量評価を行う．正常の主気管支，肺葉気管支では 6～12 mm/分の速度でエロソール粒子が排出される．対象は慢性気管支炎，気管支拡張症，肺炎，肺癌の細胞浸潤による線毛上皮の剝離，びまん性汎細気管支炎，Kartagener 症候群による粘液線毛輸送能力の低下を評価する．

section 3　呼吸器核医学の適応例

1　急性肺血栓塞栓症

　急性心筋梗塞，大動脈解離と並んで急性肺血栓塞栓症（acute PTE）は胸痛を主訴とする 3 大致死的疾患の一つである．acute PTE の死亡率は一般に 15〜20％とされているが，ショック例では 56％，非ショック例では 6％である．

　CT 肺動脈造影（CTPA），dual-energy CT（DECT）の普及により，acute PTE は診断の第一選択は CT である．CTPA の利点として，①血栓塞栓それ自体を画像化できること，②解剖学的位置関係が明瞭であること，③他の肺・胸膜疾患の合併を把握できること，④右心負荷を評価可能なこと，などがあげられる．DECT の最大の利点は pulmonary iodine map が得られることである．正確には肺血流ではなく肺血液分布を描画している．eGFR＜60 ml/min./1.73 m^2，ビグアナイド系糖尿病薬患者では水溶性ヨード剤投与は慎重であらねばならない．

　一方，肺血流シンチグラフィの意義は，①ヨード禁忌例，②腎機能障害患者，③妊娠患者で施行可能なこと，④CTPA で所見がなく臨床症状と合致しない場合，⑤血栓溶解療法開始前後の治療効果判定，⑥ICU 患者で肺血流シンチグラフィ正常例は早期退院可能，などである．

　典型例は問題ないが，planar 像での肺換気・血流（V/Q）スキャンに基づく PIOPED 改訂強化診断基準では intermediate（20〜80％の中等度確率）が多いことが難点として指摘されている．肺血栓塞栓症の診断には SPECT 像を撮影し，CTPA と対比もしくは SPECT/CT 融合画像作成が望ましい（図

> **column**
>
> #### D-dimer 検査は肺血栓塞栓症を除外するのに有用
>
> 　D-dimer 検査は簡便な検査法で高感度（90〜98％）であるが，特異度が低い．心房細動，うっ血性心不全，末梢動脈疾患，悪性腫瘍，外科的手術後 1 週間でも高値を示す．D-dimer 検査を先ず施行し，陰性であれば肺血栓塞栓症を否定できる可能性が高い．D-dimer 検査は入院患者に対してよりも外来患者，基礎疾患のない救急患者で意義が大きい．カットオフレベル（通常 1.0 μg/ml）．

> ▶▶▶ **Side Memo**　●stripe sign, fissure sign, segmental contour sign
>
> ・**stripe sign（peripheral stripe sign）** とは，肺末梢，胸膜に接してみられる帯状，円弧状の ^{99m}Tc-MAA 集積分布領域である．肺血栓塞栓症を否定する所見として有用な所見である．
>
> ・**fissure sign** は葉間胸膜に沿って認められる集積低下帯であり，胸水貯留・胸膜肥厚例にみられることが多い．肺気腫，喘息などさまざまな原因で生じる．
>
> ・**segmental contour sign** は区域間境界にみられる集積低下帯である．微小腫瘍塞栓症，癌性リンパ管症，原発性肺高血圧症，肺静脈血栓症で生じる．

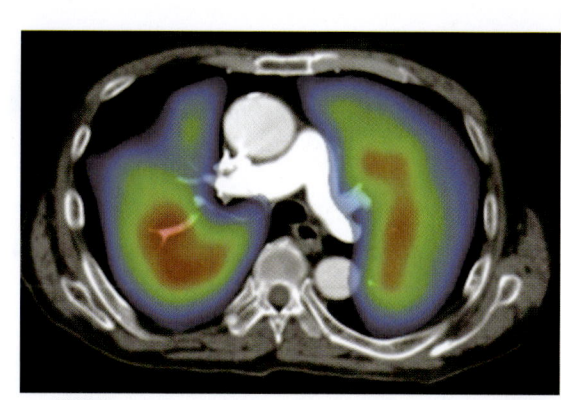

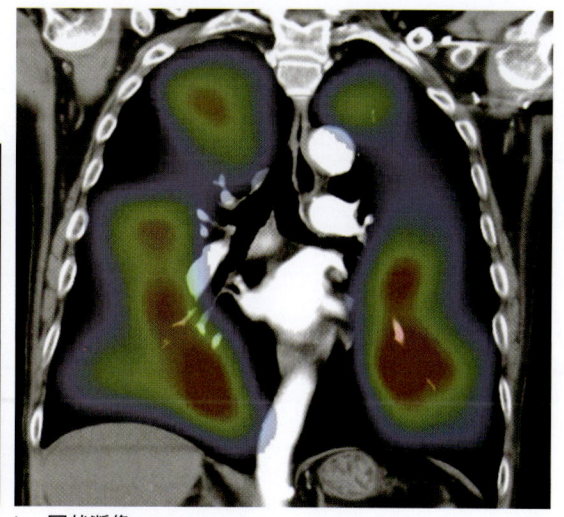

a. 横断像　　　　　　　　　　　　　　　b. 冠状断像

図1　多発性肺血栓塞栓症患者における肺血流SPECT/造影胸部CT融合画像

表1　急性肺血栓塞栓症のリスク因子

1．血液凝固線溶異常	骨盤部・下肢の手術後，担癌患者，多血症，経口避妊薬，エストロゲン投与，抗癌薬投与，抗リン脂質抗体症候群，ネフローゼ症候群，遺伝子異常（プロテインC欠損症，プロテインS欠損症，ATIII欠損症，など），等
2．血管内皮細胞障害	静脈炎（深部静脈血栓症），骨盤部・下肢の外傷，骨折，火傷，高安病，膠原病，糖尿病，動脈硬化症，等
3．血流うっ滞	うっ血性心不全，長期臥床，妊娠，産褥期，長時間全身麻酔，静脈圧排腫瘤・炎症，肥満，高齢者
4．医原性	インターベンショナルラジオロジー，中心静脈栄養，心臓ペースメーカー，血液透析シャント，脳室心房シャント

1）．ヨーロッパガイドラインでは肺血栓症診断，経過観察，評価に最初に行うのは V/P$_{SPECT}$ である[7]．

2　慢性肺血栓塞栓症

　肺血流シンチグラフィは慢性肺血栓塞栓症（chronic PTE）の診断に有用である．肺血流シンチグラフィは急性肺血栓塞栓症の治療効果判定・経過観察に有用である．

　慢性肺血栓塞栓症は，器質化した血栓により肺動脈が慢性的に閉塞した疾患の総称である．血栓により閉塞した肺動脈の範囲が広く，肺高血圧症を合併し，労作時の息切れなどの臨床症状が認められるものを慢性血栓塞栓性肺高血圧症（chronic thromboembolic pulmonary hypertension：CTPH）という．CTPH では安静臥位での平均肺動脈圧が 25 mmHg を，肺動脈収縮期圧が 40 mmHg を超えている．CTPH はその臨床経過により，過去に acute PTE を示唆する症状が認められる反復型（acute on chronic）と，明らかな症状のないまま病態の進行がみられる潜伏型に分類される．一般に，平均肺動脈圧＞30 mmHg で 5 年生存率 30％である．

　Chronic PTE は CTPH へ移行する重要な疾患であるが，診断に関する報告は少ない．日本呼吸器学会では CTPH の診断確定に以下の条件を記載している[1]．①肺換気・血流スキャンにて換気分布の

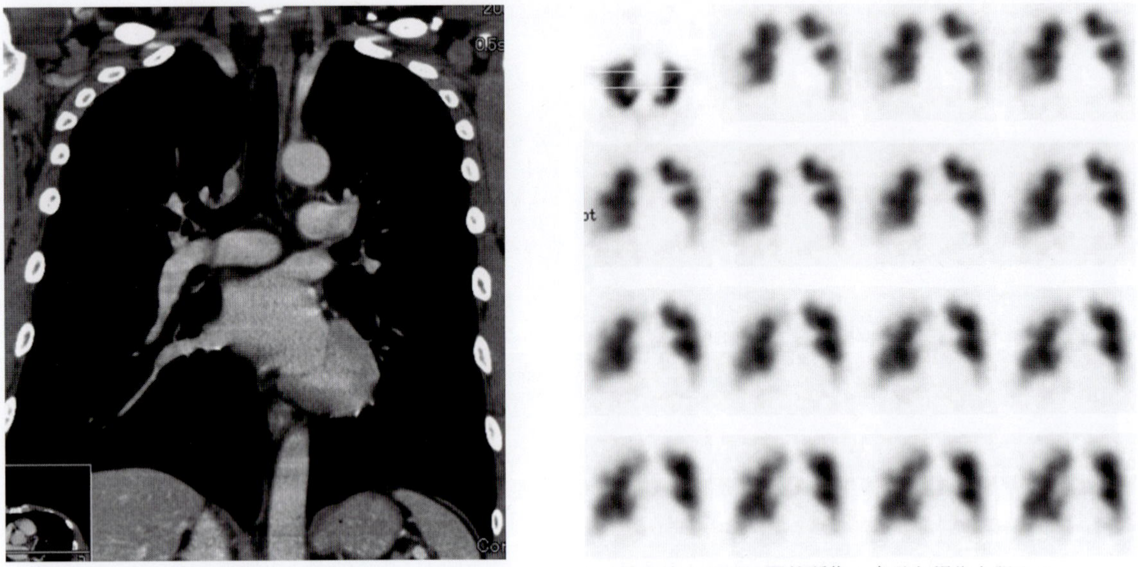

a. CTPA：明らかな異常を指摘できない．　　　　b. 肺血流 SPECT 冠状断像：多発欠損像を認める．

図2　慢性肺血栓塞栓症（50 歳代，男性）

異常を伴わない肺血流分布異常が 6 か月以上不変であること，もしくは肺動脈造影にて特徴的な所見である 5 つの少なくとも 1 つ以上が証明されること．加えて，②右心カテーテル検査にて肺動脈楔入圧正常で，かつ肺動脈平均圧が 25 mmHg 以上であること．

CTPA では chronic PTE 診断の限界が報告されている．これに対して，肺血流シンチグラフィは chronic PTE の診断に有用性が報告されている（図2）．

3　高安動脈炎（大動脈炎症候群）

大動脈，その分枝である頸動脈，鎖骨下動脈，腸骨動脈，腸間膜動脈，冠動脈，肺動脈などが侵され，血管の閉塞，拡張をきたす．頭蓋内動脈が閉塞することもある．発症年齢は 15〜35 歳であるが，15 歳以下の小児例でも発症する．50％の症例に肺動脈の閉塞をきたすので，^{99m}Tc-MAA 肺血流シンチグラフィによる血流分布の評価が重要である（図3）．

また，^{18}F-FDG PET/CT は血管壁の炎症の活動性評価に有用である．

4　肺動静脈（瘻）奇形

肺動静脈瘻（arteriovenous fistula：AVF），肺動静脈奇形（arteriovenous malformation：AVM）はいずれも正常の毛細血管が欠如しており，右左シャントをきたす．AVM は流入動脈，ナイダス（nidus），流出静脈の 3 つの部分からなるのに対し，AVF はナイダスを欠く．^{99m}Tc-MAA 肺血流シンチグラフィは右左シャントの診断およびシャント量を非侵襲的に定量化でき，臨床的に有用である．肺動静脈（瘻）奇形には単発性と多発性，単純型と複雑型がある．単純型は流入動脈，流出静脈が 1 本で，複雑型は異常血管が複数存在する．

Rendu-Osler-Weber 病（遺伝性出血性毛細血管拡張症）は皮膚粘膜，内臓の線維血管異形成を生

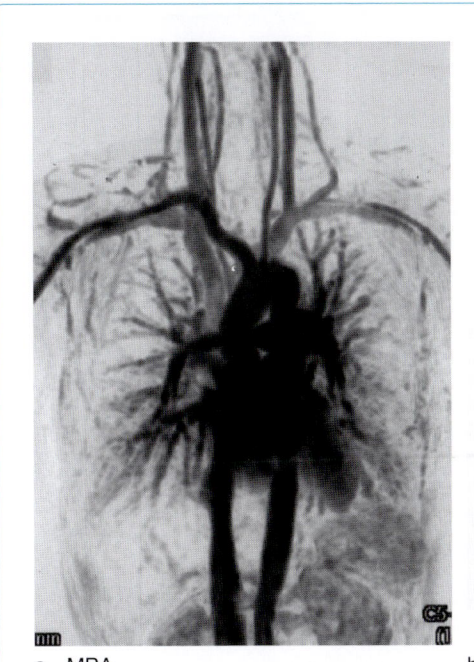

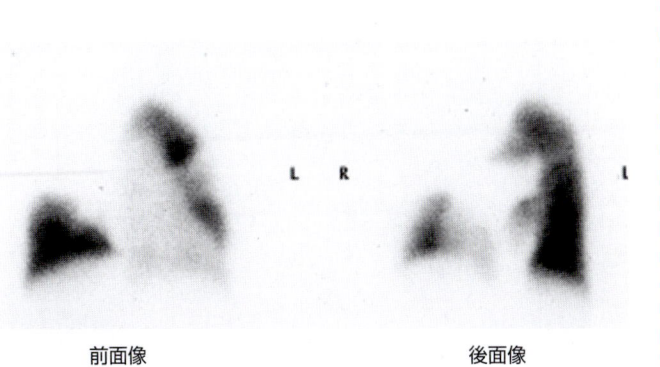

a. MRA　　　　b. 肺血流シンチグラム（planar像）

▶図3　高安動脈炎（20歳代，女性）

aでは左鎖骨下動脈が描出されていない．左総頸動脈が細く，大動脈壁が不整である．bでは右肺上葉，中葉，下葉（S6，10），左肺舌区（S4）に血流欠損をみる．

じる常染色体優性遺伝疾患で，毛細血管拡張，反復する鼻出血，家族性を三徴とする．本症の30%が肺動静脈瘻を有し，肺動静脈瘻患者の60%が本症であるといわれている．

　全身シンチグラフィにて，肺以外の臓器，特に腎臓（皮質）の描出は右左シャントを示唆する所見である．脳皮質が明瞭に描出された場合は，重度のシャント量が示唆される（図4）．シャント量の定量化は全身スキャンにより，全身と肺の放射能を測定することにより右左シャント量を以下の式により，非侵襲的に定量化できる．

右左シャント率＝（全身カウント数－全肺カウント数）/全身カウント数

　腎の明らかな描出は15%以上のシャント量が示唆される．腎以外に脳，肝臓などが描出されるが，全腎のカウント数の約4倍のカウント数が肺外カウント数に相当する．一般に，右左シャント定量化には腎皮質よりも脳皮質のカウント数測定が用いられる．肺血流SPECT/CT像はCTで検出困難な肺内短絡部，盗血現象に伴う血流低下部の検出が可能である．外科的切除術またはコイルやバルーンによる塞栓術が行われる．術前後の^{99m}Tc-MAA肺血流シンチグラフィによる右左シャント量の定量的評価は治療効果判定に寄与する．

5　肝肺症候群，その他右左シャント

　肝肺症候群では，進行した慢性肝疾患（肝硬変症），低酸素血症，肺内シャントを三徴とする．肺内シャント量は慢性肝疾患の病悩期間に関係する．^{99m}Tc-MAA肺血流シンチグラフィにより，右左シャント量を評価する．

　右左シャントは先天性心・肺疾患，重症肺疾患（原発性肺高血圧症，肺線維症など）でも認められ

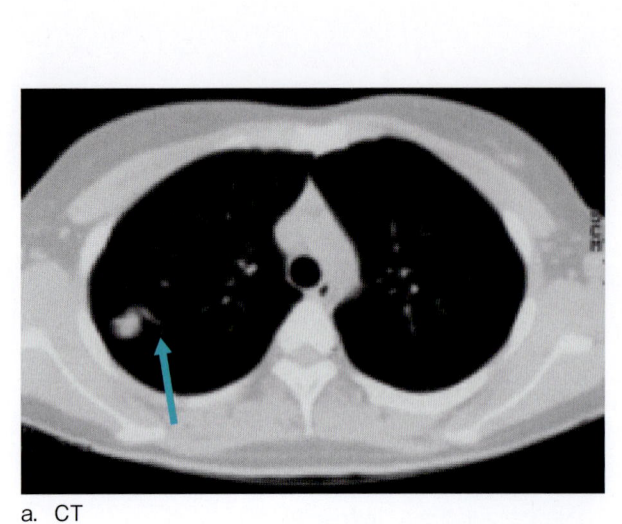

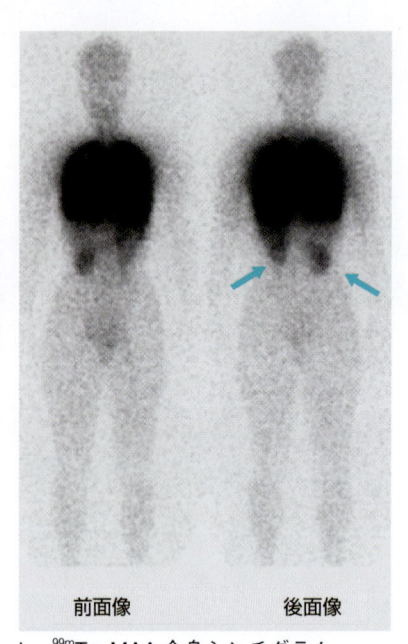

○図4　肺動静脈奇形（30歳代，女性）

aにて左上葉に拡張した流入動脈（矢印）に連続して結節（奇形部）を認める．bで両側腎の描出がみられる（矢印）．脳内にも軽度の取り込みがみられる．

る．Glennシャント術，Fontan処置，Blalock-Taussingシャント術の術後評価，経過観察にも肺血流シンチグラフィは有用である．静注が右上肢，左上肢，下肢のいずれかから施行されたかを必ず確認できるようにしなくてはならない．

　その他，呼吸器核医学検査が有用な疾患に，肺高血圧症，びまん性肺疾患，Swyer-James症候群，先天性心疾患，肺手術前後の肺機能予測などがある．

文　献

1）呼吸器核医学研究会：肺の解剖・生理・病態生理に関する基礎知識は呼吸器核医学に必要か．胸部CTとの比較は有用か．日本核医学会分科会　呼吸器核医学研究会編：科学的根拠に基づく呼吸器核医学診断（診療）ガイドライン．海川企画，pp1-3, 2008.

2）小須田茂：呼吸器核医学検査によるCOPDの重症度判定とその鑑別診断．臨床画像 25：146-159, 2009.

3）Harris B, Bailey D, Roach P, Bailey E, King G：Fusion imaging of computed tomographic pulmonary angiography and SPECT ventilation/perfusion scintigraphy：Initial experience and potential benefit. Eur J Nucl Med Mole Imaging 34：135-142, 2007.

4）Reinartz P, Wildberger JE, Schaefer W, Nowak B, Mahnken AH, Buell U：Tomographic imaging in the diagnosis of pulmonary embolism：a comparison between V/Q lung scintigraphy in SPECT technique and multislice spiral CT. J Nucl Med 45：1501-1508, 2004.

5）日本アイソトープ協会医学・薬学部会放射性医薬品安全性専門委員会：放射性医薬品副作用事例調査報告　第30報（平成19年度　第33回調査）．核医学 46：29-41, 2009.

6）Karesh SM：Mechanism of localization of radiopharmaceuticals. Henkin RE (ed), Nuclear Medicine 2nd edition. MOSBY ELSEVIER, pp343-346, 2006.

7）Bajc M, Neilly JB, Miniati M, Schuemichen C, Maignan M, Jonson B：EANM guidelines for ventilation/perfusion scintigraphy：Part 2. Algorithms and clinical considerations for diagnosis of pulmonary emboli with V/P(SPECT) and MDCT. Eur J Nucl Med Mol Imaging 36：1528-1538, 2009.

5 肺・縦隔腫瘍のFDG-PET

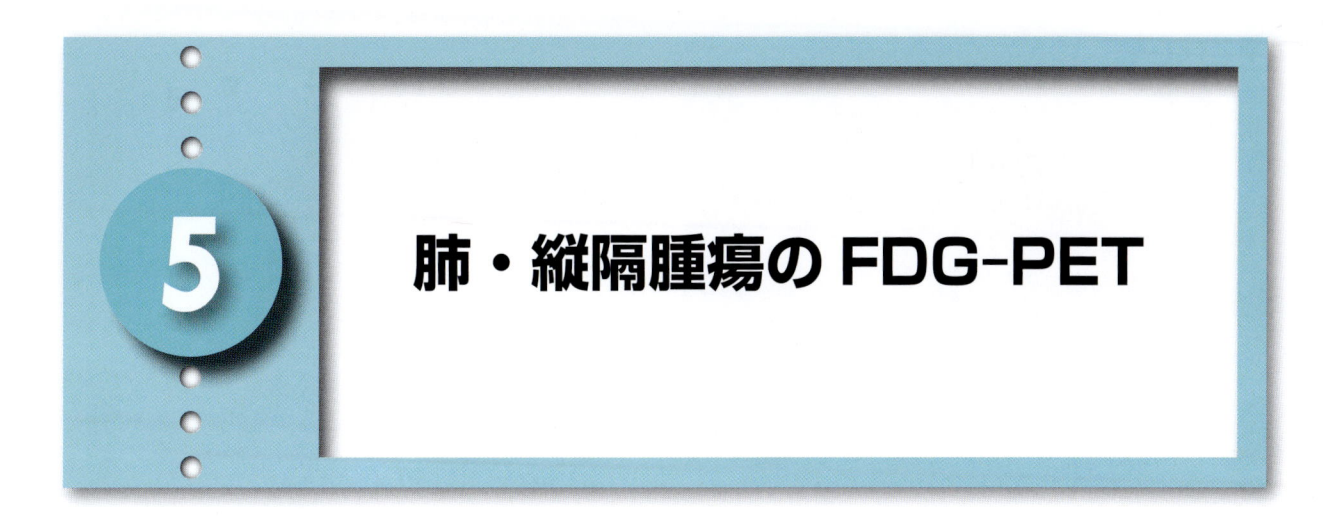

　肺腫瘍の診断においてFDG-PET/CT（以下PET）は，病変の良・悪性鑑別，病期診断，治療効果判定，再発診断で広く利用されている．本章では，PETの肺・縦隔腫瘍への臨床における有用性について概説する．

section 1　肺結節病変の評価，良性・悪性の鑑別

　肺結節病変の質的診断には，気管支鏡やCTガイド下生検などが行われる．しかし，いずれの検査も肺腫瘍の占拠部位による生検困難，胸膜下にブラが存在する場合などでは検査後の合併症として気胸の発症が問題となる．一方，FDGの副作用発生頻度はきわめて低くPETは，非侵襲的であり，安全な検査である．
　原発性肺癌は，小細胞肺癌と非小細胞肺癌とに大別されるが，非小細胞肺癌は，腺癌，扁平上皮癌，大細胞癌に分けられる．1cm以上の肺結節病変の，良・悪性診断において，PETは，感度96％，特異度74％と良好であると報告されている[1]．円型無気肺と肺癌の鑑別などには有用であるが，実際には，FDGは炎症にも集積するため，偽陽性も少なくない．また，肺癌の大きさ，組織型，粘液成分の量，細胞密度などによりFDG集積程度はさまざまである．偽陽性を示す病変としては，肺炎，肺結核，非結核性抗酸菌症，真菌症，サルコイドーシス，塵肺などの活動性炎症性疾患である．また，偽陰性を示す病変としては，サイズの小さい肺癌（1cm以下），肺胞上皮置換型優位腺癌（肺胞上皮癌）（図1），高分化型腺癌，カルチノイドなどがある．肺結節病変の良・悪性鑑別には，必要に応じて吸気息止めの薄層CT撮影を最後に追加し，CTの形態診断と総合的に診断することが大切である．近年，呼吸同期を用いたPET検査が可能となり，1cm以下の結節の評価にも応用されつつある[2]（図2）．

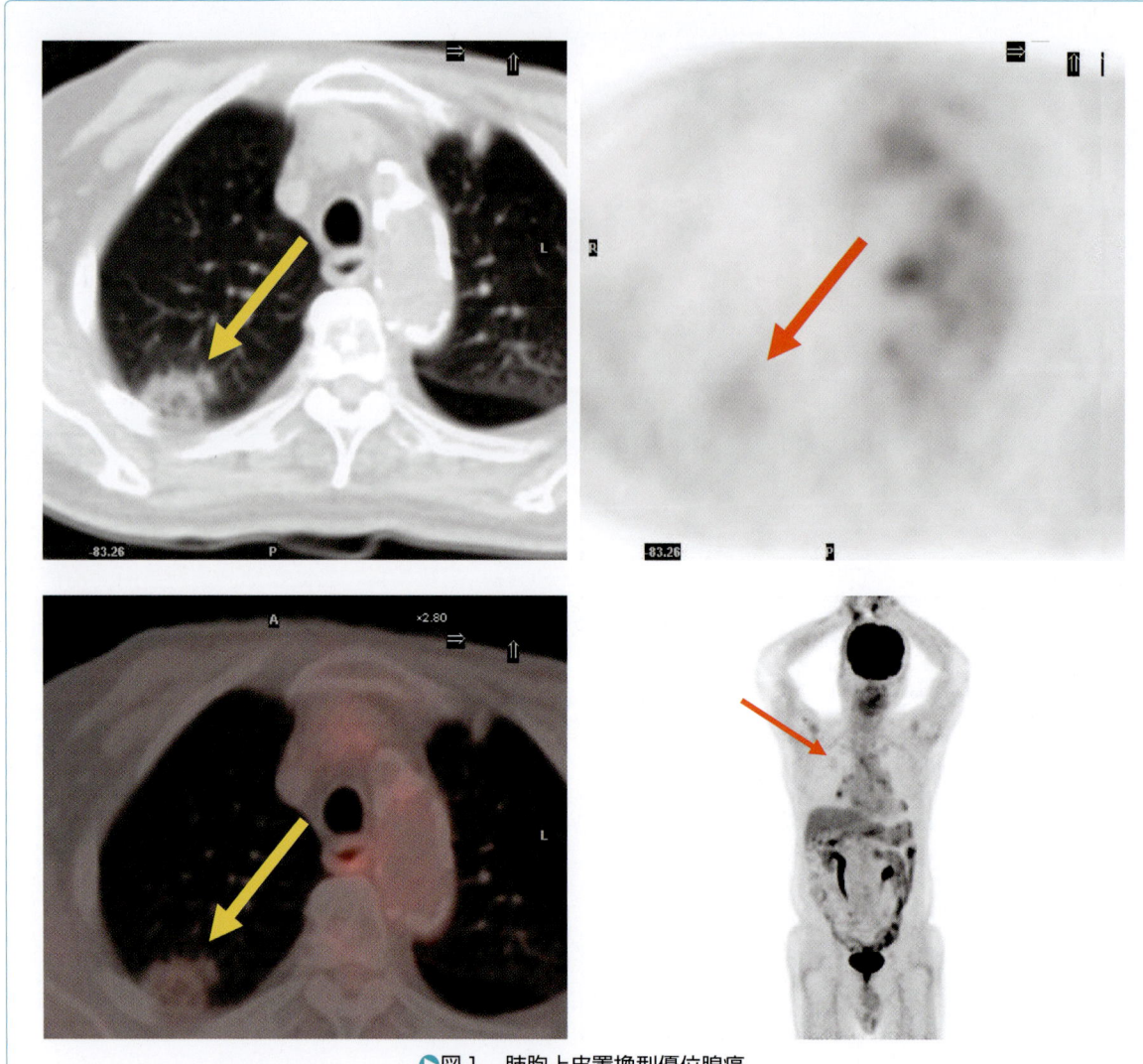

▶図1 肺胞上皮置換型優位腺癌
右肺上葉 S₂ の細気管支肺胞上皮癌，FDG 集積は軽度である（SUVmax＝1.45）．

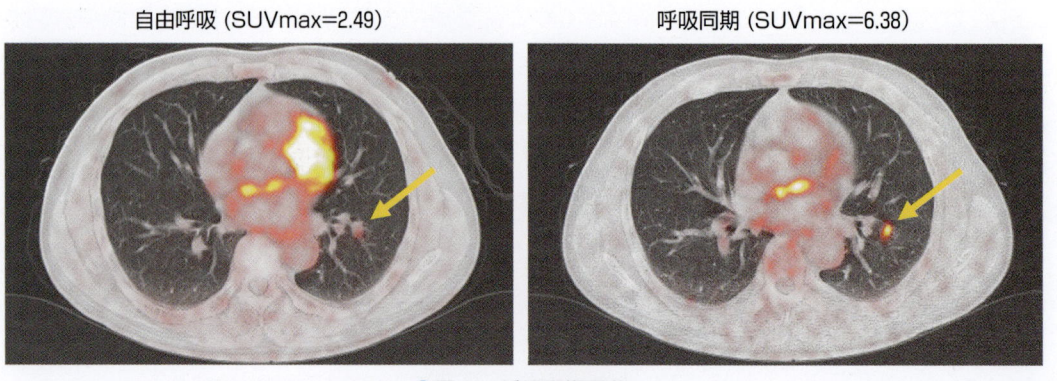

自由呼吸 (SUVmax=2.49)　　　呼吸同期 (SUVmax=6.38)

▶図2 呼吸同期画像
左肺下葉 S₉ 肺腺癌（13×11 mm）．呼吸同期画像は，自由呼吸画像よりも肺癌への FDG 集積が明瞭で，SUV 値も高値である．
（写真：香川大学放射線医学教室　安賀文俊先生，西山佳弘先生のご厚意による）

section 2　臨床診断の実際

1　病期診断

　病期診断において，PETの感度は79％，特異度は91％とCT単独の感度60％，特異度77％に比べて高いと報告されている[3]．腫瘍とそれに伴う無気肺の境界が描出され，放射線治療の照射野設定には有用である．縦隔および肺門リンパ節転移診断においては，偽陰性や偽陽性があるため，注意が必要である．肺癌が存在する側のリンパ節へのFDGの非対称的集積がみられる場合は，リンパ節転移の可能性が高いが，最終的には縦隔鏡による診断が必要である（図3a，b）．

　一方，遠隔転移診断はPETの有用性が高い[4]．小細胞肺癌での検討では，PETを追加することにより，29％の症例で病期と治療法が変更になったとの報告もある[5]．骨転移の診断には，PETは溶骨性骨転移検出にはすぐれているが，造骨性骨転移では偽陰性になることがあるため，骨シンチグラフィと合わせて検査する必要がある．脳転移の有無に関しては，大脳に生理的集積がみられるため造影MRIを施行する必要がある．

2　治療効果判定

　放射線治療後の効果判定は，放射線治療に伴う炎症への集積があるため，少なくとも治療後1か月以上後にPETを施行するべきである．また，化学療法後の早期治療効果判定にPETが有用であるとの報告もある[6]．

3　再発診断

　治療後の再発診断に関して，PETはCT，MRIより有用である．術後で，正常構造が変化している場合でも，FDG集積の有無により，局所再発と術後瘢痕の鑑別が可能である．PETによる肺癌の再発診断に関しては，感度93％，特異度89％，正診率92％と報告されている[7]．

4　縦隔腫瘍診断

　前縦隔腫瘍の胸腺腫（☞43頁，図4），胸腺癌（☞44頁，図5），浸潤性胸腺腫，悪性リンパ腫，悪性胚細胞腫，奇形腫では種々の程度のFDGを示し，中縦隔腫瘍の悪性リンパ腫ではFDG高集積，気管支原性嚢胞，心膜嚢胞ではFDGの集積を認めず，後縦隔腫瘍の神経原性腫瘍ではFDGの集積がみられ，鑑別診断および悪性病変での全身転移診断に有用である．胸腺腫では，FDG集積程度が，腫瘍の悪性度を反映しているとの報告もある[8]．

5　その他の胸部腫瘍

　胸膜腫瘍として，悪性中皮腫（☞44頁，図6），膿胸関連リンパ腫などがあげられる．悪性中皮腫

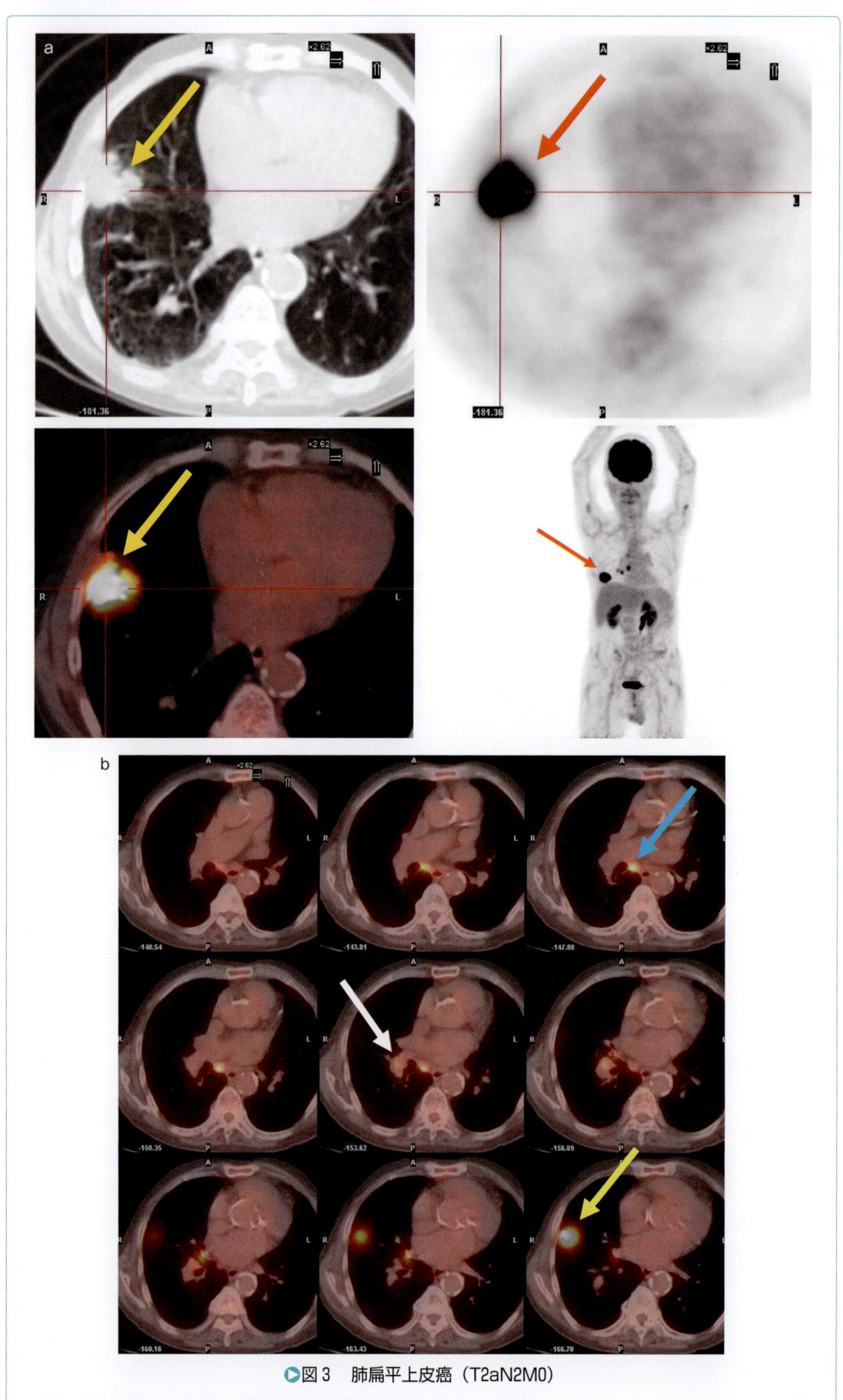

42　5　肺・縦隔腫瘍のFDG-PET

○図3　肺扁平上皮癌（T2aN2M0）

右肺下葉 S_8 の 33 mm の原発性肺癌（扁平上皮癌，黄色と赤矢印），右肺門（白矢印）および気管分岐部リンパ節（青矢印）に FDG 集積を認め，臨床病期は T2aN2M0 である．

◉図4　胸腺腫

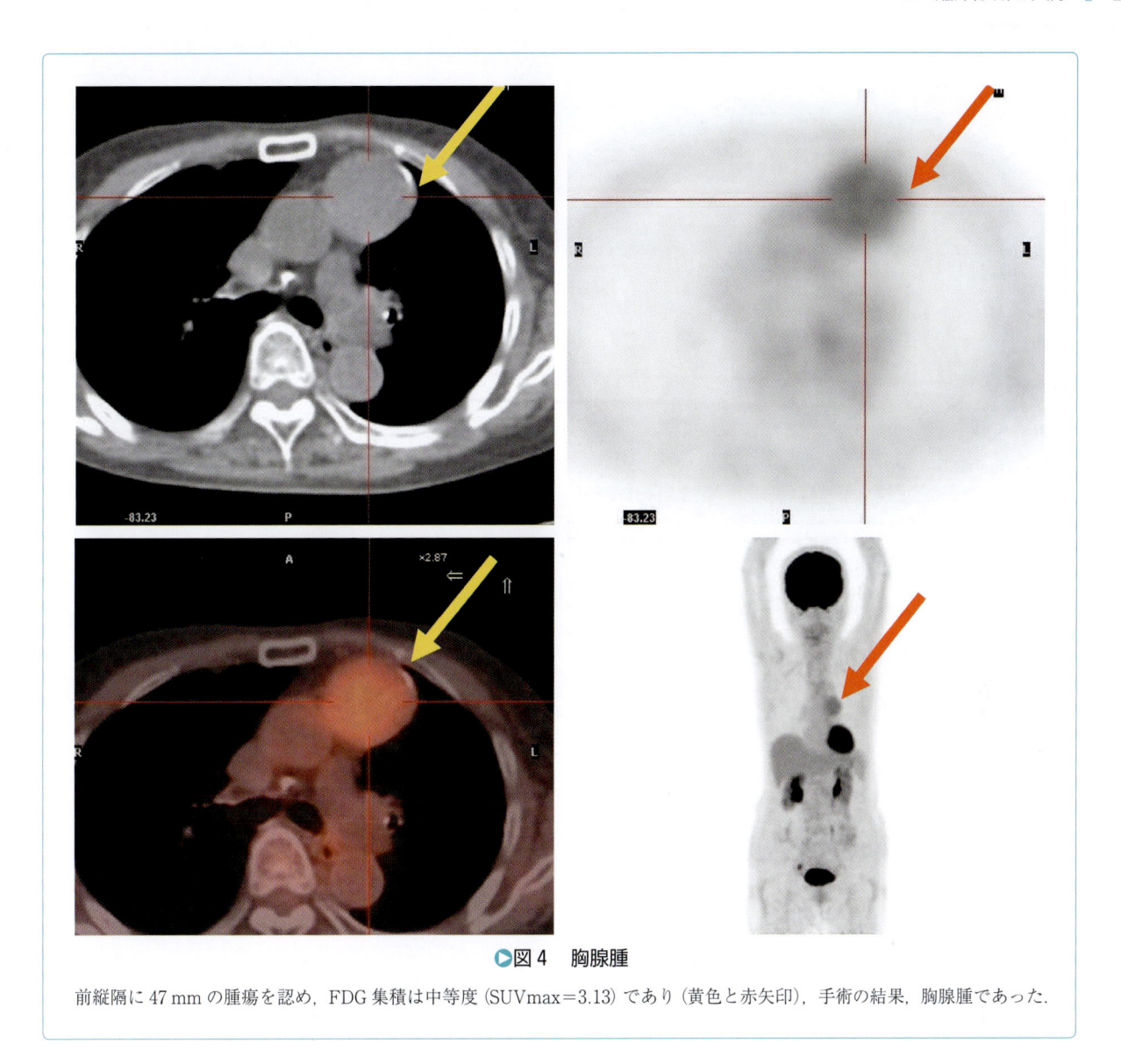

前縦隔に47 mmの腫瘍を認め，FDG集積は中等度（SUVmax＝3.13）であり（黄色と赤矢印），手術の結果，胸腺腫であった．

は，アスベスト曝露後に発生する腫瘍であるが，PETにより病変の範囲が明瞭に診断できることが多いと報告されている[9]．膿胸関連リンパ腫はWHO分類では慢性炎症関連びまん性大細胞型B細胞性リンパ腫に属し，EBウイルスが関与していることが明らかになっている．いずれもFDGが高集積する病変である．診断確定は，FDG集積が高い部位からの生検が必要である．

まとめ

肺・縦隔腫瘍の局在および病期診断において，PETは標準的な診断法であり，その有用性は明らかである．一方，PET検査の限界がある．偽陽性所見として，FDGが炎症にも集積する．病変の大きさ，組織型などによる偽陰性の場合もあり，CT，MRIなどの画像所見および臨床データとの総合診断が重要である．

▶図5　胸腺癌

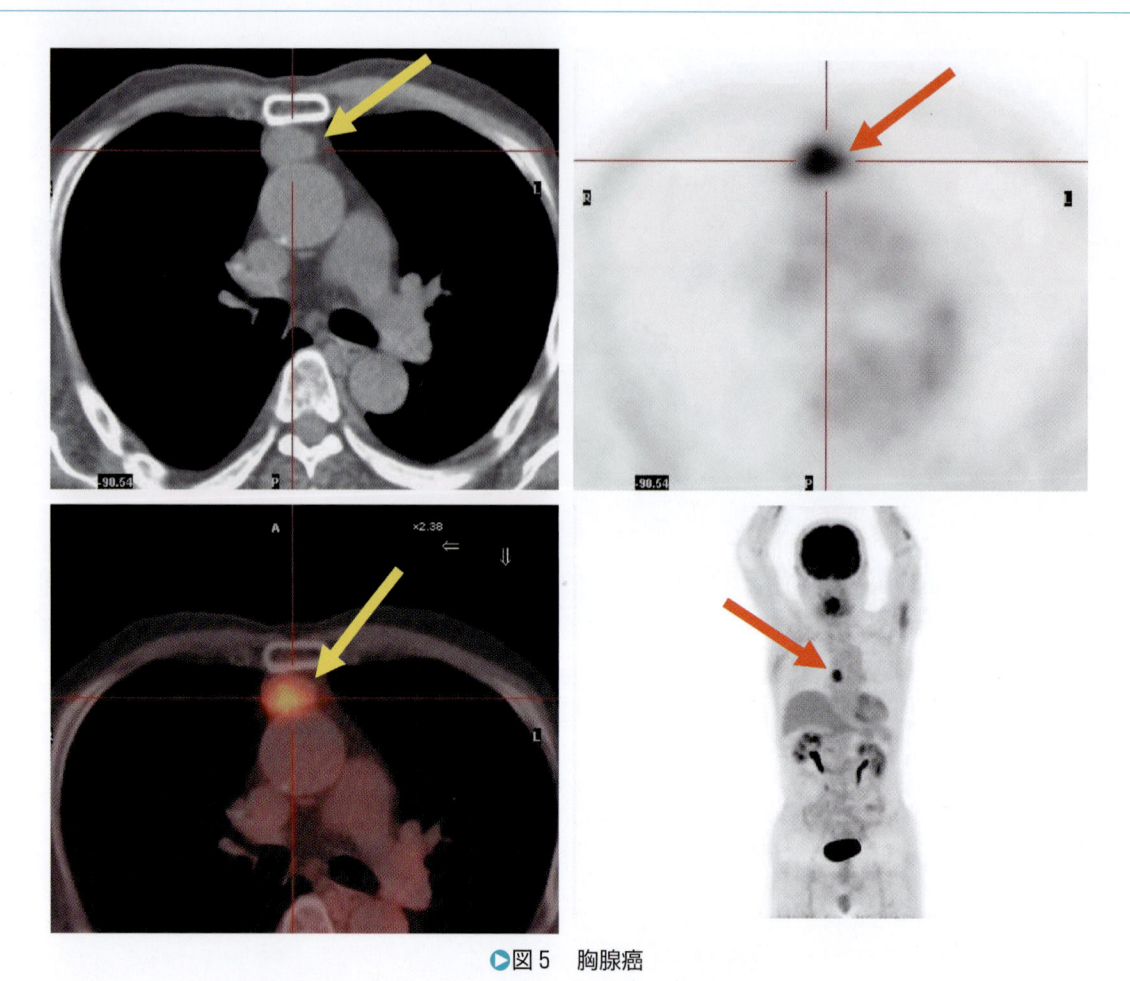

前縦隔に 30 mm の腫瘍を認め，FDG 集積は高度（SUVmax＝6.66）であり（黄色と赤矢印），手術の結果，胸腺癌であった．

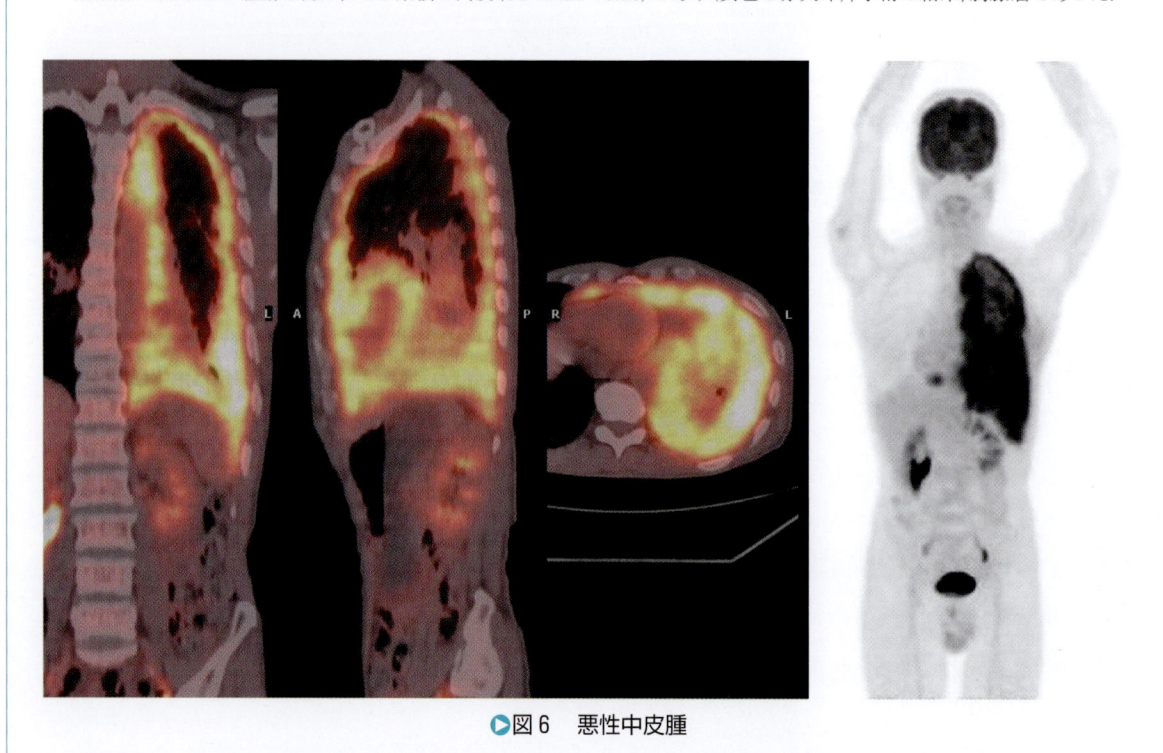

▶図6　悪性中皮腫

左胸腔内の胸膜がびまん性かつ不整に肥厚し，高度の FDG 集積を伴う悪性中皮腫である．

文　献

1) Gould MK, et al: Accuracy of positron emission tomography for diagnosis of pulmonary nodules and mass lesions: a meta-analysis. JAMA 285: 914-924, 2001.
2) Vansteenkiste JF, Stroobants SS: PET scan in lung cancer: current recommendations and innovation. J Thorac Oncol 1: 712-719, 2007.
3) Dwamera BA, et al: Metastasis from non-small cell lung cancer; mediastinal staging in the 1990s- Meta-analytic comparison of PET and CT. Radiology 213: 530-536, 1999.
4) Pieterman RM, et al: Preoperative staging of non-small-cell lung cancer with positron-emission tomography. N Engl J Med 343: 254-261, 2000.
5) Kamel EM, et al: Whole-body(18)F-FDG PET improves the management of patients with small cell lung cancer. J Nucl Med 44: 1911-1917, 2003.
6) Yamamoto Y, Nishiyama Y, et al: Early assessment of therapeutic response using FDG PET in small cell lung cancer. Mol Imaging Biol 11: 467-472, 2009.
7) Hellwig D, et al: Diagnostic performance and prognostic impact of FDG-PET in suspected recurrence of surgically treated non-small cell lung cancer. Eur J Nucl Med Mol Imaging 33: 13-21, 2006.
8) Sung YM, et al: ^{18}F-FDG PET/CT of thymic epithelial tumors: usefulness for distinguishing and staging tumor subgroups. J Nucl Med 47: 1628-1634, 2006.
9) Erasmus JJ, et al: Integrated computed tomography positron emission tomography in patients with potentially resectable malignant pleural mesothelioma: Staging implications. J Thorac Cardiovasc Surg 129: 1364-1370, 2005.

6 内分泌核医学

section 1　甲状腺

　生体内において甲状腺は無機ヨウ素を取り込み，有機化することで甲状腺ホルモンを合成し分泌する．食事により摂取されたヨウ素は消化管で吸収される．一部は甲状腺に取り込まれ，残りは腎臓より排泄される．甲状腺で有機化されたヨウ素はサイログロブリンとして甲状腺内に貯蔵され，TSHによる調節により適時甲状腺ホルモン（トリヨードサイロニン：T_3，サイロキシン：T_4）として血中に分泌される．この過程を観察するために ^{123}I または $^{99m}TcO_4^-$ を投与し，摂取率から甲状腺機能を，シンチグラムから形態を評価することができる[1-3]．

1　甲状腺ヨウ素摂取率検査

　1週間以上のヨウ素制限食（表1）を実施した後，^{123}I カプセルを1～2カプセル（3.7～7.4 MBq）経口投与し，3時間後（ヨウ素捕獲能を反映）および24時間後の摂取率（有機化能を反映）を測定し評価する．基準値は，3時間値：5～20%（平均10%），24時間値：10～35%（平均20%）である[3]．甲状腺機能異常を呈する疾患を表2に示す．また，甲状腺ホルモンはフィードバック機構を有しており，過剰な甲状腺ホルモンはTSHを抑制し，ヨウ素の摂取は低下する．バセドウ病ではこの機構が破綻しており，甲状腺ホルモン負荷試験においてもヨウ素の摂取は低下しないという特徴的な所見を呈することから，治療効果判定にも用いられている[4]．

○表1　ヨウ素含有食品，薬剤など

薬品および食品
1．食品（コンブ，ノリなどのヨウ素含有食品）
2．ヨウ素剤（イソジン，ルゴールなどヨウ素含有薬品）
3．甲状腺ホルモン剤（サイロキシン，トリヨード，甲状腺末など）
4．抗甲状腺薬（メルカゾール，チウラジールなど）
5．その他のホルモン剤（甲状腺刺激ホルモン，副腎皮質ホルモン）
6．ヨード造影剤

※患者が妊婦や授乳中であれば行わない．

● 表2 　甲状腺機能性疾患

疾患	臨床所見	甲状腺機能	その他検査所見	摂取率 (^{123}I, ^{99m}Tc)	治療
バセドウ病	甲状腺中毒所見 びまん性甲状腺腫大 眼球突出または特有の眼症状	亢進 (FT3↑, FT4↑, TSH↓)	TSHレセプター抗体 (TRAb, TBDⅡ), またはTSAb陽性. 高血糖, 不整脈　など	上昇	抗甲状腺剤 外科的治療 RI内用療法
慢性甲状腺炎	びまん性甲状腺腫	亢進〜低下までさまざま	抗甲状腺ミクロソーム抗体陽性, 抗甲状腺ペルオキシダーゼ抗体陽性 抗サイログロブリン自己抗体陽性. 細胞診でリンパ球浸潤を有する.	不均一分布 摂取率はさまざま	(甲状腺機能低下があれば) 甲状腺ホルモン補充
甲状腺機能低下症	浮腫状顔貌, 眉毛外側の脱毛 皮膚乾燥, 徐脈, 巨大舌 筋力低下かつ筋腫大 反射低下, 乳汁分泌 など	低下 (FT4↓TSH↑:原発性) (FT4↓TSH↓〜→:中枢性)	正球性正色素性貧血 AST, ALT↑ 総コレステロール↑ 心嚢液貯留 心電図上, 低電位	低下	甲状腺ホルモン補充
亜急性甲状腺炎	甲状腺中毒所見 発熱, 頸部痛 甲状腺結節触知	甲状腺組織破壊による甲状腺ホルモンの放出 (FT3 FT4↑, TSH↓)	白血球増加, 炎症反応高値	著明に低下	NSAIDs ステロイド
無痛性甲状腺炎	甲状腺痛のない甲状腺中毒所見 甲状腺中毒症の自然改善(通常3か月以内)	甲状腺組織破壊による甲状腺ホルモンの放出 (FT3 FT4↑, TSH↓)	抗TSH受容体抗体陰性	著明に低下	原則治療必要なし 対症療法としてβ遮断薬など

2　甲状腺 ^{99m}TcO$_4^-$ 摂取率検査（表2）

^{99m}TcO$_4^-$ を74〜185 MBq静脈投与し，30分後にガンマカメラで撮影し，同時に摂取率を測定する．甲状腺はイオン捕獲により ^{99m}TcO$_4^-$ を摂取し，^{99m}TcO$_4^-$ の摂取が甲状腺機能と比例することから本検査に用いられる．ヨウ素制限が必要ではなく使用核種がジェネレータから容易に溶出できること，比較的検査時間が短くすむことから臨床で多用されている．欠点としてホルモン合成能は評価できないこと，甲状腺機能低下症と正常者の検査値がオーバーラップすることを留意し施行しなければならない．30分摂取率の基準値は0.4〜3.0%である．

3　甲状腺シンチグラフィ（図1, 2）

甲状腺シンチグラフィに用いられる放射性医薬品には ^{99m}TcO$_4^-$，Na^{123}I，Na^{131}I，^{201}TlCl，^{67}Ga citrateなどがある．最近ではFDG-PETも用いられるようになった．腫瘍性病変に対しては，目的とする甲状腺腫瘍に応じて集積が異なる性質を利用して腫瘍の鑑別がある程度可能なこと，さらに近年ではSPECT/CT，PET/CTを用いることで局在診断，転移巣把握などのより正確な病態把握，病期診断が可能となった．主な腫瘍性病変を表3に記す．

▶図1 健常者（46歳，男性）（⁹⁹ᵐTcO₄⁻）

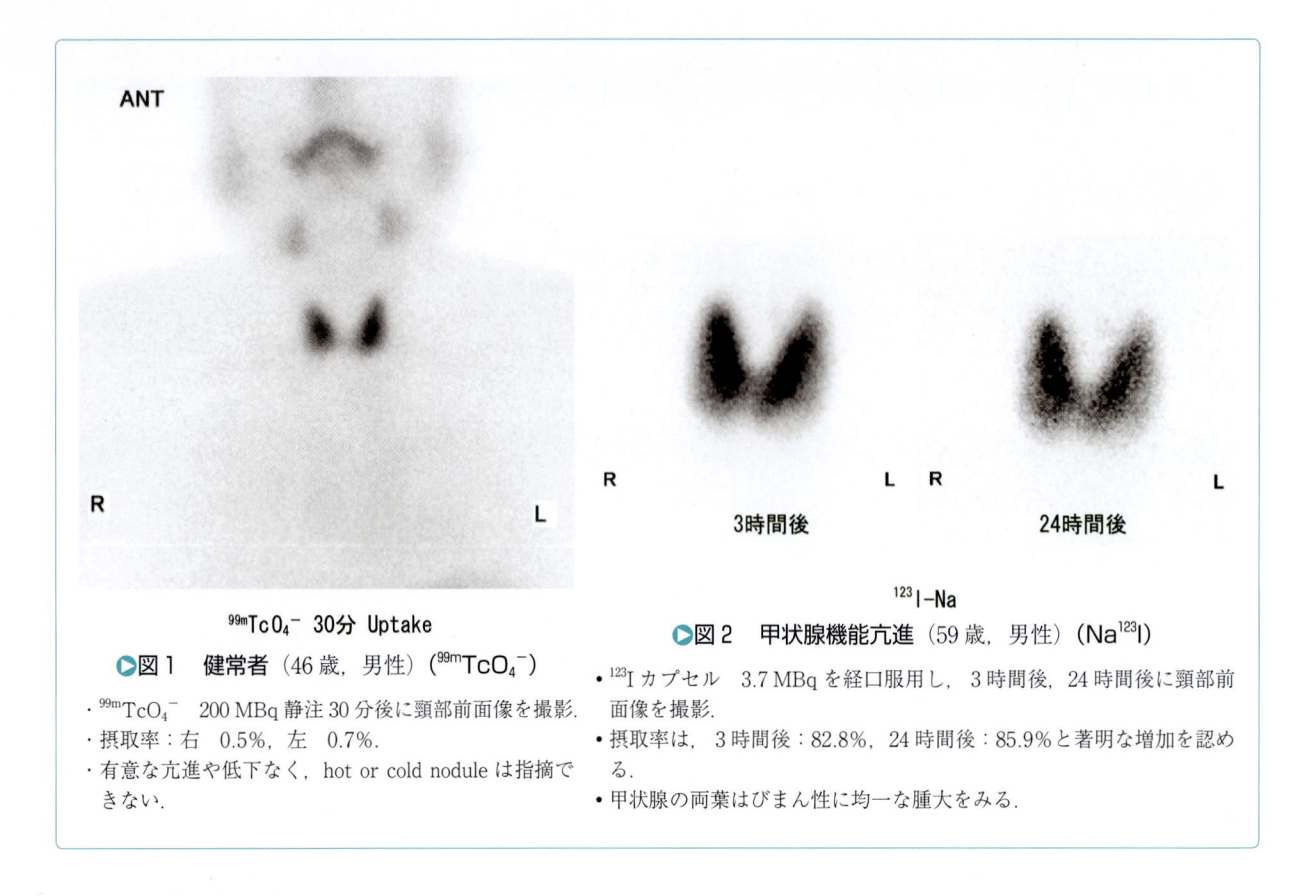

- ⁹⁹ᵐTcO₄⁻ 200 MBq 静注 30分後に頸部前面像を撮影．
- 摂取率：右 0.5%，左 0.7%．
- 有意な亢進や低下なく，hot or cold nodule は指摘できない．

▶図2 甲状腺機能亢進（59歳，男性）（Na¹²³I）

- ¹²³I カプセル 3.7 MBq を経口服用し，3時間後，24時間後に頸部前面像を撮影．
- 摂取率は，3時間後：82.8%，24時間後：85.9%と著明な増加を認める．
- 甲状腺の両葉はびまん性に均一な腫大をみる．

▶表3 甲状腺の主な腫瘍性病変と甲状腺シンチグラフィ

	⁹⁹ᵐTcO₄⁻，Na¹²³I，Na¹³¹I	²⁰¹TlCl	その他の放射性医薬品
①腺腫様甲状腺腫	不均一，斑状集積	集積の後，後期像（遅延像）で洗い出し	
② Plummer 病	結節状集積	集積の後，遅延像で洗い出し	
③良性腫瘍	機能性に応じさまざま	充実成分に集積，遅延像で洗い出し	
④悪性腫瘍（悪性疾患内の頻度）			
乳頭腺癌（88%）	集積〜欠損	集積増加，遅延像で洗い出し不良	
濾胞腺癌（9%）			
髄様癌			¹²³I-，¹³¹I-MIBG で集積をみる
悪性リンパ腫		欠損のことが多い	⁶⁷Ga citrate で著明な集積増加
未分化癌			

section 2 副甲状腺

　副甲状腺は甲状腺の背面に位置する内分泌器官で，通常は上下2対の計4つを有する．副甲状腺主細胞には副甲状腺ホルモン（parathyroid hormone, parathormone）が含まれる．副甲状腺ホルモンは血中Ca濃度より調節され，血中Ca濃度が低下するとPTHの分泌が促進される．

> **Side Memo** ● 多発性内分泌腫瘍（MEN）

複数の内分泌臓器に過形成・腺腫・癌を発生する遺伝性疾患（常染色体優性遺伝）である．神経外胚葉などに由来する APUD（amine precursor uptake and decarboxylase）系細胞の腫瘍化により発生する．

臨床像から I 型（Werner ウェルマー症候群）と，IIa（II）型（Sipple シップル症候群），IIb（III）型に分類される．MEN I 型は人口 10 万人に対して 2〜20 人，MEN II 型はいずれも人口 10 万人に対して 2 人程度と報告されており，稀な疾患であるが，MEN I 型は，下垂体（15〜90％），副甲状腺（95％），膵 Langerhans 島（30〜80％）に腺腫（または過形成）が多発し，それ以外にしばしばカルチノイド，脂肪腫，線維腫，副腎腫瘍を合併する．MEN IIa 型は，甲状腺髄様癌（100％），副甲状腺腺腫（20％），副腎髄質の褐色細胞腫（50％）を合併する．MEN IIb 型は，甲状腺髄様癌（100％）と褐色細胞腫（50％）の合併は MEN IIa 型と同じだが，粘膜神経腫（口唇，結膜，舌〜消化管），巨大結腸，Marfan（マルファン）様体型などの身体的異常を伴うことが知られている．

診断としては，それぞれの腫瘍は時期を違えて発症し，合併頻度もさまざまに異なることから，単独の腫瘍を認めた場合に本症の存在を疑い内分泌学的検査を進め，家族歴を詳細に聴取することが重要となる．

1 副甲状腺シンチグラフィ

臨床において高カルシウム血症を伴った腎結石症や骨粗鬆症，難治性潰瘍，膵炎などの原因疾患として，副甲状腺機能亢進症は重要である．副甲状腺シンチグラフィは副甲状腺機能亢進症の画像診断として，甲状腺超音波検査と併せて施行されることが多い[5]．現時点で副甲状腺のみに特異的に集積する放射性医薬品は開発されておらず，臨床では甲状腺，副甲状腺の両方に集積をする ^{201}TlCl シンチグラムから，甲状腺のみに集積する ^{99m}TcO$_4^-$ シンチグラムを差し引くことで副甲状腺のみのイメージングを得る ^{99m}TcO$_4^-$/^{201}TlCl サブトラクション法が使われてきた．しかし，心筋血流製剤として開発された ^{99m}Tc-MIBI（methoxyisobutylisonitrile：sestamibi）を用いたシンチグラフィでも副甲状腺が描出されることが明らかとなり，^{99m}TcO$_4^-$/^{201}TlCl サブトラクション法に比べ単回投与ですみ，被曝が少ないこと，描出感度にすぐれること[1,2]よりわが国でも近年，保険適用となった．

2 ^{99m}Tc-MIBI シンチグラフィ（図 3）

^{99m}Tc-MIBI を 600〜740 MBq を静脈投与し，10 分後の早期像と 2〜4 時間後の後期像（遅延像）を撮影する．早期像では甲状腺像，遅延像は副甲状腺像ともいわれ，^{99m}Tc-MIBI のみの投与で時間的な分布の差で画像診断を行う．また，SPECT 像や SPECT/CT 融合画像を追加撮影することで診断率の向上，解剖学的位置関係も把握できる．^{99m}Tc-MIBI はミトコンドリア膜電位に依存した動態を示すと考えられており，ミトコンドリアの豊富な細胞に集積をする．そのため正常の副甲状腺は基本的には描出されず，副甲状腺機能に比例した集積を示すことより，副甲状腺の腫大は局所的集積亢進として示され，遅延像で集積残存所見を呈することより診断される．

▶図3　副甲状腺腺腫（^{99m}Tc-MIBI）（61歳，女性）

- ^{99m}Tc MIBI　600 MBq を静注 10 分後に頸部・上縦隔前面プラナーの早期像，2 時間後に後期像を撮影．
- 早期像で甲状腺左葉下部に結節状の集積像をみる．
- 後期像で甲状腺両葉からは洗い出され，左葉下部の集積部位に限局性の滞留（機能性副甲状腺腫瘍）が明瞭にみられる．

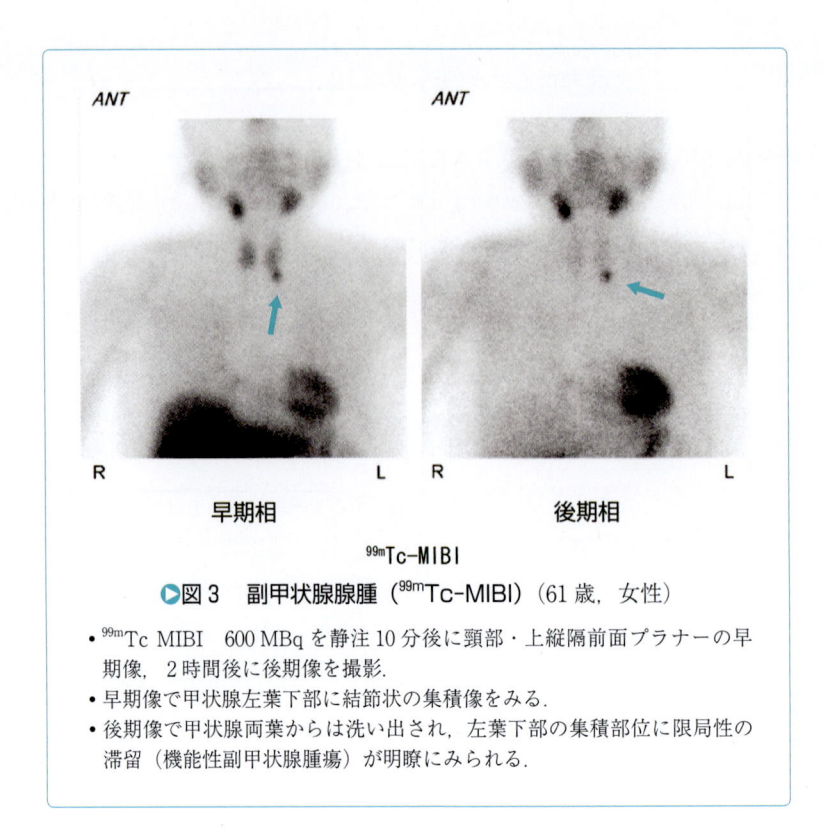

section 3　副　腎

　副腎は左右の腎臓の上端に位置する生命維持にきわめて重要な内分泌器官の一つである．内部構造は周辺部を占める副腎皮質と中央部を占める副腎髄質からなる．

▶▶▶ Side Memo　●副腎皮質

　中胚葉由来で，コレステロールより生産されるステロイドホルモンを分泌する．内側に向かって球状層，束状層，網状層からなり，層ごとに生産されるステロイドホルモンは異なる．球状層では主にアルドステロン（鉱質コルチコイド）が産生され，束状層では主にコルチゾール（糖質コルチコイド）が産生される．コルチゾールの分泌は副腎皮質刺激ホルモン（adrenocorticotropic hormone：ACTH）（下垂体前葉ホルモン）によって調節されている（クッシング症候群はコルチゾールの過剰分泌により呈する症候群の総称で，下垂体腫瘍が原因であればクッシング病と呼称される）．
副腎髄質：外肺葉性の神経堤細胞に由来する交感神経系の細胞から発生し，アドレナリンを分泌するアドレナリン細胞とノルアドレナリンを分泌するノルアドレナリン細胞とが存在している．これらのホルモンは末梢血管の収縮や血圧の維持に重要な働きを担う．髄質細胞は，交感神経線維の支配を受けるため，交感神経系の興奮によってホルモンの分泌が高まる．生体が興奮状態になったり，生体に危険が迫ったりすると，交感神経系の興奮によってアドレナリンの分泌が行われ，血行が盛んとなり危険から脱出しようとするさまざまな反応が起こる．

1 副腎皮質シンチグラフィ

　副腎皮質ホルモンは，コレステロールを前駆物質として合成される．そのため，副腎皮質製剤として ^{131}I-19-ヨードコレステロールが開発されたが，安全性や感度の低さからよりすぐれた副腎皮質イメージング剤の開発が進められ，現在では ^{131}I-adosterol（アドステロール）が広く臨床応用されている（図4，5）． ^{131}I-adosterol の副腎皮質への取り込みは副腎皮質刺激ホルモン（adrenocorticotropic hormone：ACTH）と関連することから，副腎皮質シンチグラフィは副腎皮質の機能と代謝を反映する検査である． ^{131}I を用いることから正常甲状腺への集積・被曝を抑えるために，前処置としてヨウ化カリウム，KI（ヨウ素：100 mg）の摂取（甲状腺ブロック）が推奨される．通常 ^{131}I-adosterol 静注前日より7日間，KI を投与する．検査は ^{131}I-adosterol 18.5～37 MBq を静注後，最も副腎/バックグラウンド比が高くなる 7～9 日目に撮影を行う． ^{131}I-adosterol は溶媒にエタノールが使われており，急速に投与すると副作用（神経症状，悪心など）を起こすことがあるため，生理食塩水での希釈や 30 秒以上をかけてゆっくり投与するなどの工夫が必要である．

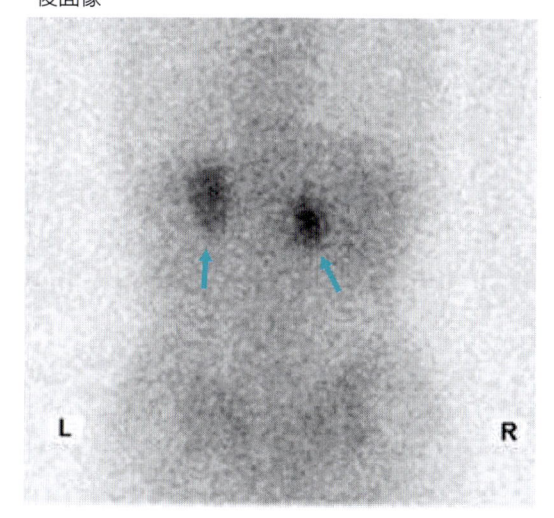

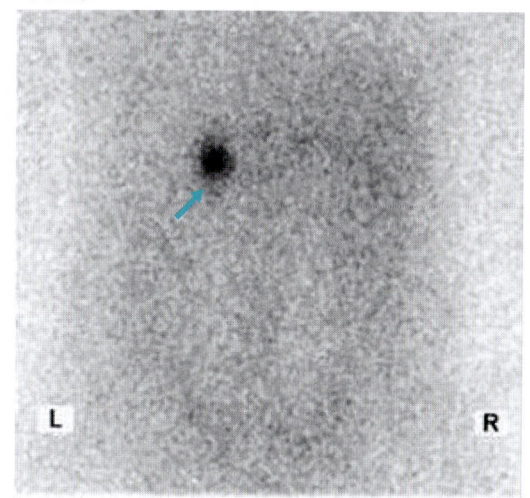

▶図4　クッシング病（65歳，女性）（^{131}I-adosterol）
- ^{131}I-adosterol 37 MBq を静脈注射後，7日目に腹部後面像を撮影．
- 摂取率：左　0.286%，右　0.249%，両側の亢進をみる．
- 両側の副腎は対称性に増強した明瞭な描出をみる．

▶図5　クッシング症候群（42歳，女性）（^{131}I-adosterol）
- ^{131}I-adosterol 37 MBq 静脈注射後，7日目に後面像を撮影．
- 摂取率：左　0.414%，右　同定できず．
- 左側集積の亢進による feedback 機序により，右側集積の抑制が認められる．

column

デキサメサゾン負荷試験

　副腎皮質ホルモンであるデキサメサゾンを検査7日前から撮影まで 3 mg/日投与することでネガティブフィードバック機構を介し正常副腎への ^{131}I-adosterol の集積抑制を行う．原発性アルドステロン症では病変部（腺腫）にネガティブフィードバックがかからないことから健側と患側の集積差が明瞭となる．

2 副腎髄質シンチグラフィ（図6）

^{131}I-MIBG（^{131}I-meta-iodobenzyl guanidine）はカテコールアミン産生細胞に取り込まれる性質をもち、発生学的に神経由来細胞に集積を示すことから神経内分泌腫瘍である褐色細胞腫、神経芽腫、甲状腺髄様癌などに取り込まれる。この性質を利用して治療にも用いられることがある[6]。近年、^{123}I-MIBGは心臓の交感神経機能を知る目的で汎用されていたが、集積機序が同様で、被曝をより軽減できることが示されたため小児の神経芽腫での適応が承認された。副腎皮質シンチグラフィと同様に甲状腺ブロックが推奨される。

^{131}I-MIBG 20〜40 MBqを静脈注射後24、48時間後、必要に応じて72時間後に撮影を行う。^{123}I-MIBGを用いた場合111〜185 MBq（小児の場合：37〜74 MBq）静脈注射後6、24時間後に撮影する。

3 副腎偶発腫

超音波検査やX線CTなどの画像診断で偶然副腎に腫瘍を指摘されることがあり、画像診断の普及のため臨床で遭遇する頻度が増加している。疫学調査によると、偶発腫の50％は副腎ホルモンを産生しない非産生腺腫とされる。無症状であるpreclinical Cushing症候群を含むコルチゾール産生腫瘍は副腎偶発腫の7.5％を占め、副腎癌は1.6％程度、悪性腫瘍の副腎転移も4.1％程度を占めている[7]。発見された腫瘍の精査において内分泌学的検査に加えて副腎シンチグラフィは有用である。

副腎腫瘍の鑑別診断における腫瘍別シンチグラフィ所見を記す（表4）。

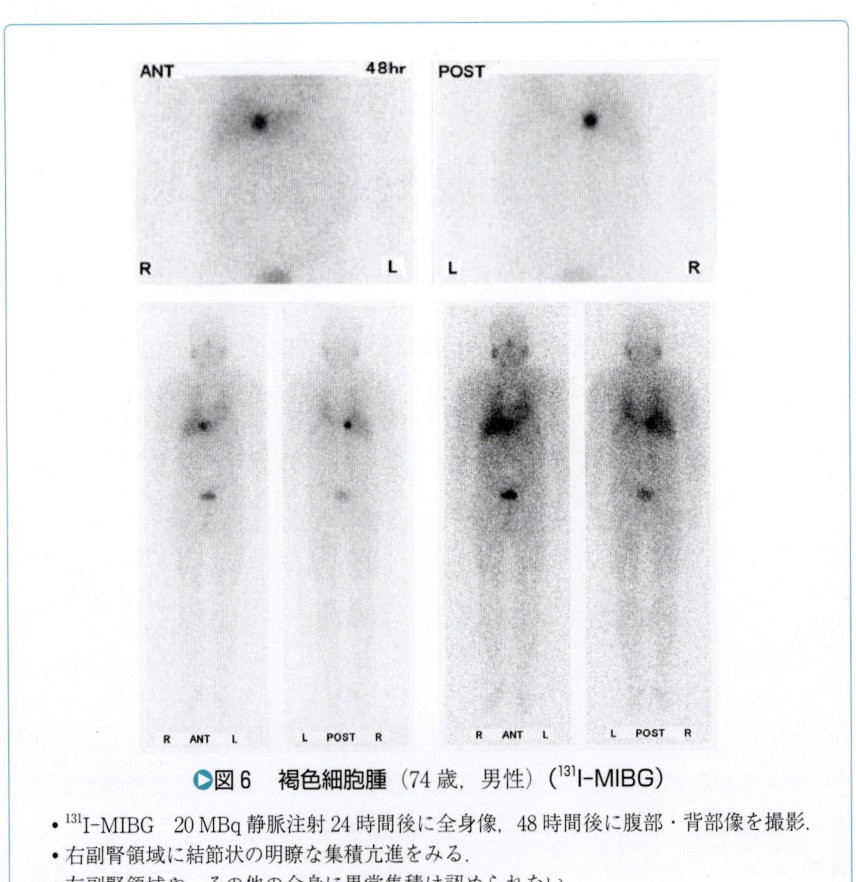

図6　褐色細胞腫（74歳，男性）（^{131}I-MIBG）
- ^{131}I-MIBG　20 MBq 静脈注射24時間後に全身像、48時間後に腹部・背部像を撮影．
- 右副腎領域に結節状の明瞭な集積亢進をみる．
- 左副腎領域や、その他の全身に異常集積は認められない．

▶表4　各種副腎腫瘍におけるシンチグラフィ所見とその治療

	非機能性腺腫	クッシング症候群	クッシング病	副腎癌	原発性アルドステロン症	褐色細胞腫
症　状	なし	高血圧，糖尿病，脂質異常症，骨粗鬆症など	高血圧，糖尿病，脂質異常症，骨粗鬆症など	アンドロゲン過剰による症状	高血圧，低K血症	高血圧，不整脈，糖尿病
内分泌学検査	異常なし	コルチゾール↑（日内変動消失），尿中17-OHCS↑，ACTH↓，尿中17-KS↓	コルチゾール↑（日内変動消失），尿中17-OHCS↑，ACTH↑，尿中17-KS↓	コルチゾール↑（日内変動消失），尿中17-OHCS↑，ACTH↓，尿中17-KS↑	アルドステロン/レニン活性>200，尿中17-OHCS→，血漿ACTH→	カテコールアミン上昇
2 mgDCX抑制試験	抑制（+）	抑制（−）	抑制（−）	抑制（−）		
8 mgDCX抑制試験	抑制（+）	抑制（−）	抑制（+）	抑制（−）		
CRH試験	反応（+）	反応（++）	反応（−）	反応（−）		
131I-adosterol	両側にwarm spot	患側にhot，健側にcold	両側にhotあり	患側にcold	患側にhot，健側にwarm	
DCX抑制 131I-adosterol					患側にhot，健側にcold	
123I-または131I-MIBG						患側にhot
その他の検査	必要なし		脳MRIで下垂体腺腫の有無	Stage評価	副腎静脈サンプリングなど	悪性病変（転移）の否定
治　療	必要なし	患側摘出，薬物療法（ブロモクリプチン，オクトレオチドetc.）	Hardy法，薬物療法（ブロモクリプチン，オクトレオチドetc.）	患側摘出	患側摘出，薬物治療（スピロノラクトンなど）	薬物治療（α遮断薬，β遮断薬），手術

DCX：デキサメタゾン

section 4　その他

　カルチノイド・インスリノーマ・ガストリノーマ・グルカゴノーマ・VIPoma・ソマトスタチノーマなど消化管ホルモン産生腫瘍に対して，神経内分泌腫瘍に対するイメージング剤が開発され欧米ではすでに認可されている[8]．また，最近の話題としては，糖尿病の発症進展の病態と関係するであろう膵β細胞に対する放射性医薬品の開発が始まっている[9-11]．

> ▶▶▶ Side Memo

●111In-DTPA-octreotide（OC）（Octreoscan）

　欧米では膵内分泌腫瘍（膵以外のカルチノイドなども含む）では標準検査となる．内分泌産生腫瘍ではソマトスタチン受容体（somatostatin receptor：SSTR）を複数発現していることが多く，この性質を利用してソマトスタチン受容体に結合するOctreotideに111Inを標識した111In-DTPAOCを用い，腫瘍の存在診断や伸展範囲を画像化することができる．

●68Ga-DOTA TOC PET

　Octreoscanと同様に，SSTR陽性の内分泌腫瘍に集積するDOTATOCにポジトロン核種である68Gaを標識した68Ga-DOTA TOCが開発されている．111In-DTPAOC（Octreoscan）SPECTに比べて空間分解能や検出能力が高くヨーロッパでは標準的な検査となっている．現在，111In-DTPAOC，68Ga-DOTA TOCのいずれもわが国では臨床に未だ普及していない．

文 献

1） 間賀田泰寛：核医学検査技術．高橋正治，他編：図解　診療放射線技術実践ガイド　第2版：文光堂，pp772-781，2006.
2） 久保敦司：内分泌．久保敦司，他編：核医学ノート　第5版：金原出版，pp133-166，2009.
3） 久慈一英，他：骨と内分泌の核医学．画像診断 30(12)：1180-1188，2010.
4） 内田大学：甲状腺機能亢進症の診断．Modern Physician 26(3)：427，2006.
5） 石橋正敏：高 Ca 血症．Medical Practice 17(11)：1943，2000.
6） Safford SD, et al：Iodine-131 metaiodobenzylguanidine treatment for metastatic carcinoid. Results in 98 patients. Cancer 101(9)：1987-1993, 2004.
7） 副腎ホルモン産生異常症に関する研究班報告書/厚生労働省．―平成11年度．
8） Ohrvall U, et al：Intraoperative gamma detection reveals abdominal endocrine tumors more efficiently than somatostatin receptor scintigraphy. Cancer 80(12 Suppl)：2490-2494, 1997.
9） Nagamatsu S, et al：Imaging exocytosis of single insulin secretory granules with TIRF microscopy. Methods Mol Biol 440：259-268, 2008.
10） Saudek F, et al：Imaging the Beta-cell mass：why and how. Rev Diabet Stud 5(1)：6-12, 2008.
11） 豊田健太郎，他：膵島量測定法開発の現状．Diabetes Frontier 21(2)：177-182，2010.
12） 日本核医学会：核医学診断ガイドライン 2008.

7 消化器核医学

section 1 唾液腺シンチグラフィ

1 原理

$^{99m}TcO_4^-$（pertechnetate）は正常耳下腺，顎下腺の唾液腺管上皮細胞に摂取され，その後に唾液とともに口腔内へ排泄される．集積後に酸刺激を与えると分泌が促進され，唾液腺機能を評価できる．

2 検査方法

❶ **形態診断**：185 MBq 静注 5〜10 分後に，正面像，左右の側面像を撮影する．次いで酸味（ビタミンC，クエン酸，レモン汁など）を口にふくませ唾液の分泌刺激を行い，再撮影する．
❷ **機能診断**：185 MBq 静注直後から 30 分間の前面像の動態収集を行う．中間の静注 15 分後に分泌刺激を行う．検査後に両側耳下腺，顎下腺に関心領域を設定し，時間放射能曲線を作成する（図1）．

2 正常像と読影の要点

静注後早期から両側耳下腺，顎下腺が良好に描出される．酸刺激によって唾液腺のトレーサは口腔内に排泄される．酸刺激直前の値と投与後の最も低い値から洗い出し率を求める．正常では 50% を超える．

唾液腺腫瘍の多くは限局性の欠損あるいは集積低下を示すが，ワルチン腫瘍（Warthin tumor）は陽性集積を示す（図2）．酸刺激後もトレーサは排泄されず腫瘍に滞留し，より明瞭となる．

びまん性集積低下と洗い出し率の低下はシェーグレン症候群（Sjögren syndrome）（図3），慢性唾液腺炎，びまん性集積増加と洗い出し率の低下は急性唾液腺炎，唾石症による排泄障害でみられる．

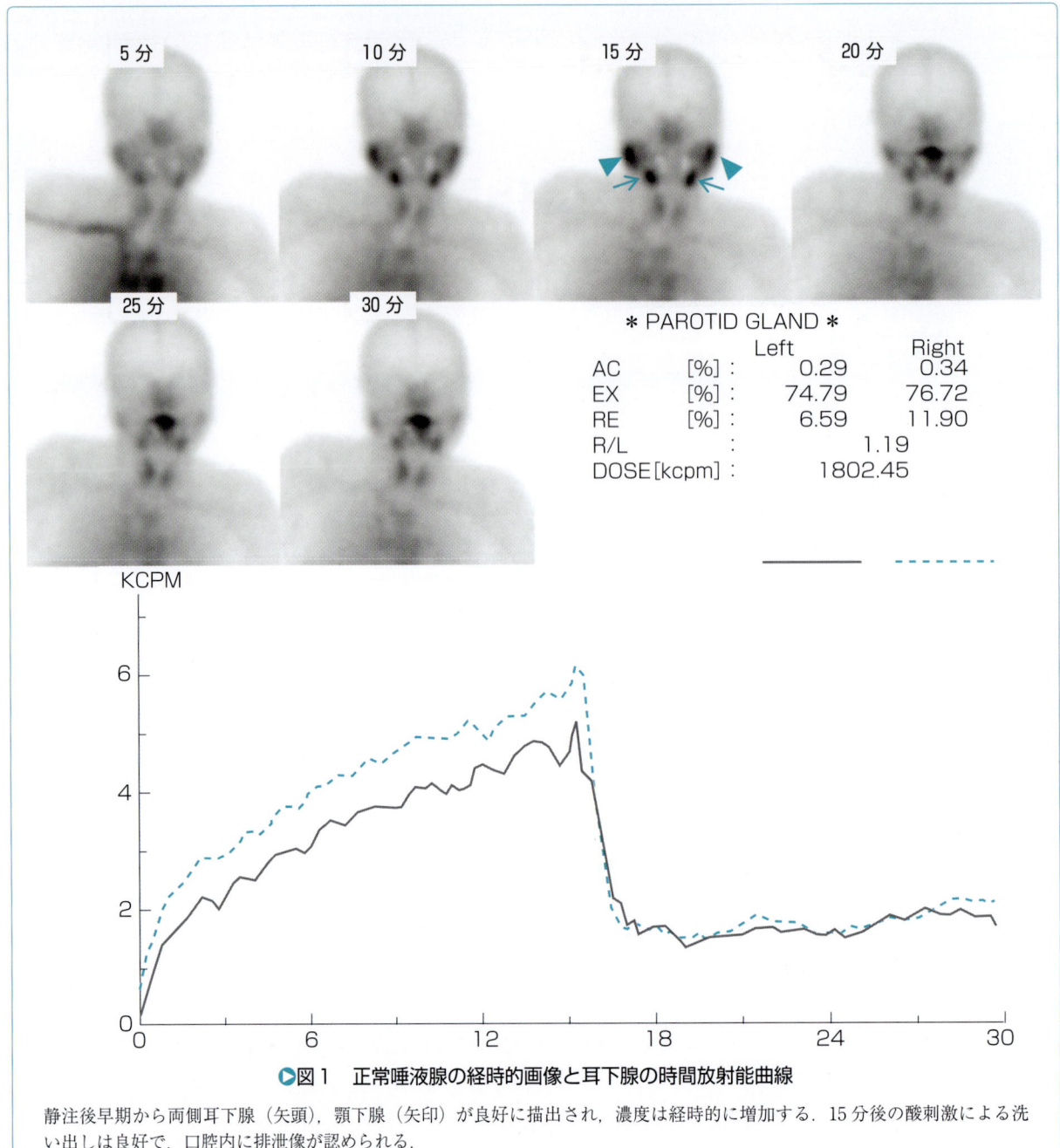

図1 正常唾液腺の経時的画像と耳下腺の時間放射能曲線

静注後早期から両側耳下腺（矢頭），顎下腺（矢印）が良好に描出され，濃度は経時的に増加する．15分後の酸刺激による洗い出しは良好で，口腔内に排泄像が認められる．

section 2 肝・胆道シンチグラフィ

1 原理

^{99m}Tc-PMT（N-pyridoxyl-5-methyl-tryptophan）は静注後，血中より速やかに肝細胞に摂取された後に細胆管，肝内胆管，胆嚢，総胆管を経て十二指腸に排泄される．血中ビリルビン値が比較的高い時でも良好な画像を得る点で，胆嚢造影X線検査よりすぐれている．

2 肝・胆道シンチグラフィ

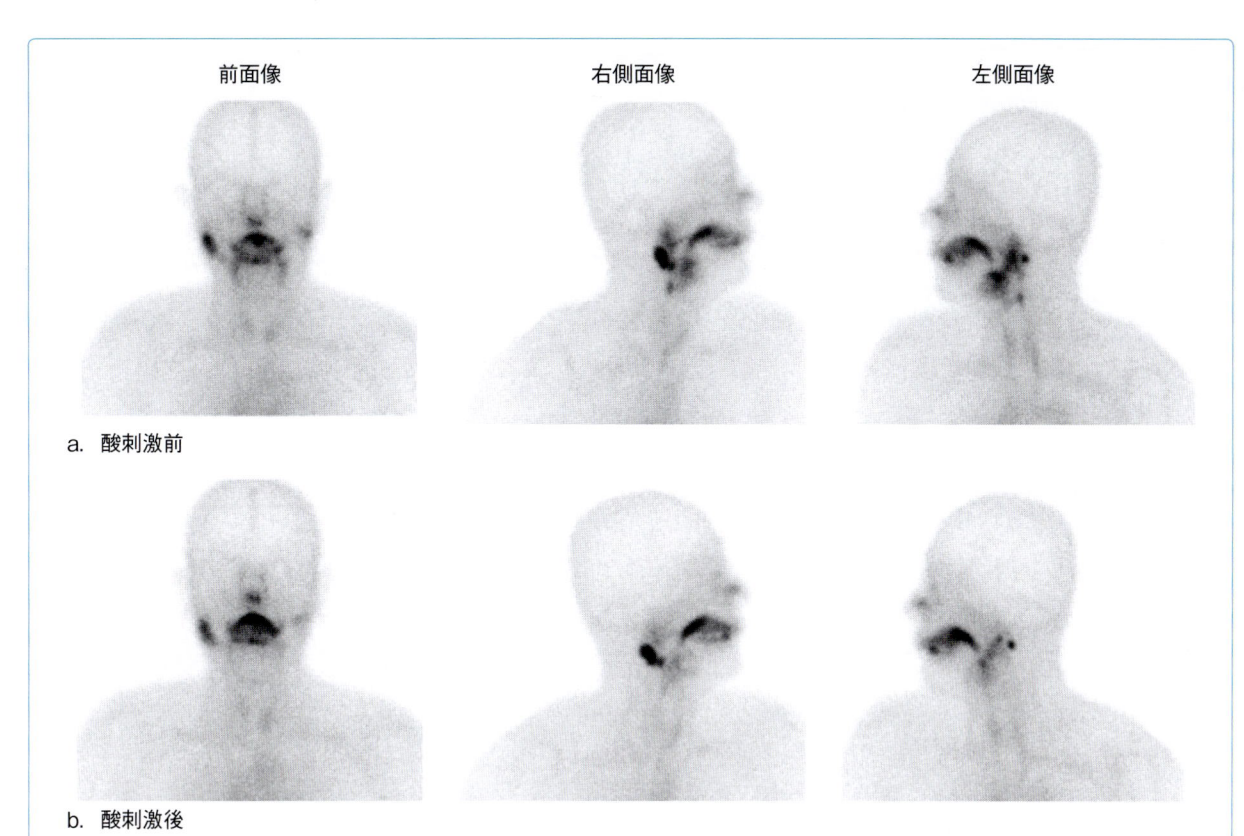

前面像　　　右側面像　　　左側面像

a. 酸刺激前

b. 酸刺激後

●図2　唾液腺シンチグラフィ：ワルチン腫瘍（73歳，男性）

主訴：FDG-PETで耳下腺に偶発的な異常集積を認めた．$^{99m}TcO_4^-$唾液腺シンチグラフィ酸刺激前（a）では右耳下腺の下部に大小2個，左耳下腺の中部後方に1個，結節状の集積亢進をみる．酸刺激後（b）では周囲健常部のトレーサが排泄され結節集積はより明瞭となる．

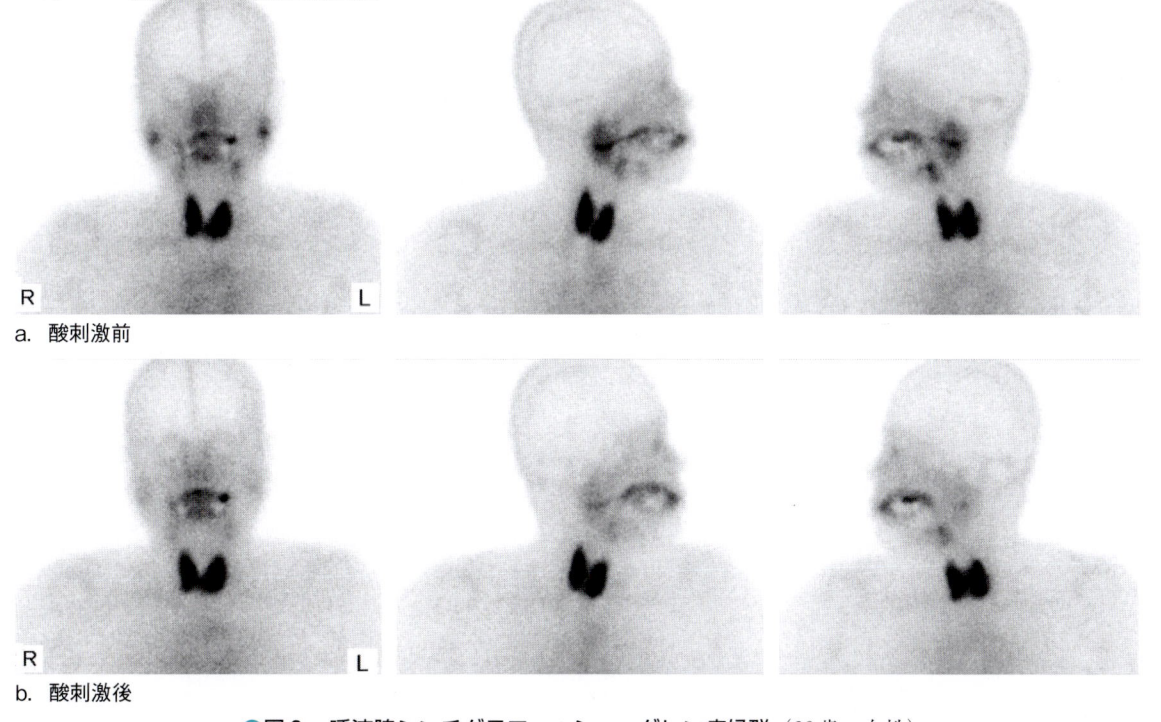

前面像　　　右側面像　　　左側面像

a. 酸刺激前

b. 酸刺激後

●図3　唾液腺シンチグラフィ：シェーグレン症候群（66歳，女性）

主訴：口渇　$^{99m}TcO_4^-$唾液腺シンチグラフィ酸刺激前（a）では両側の耳下腺，顎下腺はともにびまん性に集積不良である．口腔に向かう耳下腺管の描出をみる．酸刺激後（b）も同様である．

2　検査方法

185 MBq（乳児では 80 MBq）静注直後から，5，10，20，30，45，60 分後に腹部を撮影する．以後必要に応じ追跡撮影を行う．

3　正常像と読影の要点

正常では静注 5 分後に心プール像は認められなくなり，5〜20 分後に肝内胆管，肝外胆管，胆嚢，10〜60 分後に腸管への排泄像が認められる．乳児黄疸における先天性胆道閉鎖症では腸管排泄がみられない（図4）．24 時間後まで追跡する必要がある．腸管像がみられる時は胆道閉鎖を除外できる．乳児肝炎では腸管排泄を示し，両者の鑑別に有用であるが，重症例では排泄が著明に遅延し，翌日の撮影で初めて示される場合やまったく排泄像が示されないこともある．尿路系への排泄を腸管と誤認しないよう注意を要する．

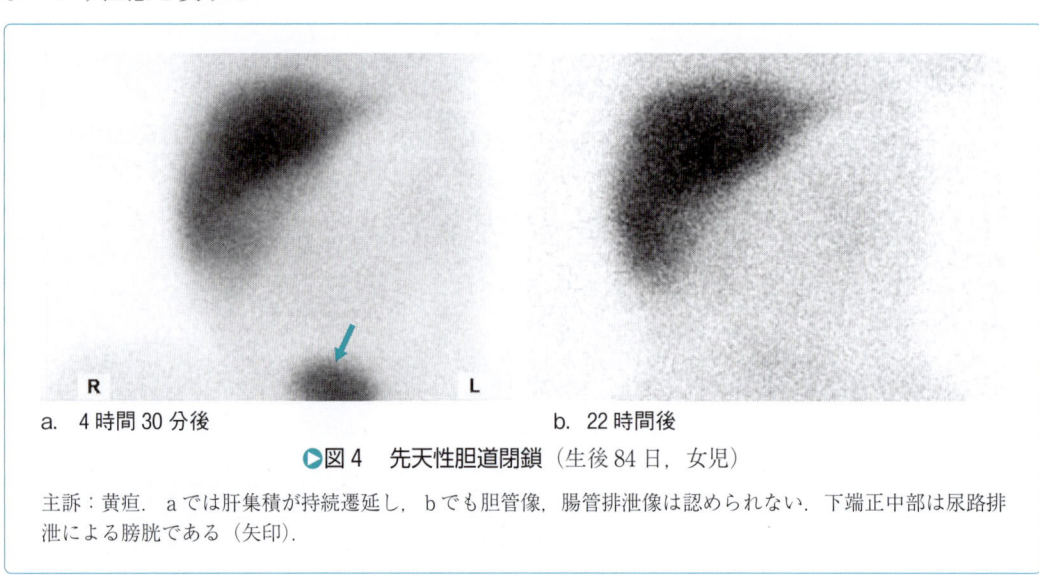

a. 4 時間 30 分後　　　　b. 22 時間後

▶図 4　先天性胆道閉鎖（生後 84 日，女児）
主訴：黄疸．a では肝集積が持続遷延し，b でも胆管像，腸管排泄像は認められない．下端正中部は尿路排泄による膀胱である（矢印）．

section 3　99mTc-GSA 肝シンチグラフィ

1　原　理

99mTc-GSA（DTPA-galactosyl human serum albumin）は，正常肝細胞に存在するアシアロ糖蛋白受容体と特異的に結合し肝内に摂取される．アシアロ糖蛋白受容体量は種々の肝疾患で減少する．99mTc-GSA 投与後の肝集積の様相を評価することによって肝機能を診断することができる．肝予備能の変動を鋭敏に検出できる点が特徴である．

2　検査方法

185 MBq 急速静注直後から 15 分後まで連続して胸腹部前面の動態収集を行う．

データ処理は，心血液プール，肝に関心領域を設定し，それぞれの時間放射能曲線を作成する．

3 正常像と読影の要点

正常では静注5分後に心プール像は肝集積より淡くその辺縁は不明瞭である．肝障害の程度に応じて心プール像が遷延し，肝集積が遅延する．

頻用されている簡易指標としては LHL_{15}, HH_{15} がある[1]．

①肝集積の指標 LHL_{15}：15分後における肝と（心＋肝）のカウント比

$L_{15}/(H_{15}+L_{15})$　基準値 $0.942±0.017$

②血中消失の指標 HH_{15}：心の15分後と3分後のカウント比

H_{15}/H_3　基準値 $0.537±0.037$

section 4　メッケル憩室シンチグラフィ

1 原理

$^{99m}TcO_4^-$（pertechnetate）は胃酸分泌細胞に摂取される．メッケル憩室は卵黄腸管の遺残による小腸憩室で約50〜70％に異所性胃粘膜が存在し，陽性像として描出される（図5）．

2 検査方法

185〜370 MBq，小児では37〜74 MBq，静注直後より30分後まで腹部を撮影する．

3 正常像と読影の要点

メッケル憩室は小さな陽性像として右下腹部に描出されることが多い．胃からの排泄，尿路系への排泄を異常と誤認しないよう注意を要する．体動によって位置が変わることがある．

▶▶▶ **Side Memo**　●アシアロシンチ® の視覚的評価法 Imaging grade[2]

投与5分後の心プール像と肝の濃度差を視覚的に対比して，次の4段階に分類し評価する方法である．
grade Ⅰ：心プール像が肝よりも濃度が低くかつ心辺縁まで描出されない．
grade Ⅱ：心プール像が肝よりも濃度が低くかつ心辺縁まで描出される．
grade Ⅲ：心プール像と肝の濃度が同等である．
grade Ⅳ：心プール像が肝の濃度よりも強い．
各 grade はそれぞれ正常機能，軽度障害，中等度障害，高度障害とおおむね対応する．

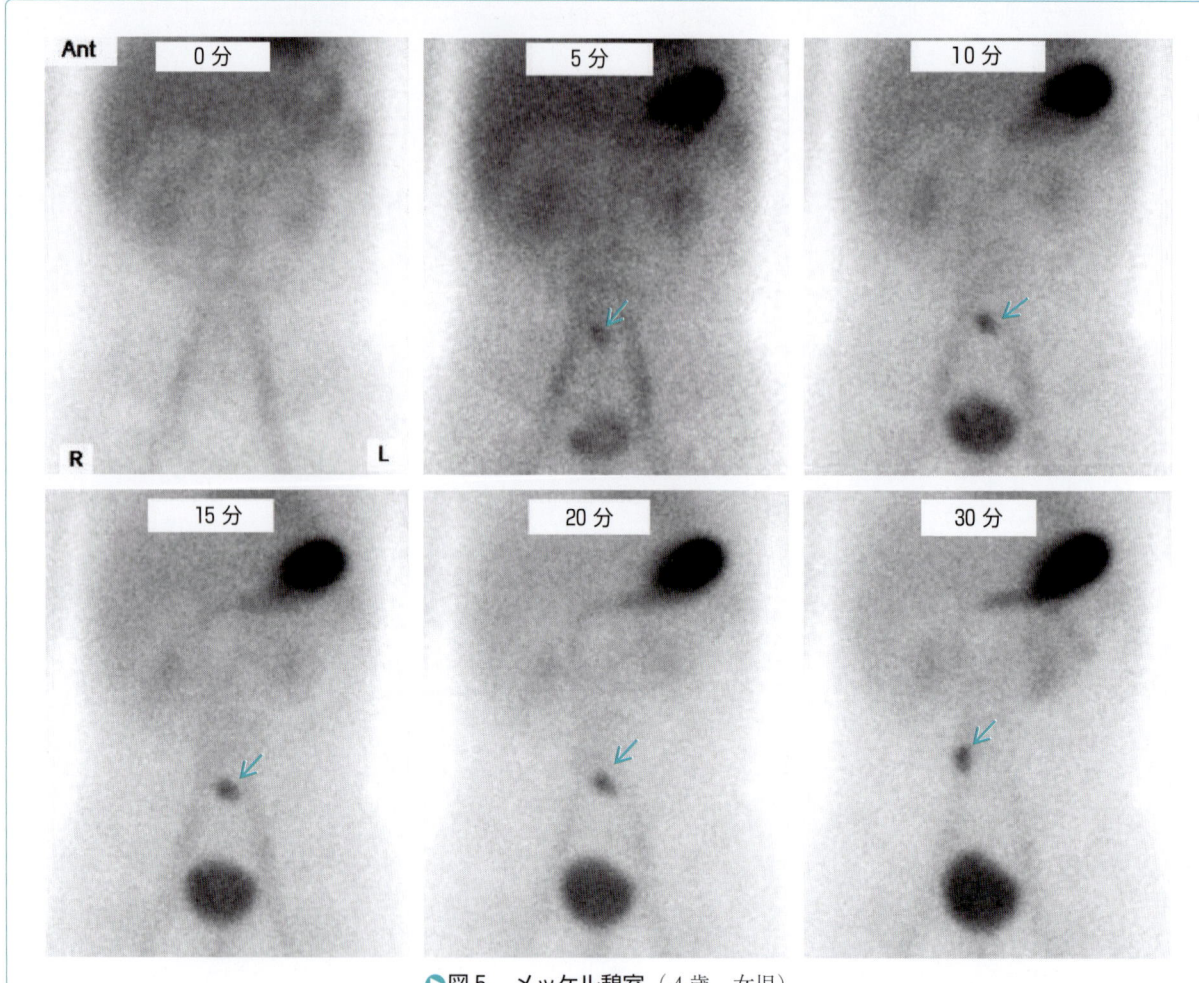

▶図5　メッケル憩室（4歳，女児）

主訴：下血，貧血．静注5分後から正中下腹部に限局性陽性像（矢印）が持続して認められる．30分後には位置が変化している．

section 5　消化管出血シンチグラフィ

1　原理

^{99m}Tc-HSA-D（DTPA-human serum albumin）は血清アルブミン，^{99m}Tc-RBC（red blood cell）は赤血球を標識することによって，循環血液中に保持される．正常消化管は描出されず，出血によって消化管が描出される．^{99m}Tc-RBCは院内標識（ピロリン酸をあらかじめ投与しておく）により緊急対応が可能である．

2　検査方法

740 MBq静注直後より60分間，腹部を撮影する．以後1～2時間ごとに6～8時間後まで経時的に追跡撮影を行う．必要であれば24時間後にも撮影を行う．

3 正常像と読影の要点

　正常消化管は描出されない．異常所見がみられた場合は経時的に追跡しその移動を観察することによって出血部位の判断に役立つ．6時間後，できれば24時間後まで撮影を行う．

section 6　蛋白漏出性胃腸症の診断（図6）

1 原　理

　^{99m}Tc-HSA-D（DTPA-human serum albumin）は血清アルブミンを標識することによって，血中に保持される．正常では消化管の描出はみられない．

2 検査方法

　740 MBq 静注直後より6～8時間後まで経時的に腹部を撮影する．

3 正常像と読影の要点

　正常消化管は描出されない．消化管像がみられたら経時的に追跡しその移動を観察する．

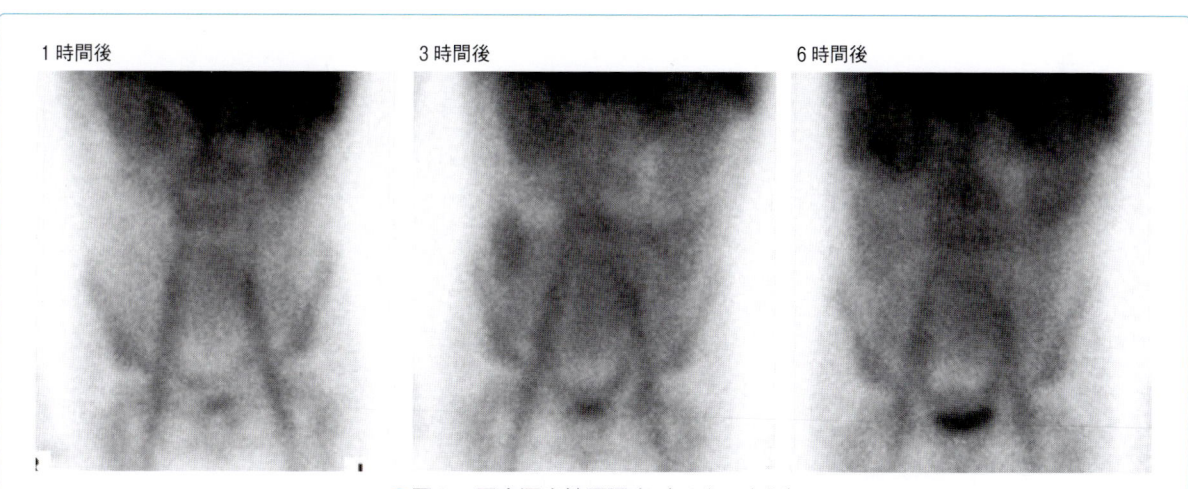

▷図6　蛋白漏出性胃腸症（10歳，女児）

主訴：腹水，低アルブミン血症．静注3時間後に下腹部にびまん性，右側腹部に限局性の集積を認め，6時間後では右上腹部の集積亢進を認める．下部小腸から漏出し，上行結腸，肝彎曲部への移動と思われる．

文　献

1）鳥塚完爾，他：新しい肝機能イメージング剤 ^{99m}Tc-GSA の第3相臨床試験―多施設による検討―．核医学 29：159-181, 1992.
2）河　相吉，他：^{99m}Tc-GSA 肝シンチグラフィの視覚的評価―読影者間変動　読影者内変動の検討―．核医学 33：1-7, 1996.

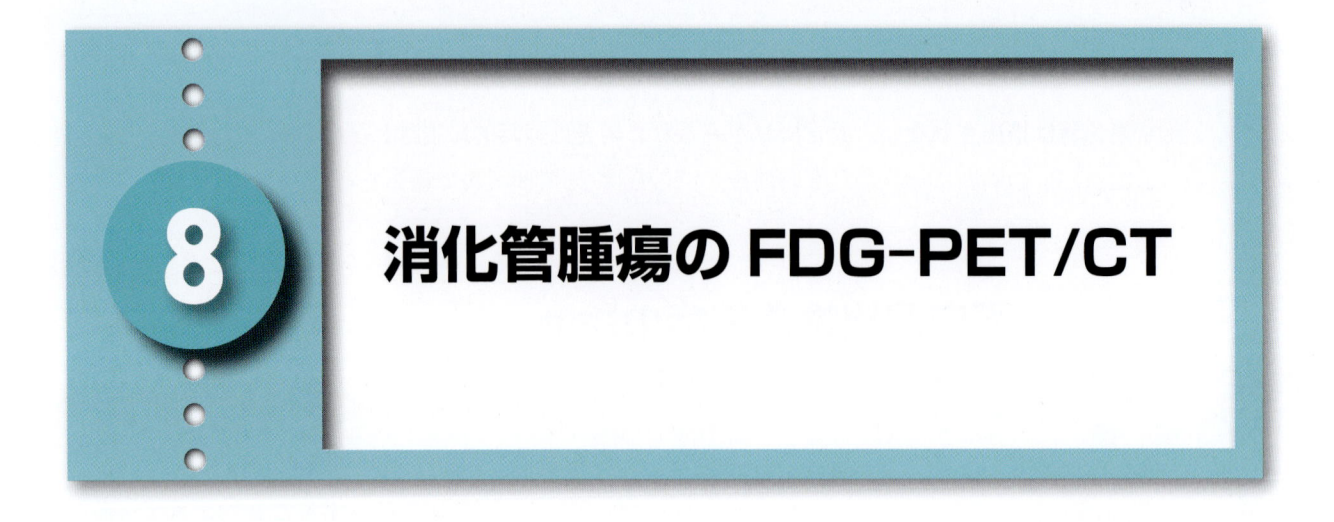

8 消化管腫瘍のFDG-PET/CT

　消化管の悪性腫瘍に対しては，食道，胃および大腸・直腸の各領域でFDG-PETが頻繁に用いられている．しかし，治療前の原発病変の評価においては，これらの領域では内視鏡を用いた観察や生検が可能であるため，PETの役割は限定的である．また，胃や大腸・直腸では，生理的なFDG集積がみられるため，時に正確な診断が妨げられる．

　一方，リンパ節転移の評価では，PETに求められる役割は大きい．原発病変と一塊となっている場合や小病変（おおむね10 mm未満）に対する感度は低いものの，総合的にはCTよりも診断精度が高いとされる結果がいくつも報告されている．予期せぬ遠隔リンパ節転移を検出することも多い．

　また，他の領域の多くの悪性腫瘍と同様に，消化管においても再発診断にPETは有用である．術後変化と区別のむずかしい軟部組織陰影を呈する局所再発病変や，腹膜播種の診断にPETは役立っている．

　化学療法あるいは放射線療法の治療効果判定にもPETは有用である．最近では，分子標的療法の治療効果判定にもPETはしばしば用いられるが，病変の糖代謝の観点から判定を行うため，病変サイズや形状の変化を観察するよりも本質的であり，また正確である．

　以下，食道，胃，大腸・直腸，小腸およびその他の順に，現時点で明らかとされている各領域悪性腫瘍におけるFDG-PETの有用性について述べる．なお本章では，特に断りのないかぎり，PETとはFDG（2-deoxy-2-[F-18]fluoro-D-glucose）投与後にPET/CT装置を用いて撮影したものとする．

section 1　食道癌

　食道癌の評価はまず上部消化管造影および内視鏡を用いて行われるが，病変の広がりを客観的に把握するのはややむずかしい．また，リンパ節転移の診断も困難である．従来からCTやMRIを用いて食道癌の評価は行われてきたが，原発病変および転移病変が明瞭な陽性所見として描出されるPETは，食道癌の画像診断を一変させたといっても過言ではない．今やPETは食道癌の診断に必要不可欠な画像診断である．

　欧米では食道癌は食道・胃接合部の腺癌が大部分を占めるのに対し，わが国では通常は扁平上皮癌である．原発および転移病変ともに強いFDG集積として認識される場合が多く，比較的判定は容易

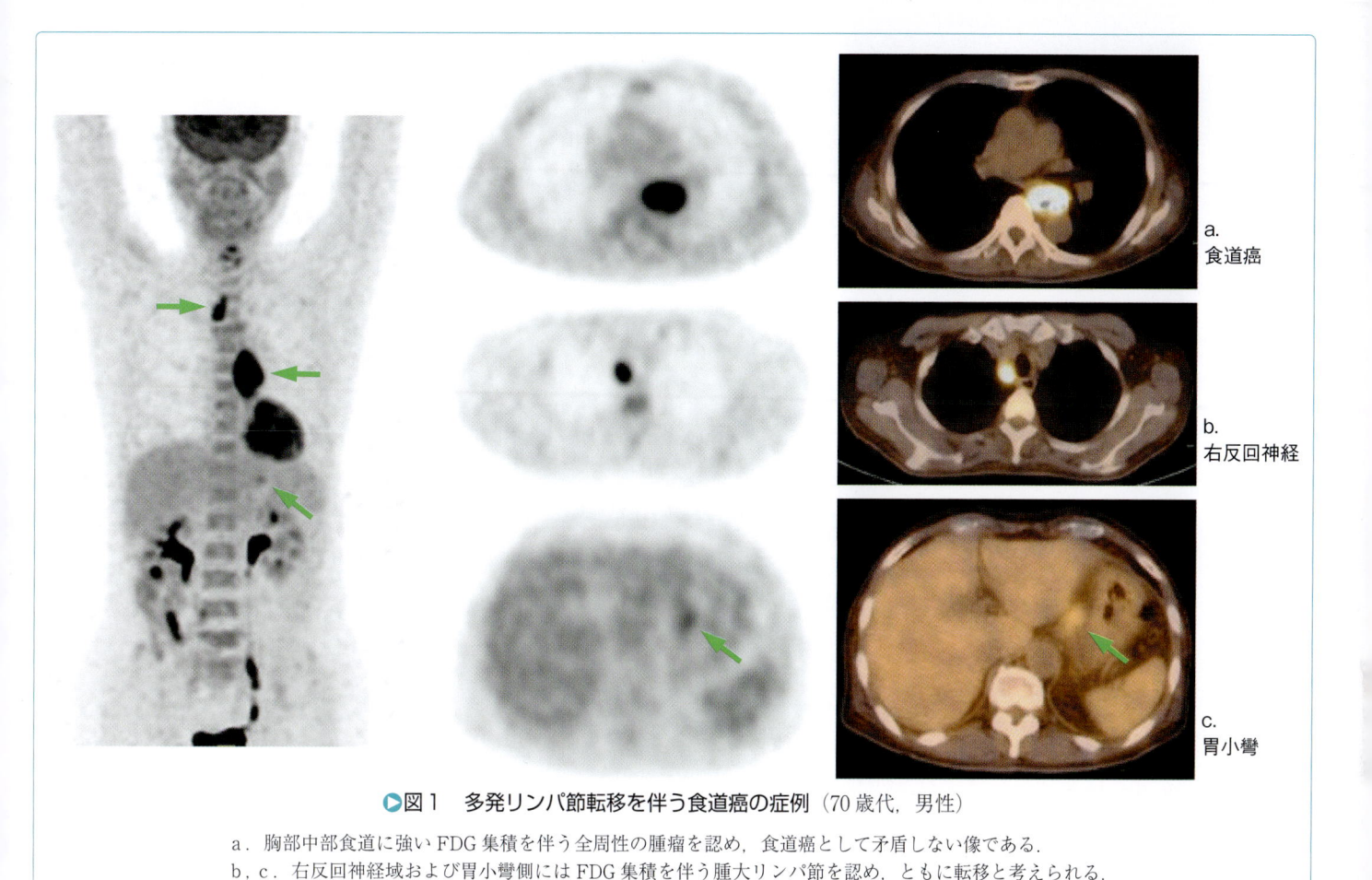

○図1　多発リンパ節転移を伴う食道癌の症例（70歳代，男性）
a．胸部中部食道に強いFDG集積を伴う全周性の腫瘍を認め，食道癌として矛盾しない像である．
b，c．右反回神経域および胃小彎側にはFDG集積を伴う腫大リンパ節を認め，ともに転移と考えられる．

と思われる．ただし，ほかの領域の悪性腫瘍と同様に，非腫瘍性の扁平な，あるいは10 mm未満の小病変では，偽陰性が生じやすいことに注意が必要である．原発病変は筋層浸潤のあるT2以上の病期で高感度であることが知られている[1,2]．リンパ節の評価では，鎖骨上部や反回神経領域，噴門部などで注意が必要であり，PET/CTのCT部分を参考に，大きさと集積程度を考慮しながら，転移の可能性の高い病巣を検出する．van Westreenenらによるメタ・アナリシスでは，PETは局所・所属リンパ節転移に関して，感度は51％と低いものの，特異度は84％と高値である[3]．一方，頸部や腹部の領域を含めた遠隔リンパ節転移の診断では，感度は67％，特異度は97％とやや良好であると報告されている[3]．また，遠隔リンパ節転移の診断では，PETはCTよりも正確であるとする報告が複数発表されている．図1は，多発リンパ節転移を伴う食道癌の症例である．

　食道癌に対しては，化学療法や放射線治療も頻繁に行われている．それらの効果判定にあたっても，PETは有用である．集積程度の変化や治療後の残存集積の有無から治療効果判定が行われる．多くの場合，治療後の明らかな異常集積の残存は活動性病変の残存を意味し，予後は不良であることが多い．ただし，放射線治療に伴う炎症が必ず生じるため，判定の際には注意が必要である．

section 2　胃癌・胃悪性リンパ腫

　2010年4月，腫瘍FDG-PETの保険適用疾患はすべての悪性腫瘍に拡大されたが，その中で唯一

除外されたのが早期胃癌である．これは，内視鏡で検出される多くの早期胃癌が，PETでは検出されないことによる．感度は26〜63％程度である[4]．

また，胃癌の中でも印環細胞癌や粘液型腺癌，非充実性の低分化型腺癌では，グルコース・トランスポーターの発現率の低さやびまん性の発育様式，腫瘍細胞密度の低さなどの影響で，FDG集積は低いことが報告されている[5]．胃の生理的集積は穹窿部にしばしばみられ，時に強い集積を示す．胃炎がある場合には，胃壁全体にFDG集積を呈する場合が多い．

胃原発の悪性リンパ腫では，びまん性大細胞型B細胞リンパ腫 (diffuse large B cell lymphoma：DLBCL) は，FDG高集積を示す腫瘍である場合が多い．胃のMALT (mucosa associated lymphoid tissue) リンパ腫は低いFDG集積を示すことが知られている．

PET単独のリンパ節転移の診断においては，小さなリンパ節転移巣に対する感度は低く，特異度は高いとしても診断精度は十分とはいい難い．遠隔転移，腹膜播種の検出に関しても同様に，感度は低く，特異度は高いと報告されている．ただし，PET/CTでは，PET単独よりも詳細な判定が可能であり，診断能の向上が期待されている．腹膜播種の診断はしばしばCT単独では困難であるが，PETと合わせて評価することでFDG集積を伴う小結節が確認できる場合があり，診断確信度を向上させる．

再発診断については，PETは有用であると報告されている．中本らによる多施設共同研究では，臨床的に再発の疑われた患者群で良好な結果が得られ，感度81％，特異度87％，正診度83％であった[6]．

胃癌においても化学療法が行われるが，治療効果判定にPETの有用性が報告されている．特に，治療開始後早期でのPETを用いた判定に期待が寄せられている．

図2に胃癌の評価の際に大腸癌が発見された症例を示す．

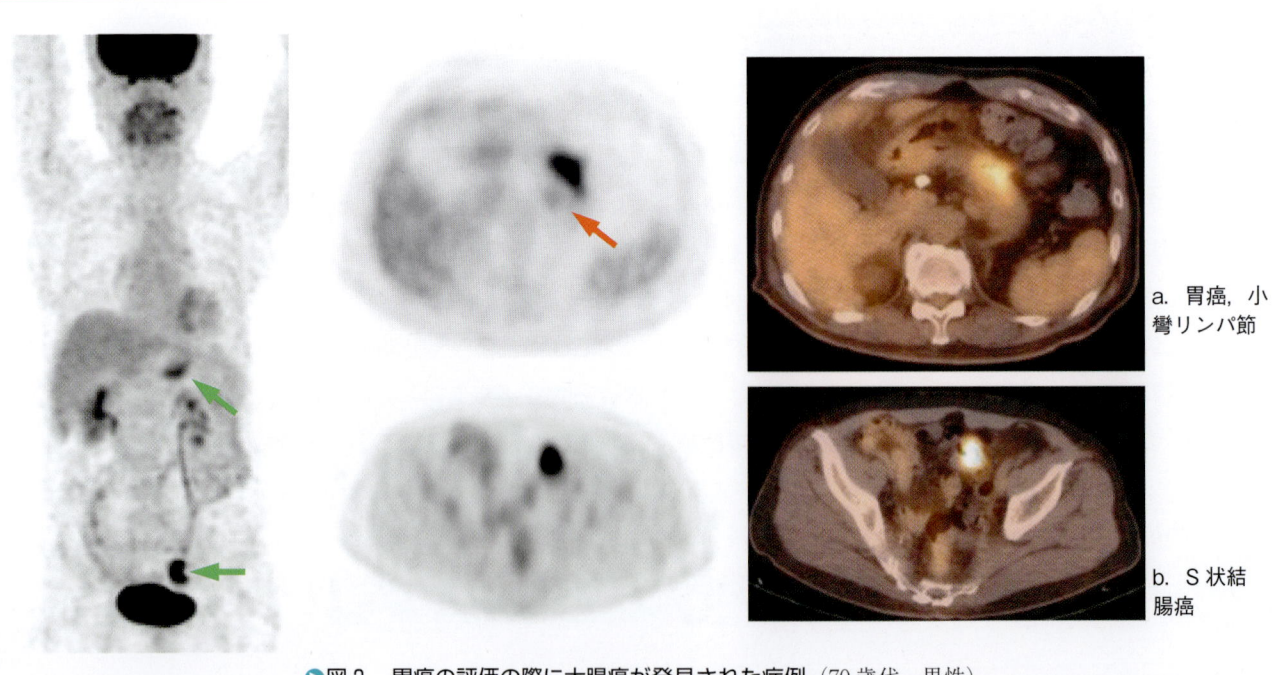

●図2　胃癌の評価の際に大腸癌が発見された症例（70歳代，男性）

a．胃体部に強いFDG集積を認める．Borrmann 3型の進行癌であった．胃小彎側にはリンパ節転移と思われるFDG集積を伴うリンパ節腫大を認める（赤色矢印）．
b．骨盤内左側にも限局性の強い集積があり，対応するCTでは腸管（S状結腸）に壁肥厚がみられた．病理組織診断は大腸癌であった．

section 3 大腸・直腸癌

　PETを用いた大腸・直腸病変の評価では，これらの腸管における生理的集積が問題となる．生理的集積を抑えるためにさまざまな試みが報告されているが，検査前処置として，現時点では定まった有効な方法はないと考えるのが妥当である．一方で，通常のFDG投与60分後程度での撮影後に，病的と思われる（多くは限局性の）集積に対して，静注2時間後に遅延像を撮影することは日常診療で頻繁に行われている．病的集積は遅延像でも残存するのに対して，生理的集積の場合には消失や形状の変化が観察される．ただし，食道や胃病変と同様に，大腸・直腸の原発病変の評価は通常は内視鏡を用いて行われるため，PETに評価が求められるのは，なんらかの理由で内視鏡が困難な場合にほぼ限られる．

　大腸・直腸癌は，他の悪性腫瘍の評価目的で施行されたPET検査で偶然に検出されることも多い．また，PET検診に関する多施設共同研究のデータでは，大腸・直腸癌の検出数は第2位[7]であった．偶発的に大腸・直腸に異常集積が検出された場合には，その後の精査の過程で内視鏡下の生検が行われることが多い．良性のポリープであってもしばしばFDG集積を示す．

　リンパ節転移の評価では，腫瘍近傍のリンパ節は一塊となって描出される場合が多いことに注意が必要である．一方で，腹部傍大動脈領域やさらに遠隔のリンパ節転移の検出にはPETは有用である．肝転移の検出にも有用であるとされているが，分解能を考慮すると病変の個数の評価にはPETは十分ではなく，肝胆道系特異性造影剤を用いたMRI，または造影超音波診断法による評価を優先させるべきである．肺転移，特に小病変の検出にもPETは十分とはいい難いが，PETそのものよりも

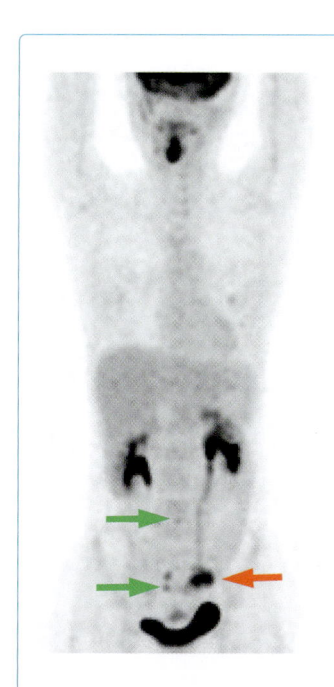

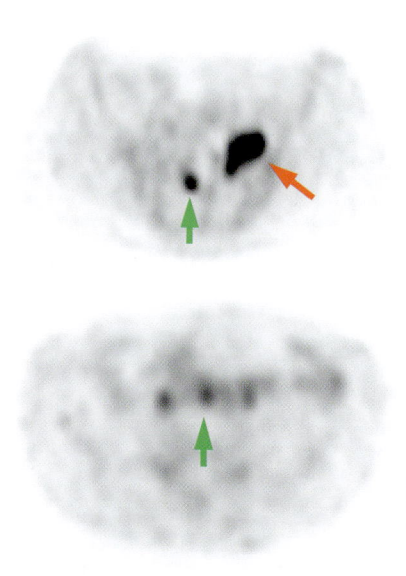

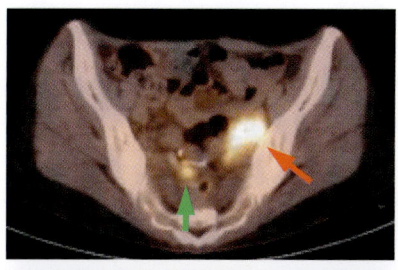

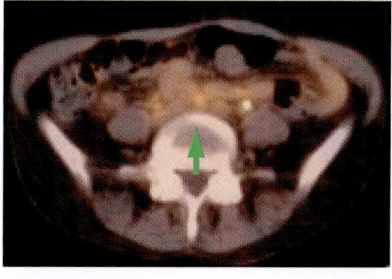

○図3　直腸癌の再発した例（40歳代，女性）

a．骨盤内の吻合部近傍に強いFDG集積を伴う結節を認め，再発と考えられる．骨盤内左側にも異常集積を伴う軟部組織陰影を認め（赤色矢印），こちらも再発の像である．
b．さらに，左右総腸骨動脈分岐部直下にもFDG集積を伴う小結節があり，リンパ節転移と診断される．

PET/CTのCT部分が役立つことが多く，必ずCT画像を確認する習慣が必要である．

再発病変の評価に関しては，腫瘍領域でFDG-PETの臨床応用が検討され始めた早期より，有用性が報告されている[8]．特に，直腸癌術後に仙骨前面に観察される軟部組織陰影に関しては，術後変化と再発の区別におけるPETの有用性について多くの報告がある．また，大腸・直腸癌術後に腫瘍マーカー（多くの場合CEA）値の上昇があった場合にも，再発病変の検出にPETは有用である．図3は直腸癌再発の症例である．

放射線化学療法は大腸・直腸癌でも近年盛んに行われており，その評価にもPETは用いられている．進行癌に対するこの種の治療の効果判定に加え，転移病変に対する治療や直腸癌に対する術前療法の効果判定にもPETは有用であるとする論文がいくつも報告されている[9]．

section 4　小腸，その他の悪性腫瘍

小腸の悪性腫瘍は比較的稀であり，FDG-PETの報告もかぎられている．

GIST（gastrointestinal stromal tumor；消化管間葉系腫瘍）は消化管の粘膜下腫瘍として頻度が高いものである．ほとんどが胃（約70％）や小腸（約20％）の粘膜下に生じる．大きな腹部腫瘤で不均一な強いFDG集積を示すものは，GISTを考慮しなければならない．手術のほか，分子標的薬によっても治療されるが，その治療効果判定にあたってPETは有用である[10]．

文　献

1) Chuang HH, et al: The evolving role of PET-CT in the management of esophageal cancer. Q J Nucl Med Mol Imaging 53(2): 201-209, 2009.
2) Salavati A, et al: Impact of fluorodeoxyglucose PET on the management of esophageal cancer. Nucl Med Commun 30(2): 95-116, 2009.
3) van Westreenen HL, et al: Systematic review of the staging performance of ^{18}F-fluorodeoxyglucose positron emission tomography in esophageal cancer. J Clin Oncol. 22(18): 3805-3812, 2004.
4) Dassen AE, et al: FDG-PET has no definite role in preoperative imaging in gastric cancer. Eur J Surg Oncol 35(5): 449-455, 2009.
5) Shimada H, et al: Japanese Gastric Cancer Association Task Force for Research Promotion: clinical utility of ^{18}F-fluoro-2-deoxyglucose positron emission tomography in gastric cancer. A systematic review of the literature. Gastric Cancer 14(1): 13-21, 2011.
6) Nakamoto Y, et al: Clinical value of whole-body FDG-PET for recurrent gastric cancer: a multicenter study. Jpn J Clin Oncol 39(5): 297-302, 2009.
7) Minamimoto R, et al: Analysis of various malignant neoplasms detected by FDG-PET cancer screening program: based on a Japanese Nationwide Survey. Ann Nucl Med 25(1): 45-54, 2011.
8) Herbertson RA, et al: Established, emerging and future roles of PET/CT in the management of colorectal cancer. Clin Radiol 64(3): 225-237, 2009.
9) de Geus-Oei LF, et al: Monitoring and predicting response to therapy with ^{18}F-FDG-PET in colorectal cancer: a systematic review. J Nucl Med 50 Suppl 1: 43S-54S, 2009.
10) Basu S, et al: FDG-PET and PET/CT in the clinical management of gastrointestinal stromal tumor. Nucl Med Commun 29(12): 1026-1039, 2008.

9 肝・胆・膵病変のFDG-PET/CT

　肝，胆，膵領域でもほかの領域と同様にFDG-PET（PET/CT）検査は原発巣の評価，転移・再発の検索，化学療法および放射線治療の効果判定，重複癌の検出などに用いられている．肝，胆，膵には上皮性悪性腫瘍だけでなく，悪性リンパ腫，転移などの悪性腫瘍のほか，血管腫や嚢胞性病変などの良性腫瘍，炎症性病変など多彩な病変がみられ，その悪性度や活動性に応じてFDGのさまざまな集積程度を示す．

　本稿では肝，胆，膵領域の悪性腫瘍，良性腫瘍，炎症性病変のFDG-PET所見について解説する．

section 1　肝

　細胞内に取り込まれたグルコースは，hexokinaseによりリン酸化されエネルギー源となるが，肝細胞では脱リン酸化酵素であるglucose-6-phosphataseの活性が高く，リン酸化したグルコースを脱リン酸化して細胞外に出す性質がある．肝臓の生理的集積はほぼ均一で，軽〜中等度の集積を示す．脂肪肝，肝硬変では，FDG集積がまだらで不均一になることがあるので，小病変との区別には注意を要する．

1　肝細胞癌（図1）

　一般的に原発巣の診断にFDG-PETの有用性は高くない．高分化型肝細胞癌は正常肝細胞と同様の脱リン酸化酵素（glucose-6-phosphatase）活性をもつものが多く，いったん取り込んだFDGを細胞外へ出すため，高集積を示す頻度は少ない．しかし，中〜低分化・未分化な肝細胞癌は脱リン酸化酵素活性が低下しており，集積陽性を示すこともある[1]．また治療中に再発するような病変は異型性も強くなっていることも多く，また肺転移，骨転移をFDG陽性像として指摘できることもあり，分化度の把握，転移巣を検出する場合には有用である．

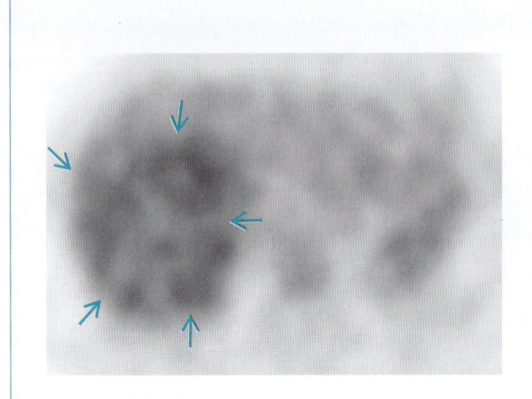

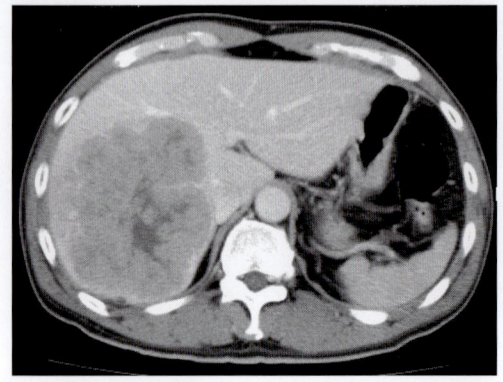

図1 中分化型肝細胞癌（60歳代，男性）

a．FDG-PET　　b．造影CT後期相

右葉の9cm大の腫瘍は周囲肝実質より高集積を示している．FDG集積は不均一で，内部の変性・壊死部分には集積はみられない．

2 胆管細胞癌（図2）

組織学的には腺癌であり，腫瘍を形成するタイプではFDG高集積を示す．しかし壁に沿って進展するタイプでは原発巣の検出は困難なことが多い．いずれの場合もリンパ節転移・遠隔転移の検出にFDG-PETは有用である．胆管細胞癌は再発の多い癌であるが，それまでの手術により解剖学的構造が変化したり，術後軟部組織増生がみられる場合でも，術部から再発巣を高集積として描出することができる．

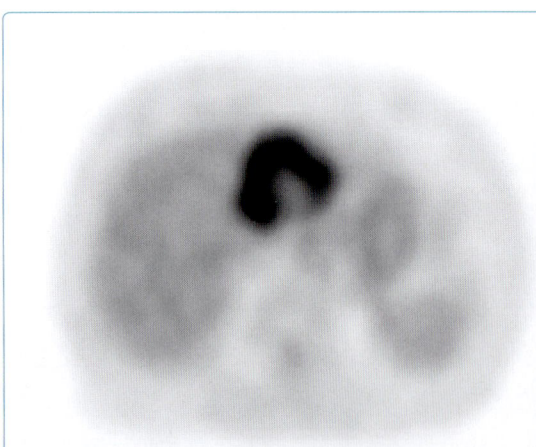

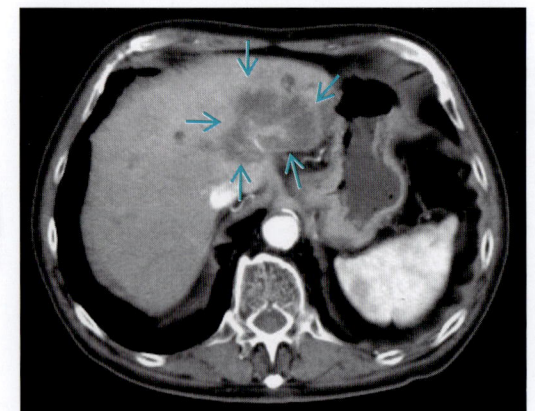

図2 胆管細胞癌（70歳代後半，男性）

a．FDG-PET　　b．造影CT早期相

肝外側区を主座とする胆管細胞癌に一致してFDG高集積を認める．肝細胞癌と異なりFDG高集積を示すことが多く，またダイナミックCTでも肝細胞癌とは造影パターンが異なる．腫瘍より末梢の肝内胆管拡張を伴っている．

3 転移性肝腫瘍（図3）

　基本的には原発巣の集積に類似するが，大部分の転移性肝腫瘍はFDG高集積を示す．化学療法前後の検査を比較することにより治療効果判定も可能である．形態的には変化がなくともFDG集積低下がみられた場合，「治療効果あり」と判定できる．FDG-PETは全身を撮影するため，肝以外の転移巣の評価も可能で，有用性が高い．

4 血管腫

　肝血管腫は超音波検査，ダイナミックCT，MRIなどで診断されるので，血管腫そのものを対象としてFDG-PET検査を行うことはない．血管腫へのFDG集積は正常肝実質と同程度から肝実質より低い．

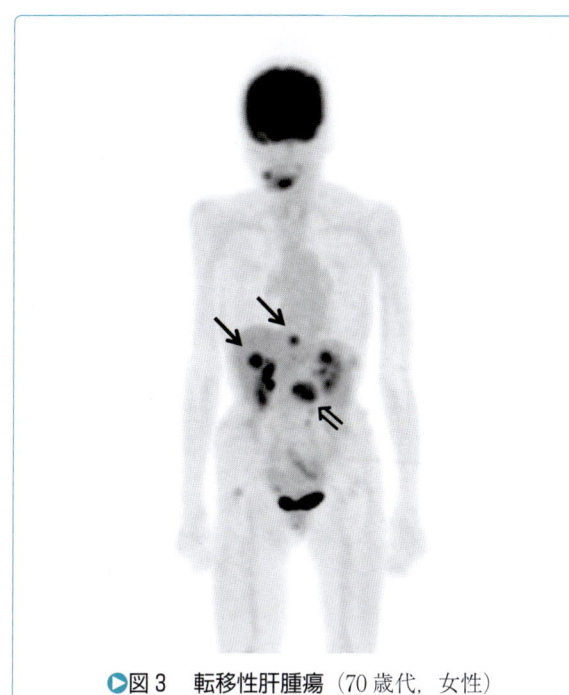

▶図3　転移性肝腫瘍（70歳代，女性）
FDG-PET全身MIP像　原発巣の膵癌（⇒），2か所の肝転移（→）が高集積を示している．全身を評価できるPET検査の有用性は高い．

5 限局性結節性過形成（FNH）（図4）

　過形成の良性病変であり，正常肝実質と同程度の集積を示す[2]．ほかの画像検査で確定診断される病変であり，FNH（focal nodular hyperplasia）を対象としてFDG-PETが行われることはない．

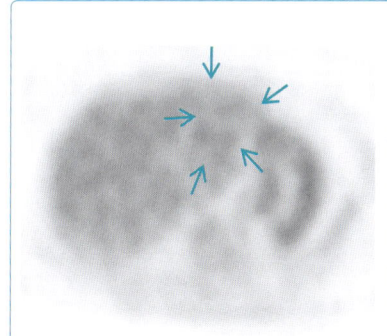

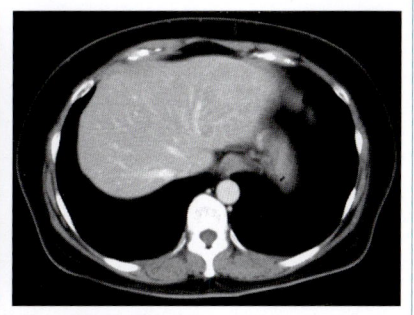

a．FDG-PET　　b．造影CT早期相　　c．造影CT後期相

▶図4　肝限局性結節性過形成（50歳代，女性）肺癌の病期診断目的で施行したFDG-PET/CT，造影CT
肝外側区のFNHは造影CT早期相で濃染し，後期相で周囲と同程度の造影効果を示す．FDG集積亢進はみられず，正常実質と同程度の集積を示す．

section 2　胆

1　胆嚢癌（図5）

　高集積を示すことが多いが，腫瘍が小さい場合は集積亢進として検出できない場合がある．また，胆嚢炎を合併している場合，炎症巣へのFDG集積により病変への集積が隠される場合もある．特に黄色肉芽腫性胆嚢炎は高集積を示すため，FDG集積の程度のみからの鑑別は困難である．胆嚢炎を合併している場合，炎症性リンパ節にもFDG集積がみられるため，リンパ節転移との鑑別は必ずしも容易ではない．胆嚢癌は治療後に局所再発や播種，リンパ節転移をきたすことが多く，これらの検出にFDG-PETは有用である．

2　肝外胆管癌

　壁肥厚を伴った狭窄と上流の胆道拡張が特徴とされ，ダイナミックCTやMRCPを含めたMRIが有用であるが，腫瘍が小さいことが多く，空間分解能の点からも原発巣の診断にFDG-PETの有用性は高くない．ほかの悪性腫瘍と同様に遠隔転移や重複癌などの検出には有用である．

a．FDG-PET　　　b．PET/CT検査のCT

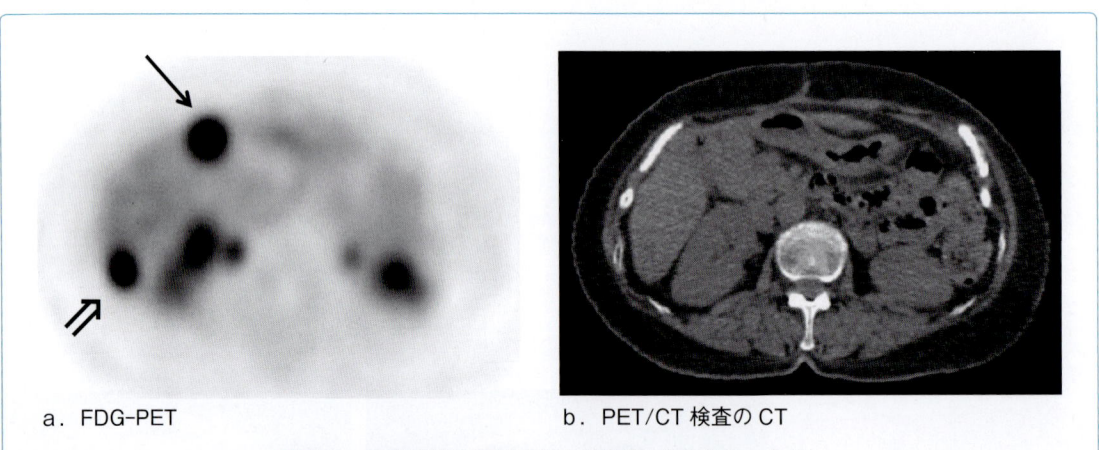

図5　胆嚢癌術後局所再発と肝転移（60歳代，女性）

局所再発（→）は単純CTで周囲の正常構造や術後軟部増生と区別困難で，肝転移（⇒）はPET/CTの単純CTでは指摘困難である．この症例は胆嚢癌術後経過観察中，腫瘍マーカー上昇あり，PETで異常を指摘され，PET検査の後に造影CTを行った．

section 3　膵

　正常では肝の集積より低く，均一な淡い集積を示す．膵疾患患者ではしばしば耐糖能異常を合併し，正常組織だけでなく病変部の集積も低下する可能性があり，注意が必要である．膵には膵管癌，悪性リンパ腫，転移などの悪性腫瘍のほか，膵管内乳頭粘液性腫瘍（intraductal papillary mucinous neoplasm：IPMN）をはじめとする囊胞性病変や神経原性腫瘍などの良性腫瘍，膵炎（groove pancreatitis, 自己免疫性膵炎含む）などさまざまな病変が存在する．

1 膵癌（図6）

最も頻度の高い膵管癌はFDG高集積を示す．病変が小さい場合および，随伴する膵炎によりFDG集積が修飾された場合などには注意を要する．小病変の検出や慢性膵炎との鑑別には後期像の追加撮影が有用とする報告がある[3]．

2 膵内分泌腫瘍（図7）

膵ホルモン内分泌細胞が腫瘍化したもので，インスリノーマ（最多），ガストリノーマが多い．過剰分泌されたホルモンによる特有の症状を示すことが多いが，症状を示さない非機能性腫瘍も少なくない．

腫瘍のFDG集積の程度はさまざまで，良性でも高集積を示すことがある．

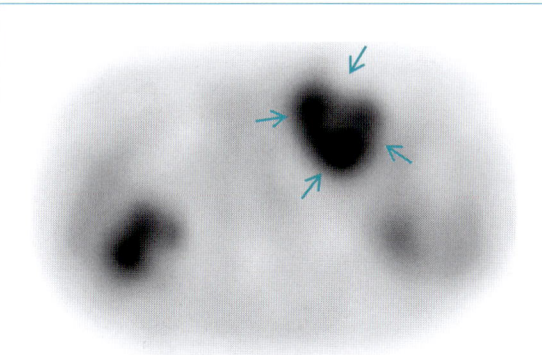

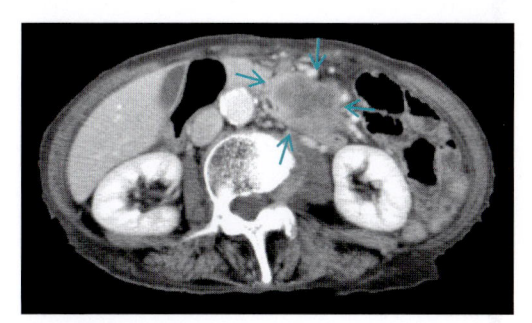

a. FDG-PET　　　　　　　　b. 造影CT後期相

▶図6　膵癌（70歳代，女性）

膵頭部の造影効果の低い膵管癌はFDG高集積を示す．

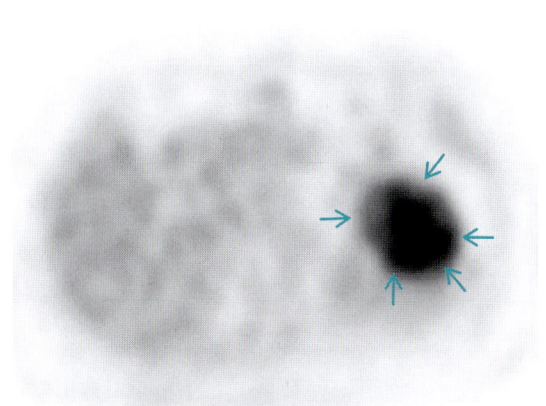

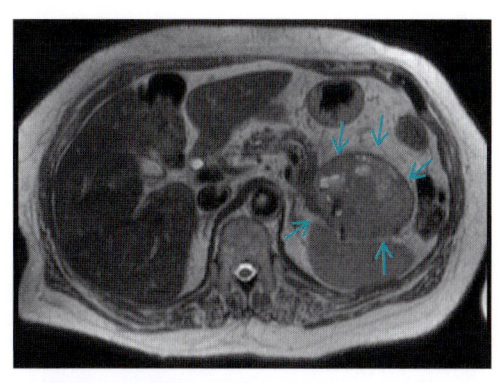

a. FDG-PET　　　　　　　　b. MRI T2強調画像

▶図7　膵内分泌腫瘍 unknown behavior（70歳代，女性）

膵尾部の良性膵内分泌腫瘍はFDG高集積を示す．MRI T2強調画像では軽度の高信号を主体とする充実性腫瘤であるが，低～高信号の変性部分が混じている．insulin（−），glucagon（−），somatostatin（−）．内分泌症状なし．

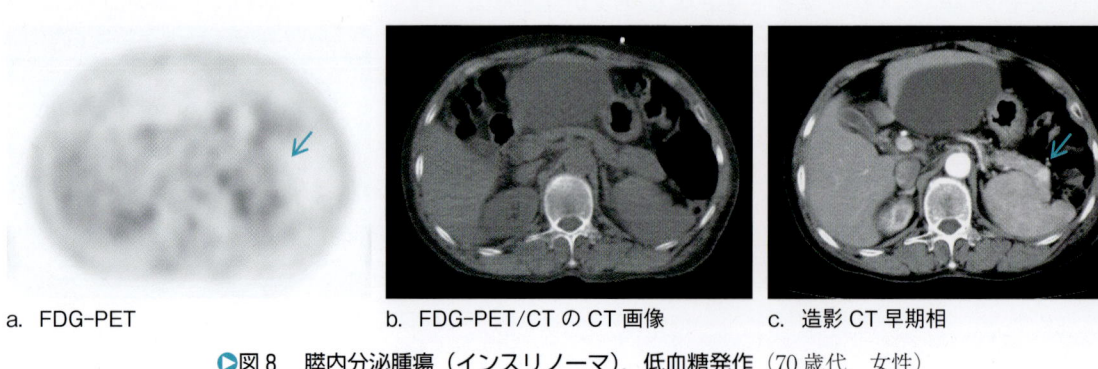

a. FDG-PET　　　b. FDG-PET/CT の CT 画像　　　c. 造影 CT 早期相

◯図8　膵内分泌腫瘍（インスリノーマ），低血糖発作（70歳代，女性）
a. 膵腫瘍は周囲バックグラウンドや正常膵実質と区別できない．b. 膵腫瘍を指摘できない．c. 膵尾部に 12 mm 大の早期濃染結節がみられる．

3　囊胞性腫瘍（図9）

　充実部のサイズや悪性度により必ずしも高集積を示さないが，充実部が高集積を示した場合には，悪性成分の存在を考える[4]．Intraductal papillry mucinous carcinoma（IPMC）の画像を呈示する．

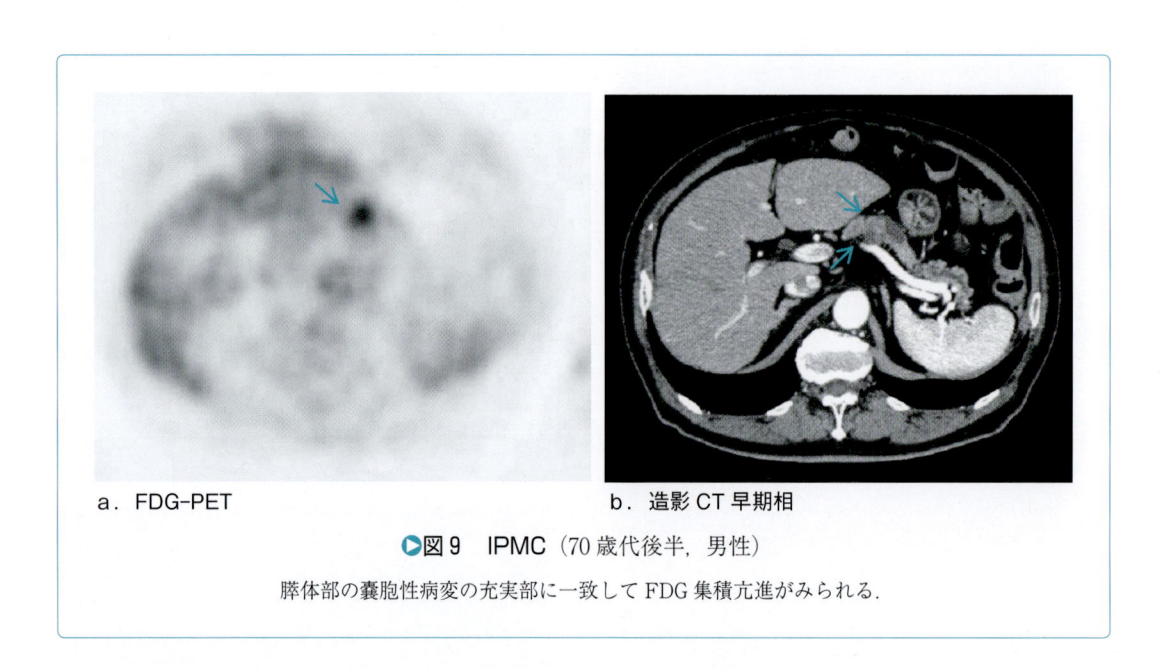

a. FDG-PET　　　b. 造影 CT 早期相

◯図9　IPMC（70歳代後半，男性）
膵体部の囊胞性病変の充実部に一致して FDG 集積亢進がみられる．

4　膵炎（図10）

　活動性炎症巣に一致する集積亢進を認める．胆石やアルコールによる慢性膵炎のほかに，腫瘤形成性膵炎や自己免疫性膵炎など特徴的な病変もみられる．腫瘤形成性膵炎ではFDGの集積は低く，膵癌との鑑別にFDG-PETは有用とされている．自己免疫性膵炎はIgG4関連硬化性疾患の膵病変であり，唾液腺，胆管，後腹膜などに線維化と閉塞性静脈炎を合併することがあり，各活動性病巣部にFDGは集積し全身を評価できるFDG-PETの有用性は高い[5]．

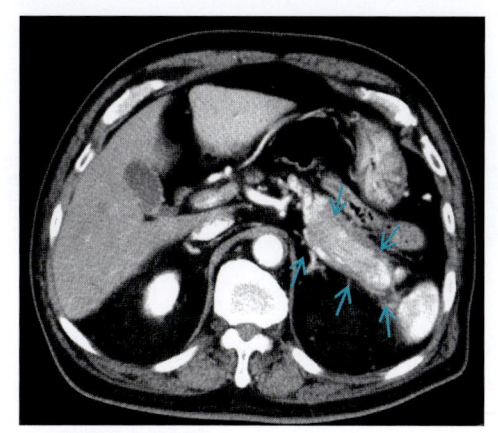

| a. FDG-PET | b. 造影CT早期相 |

●図10 自己免疫性膵炎（70歳代後半，男性）
膵体尾部は腫大し，FDGが高集積している．CTでは周囲を低吸収のrimで囲まれている．

文献

1) Trojan J, Schroeder O, Raedle J, Baum RP, Herrmann G, Jacobi V, Zeuzem S : Fluorine-18 FDG positron emission tomography for imaging of hepatocellular carcinoma. Am J Gastroenterol 94 : 3314-3319, 1999.
2) Kurtaran A, Becherer A, Pfeffel F, Müller C, Traub T, Schmaljohann J, Kaserer K, Raderer M, Schima W, Dudczak R, Kletter K, Virgolini I : 18F-fluorodeoxyglucose (FDG)-PET features of focal nodular hyperplasia (FNH) of the liver. Liver 20 : 487-490, 2000.
3) Higashi T, Saga T, Nakamoto Y, Ishimori T, Fujimoto K, Doi R, Imamura M, Konishi J : Diagnosis of pancreatic cancer using fluorine-18 fluorodeoxyglucose positron emission tomography (FDG PET) -usefulness and limitations in "clinical reality". Ann Nucl Med 17 : 261-279, 2003.
4) Sperti C, Pasquali C, Chierichetti F, Liessi G, Ferlin G, Pedrazzoli S : Value of 18-fluorodeoxyglucose positron emission tomography in the management of patients with cystic tumors of the pancreas. Ann Surg 234 : 675-680, 2001.
5) Otsuka H, Morita N, Yamashita K, Nishitani H : FDG-PET/CT findings of autoimmune pancreatitis associated with idiopathic retroperitoneal fibrosis. Ann Nucl Med 21 : 593-596, 2007.

10 骨・関節核医学

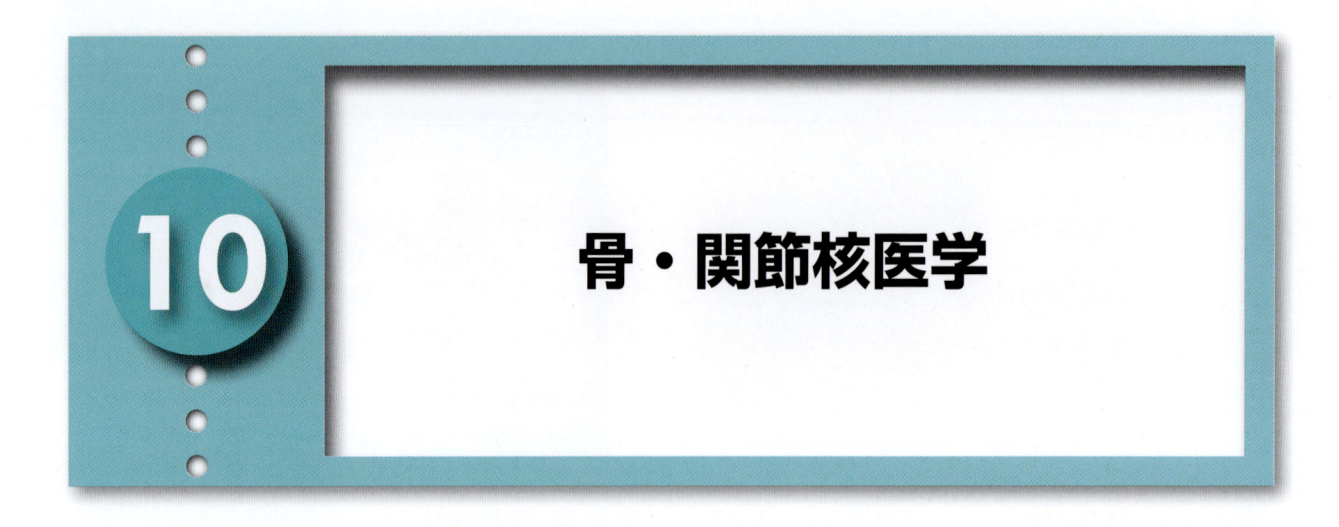

section 1 骨シンチグラフィ

1 原理

^{99m}Tc リン酸化合物が，化学的吸着により無形リン酸カルシウム（amorphous calcium phosphate）ハイドロキシアパタイト結晶と無機リン酸カルシウム表面に集積することを利用し，病巣への血流と骨代謝状態を示す動態を反映する．

2 放射性医薬品

^{99m}Tc-methylene diphosphate（^{99m}Tc-MDP），^{99m}Tc-hydroxymethlene diphosphate（^{99m}Tc-HMDP）などの ^{99m}Tc リン酸化合物が使用される．

3 検査法

リン酸化合物標識 RI を 555～740 MBq（15～20 mCi）静注し，2～3時間後に前後面を全身スキャンし，必要に応じて，SPECT 撮影や斜位などのスポット撮影を追加する．

4 正常像およびピットフォール

成長期には骨幹端（metaphysis）の帯状の集積が著明で，四肢関節の周辺や，肋骨端，頭蓋縫合線，顔面骨などが増強する．成人でも肩甲骨下角，第1肋骨前端，胸鎖関節，利き手の肩関節などに集積の増強を認め，これらを生理的集積という（図1）．

^{99m}Tc-MDP あるいは -HMDP 静注，2～3時間後に投与量

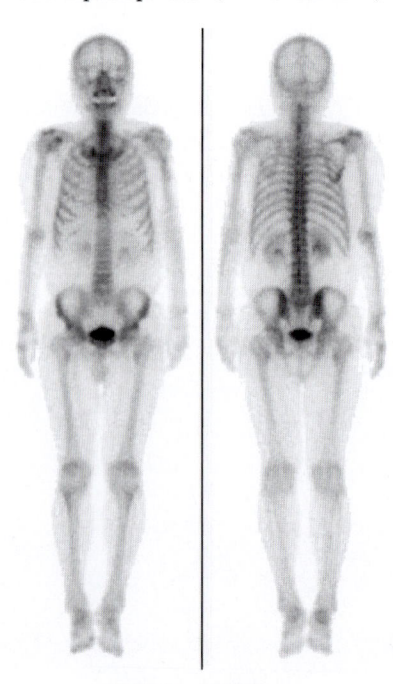

○図1　正常像

の約50％は尿路系より排泄され，1％は両腎に集積し，副所見として腎尿路系の所見も得られる．

5 臨床的応用

❶ **転移性骨腫瘍**：骨転移をきたす悪性腫瘍は，成人では前立腺癌，乳癌，肺癌，腎癌などであり，小児では神経芽腫などがある．単純X線写真では骨の30～50％以上の脱灰により異常の検出が可能であるが，骨シンチグラフィでは局所の骨代謝が亢進すれば早期に異常の検出ができる．検出率は95％以上で早期に診断ができる（図2）．

通常はhot lesionを呈することが多いが，肝細胞癌，多発性骨髄腫，甲状腺癌，腎細胞癌，histiocytosis Xなどは，cold lesionを呈することがある．全身にびまん性に骨転移が存在すると，躯幹骨を中心に骨への集積がびまん性かつ著明に増加する．これをsuper bone scanという．また，骨への集積が強いため，腎への集積が少なくなることをabsent kidney signという（図3）．

❷ **原発性骨腫瘍**：骨シンチグラフィで，原発性骨腫瘍の良悪の鑑別はできないが，異常集積がなければ悪性度は低い傾向がある．骨肉腫（図4）やEwing腫瘍などの悪性疾患の広がりや，早期の骨転移巣の検索に行われる．骨肉腫の肺転移巣に集積増加がみられる．

良性骨腫瘍では多発性骨病変をきたしやすい骨軟骨腫，動脈瘤様骨嚢腫などの病変の広がりの評価が行える．一般に良性骨腫瘍では，集積は低いことが多いが，類骨骨腫では強い異常集積をきたす．

❸ **骨腫瘍類似疾患**

a．**骨Paget病**：変形性骨炎ともいい，破骨細胞のパラミクソウイルス感染といわれ，わが国では稀な疾患である．X線写真像上，骨容積の増加や骨硬化像と塑像な骨梁を認めるが，進行すると骨破壊と骨肥厚がみられる．40歳以上で男性に多く，全身の骨格を多発性に侵すが，頭蓋骨，

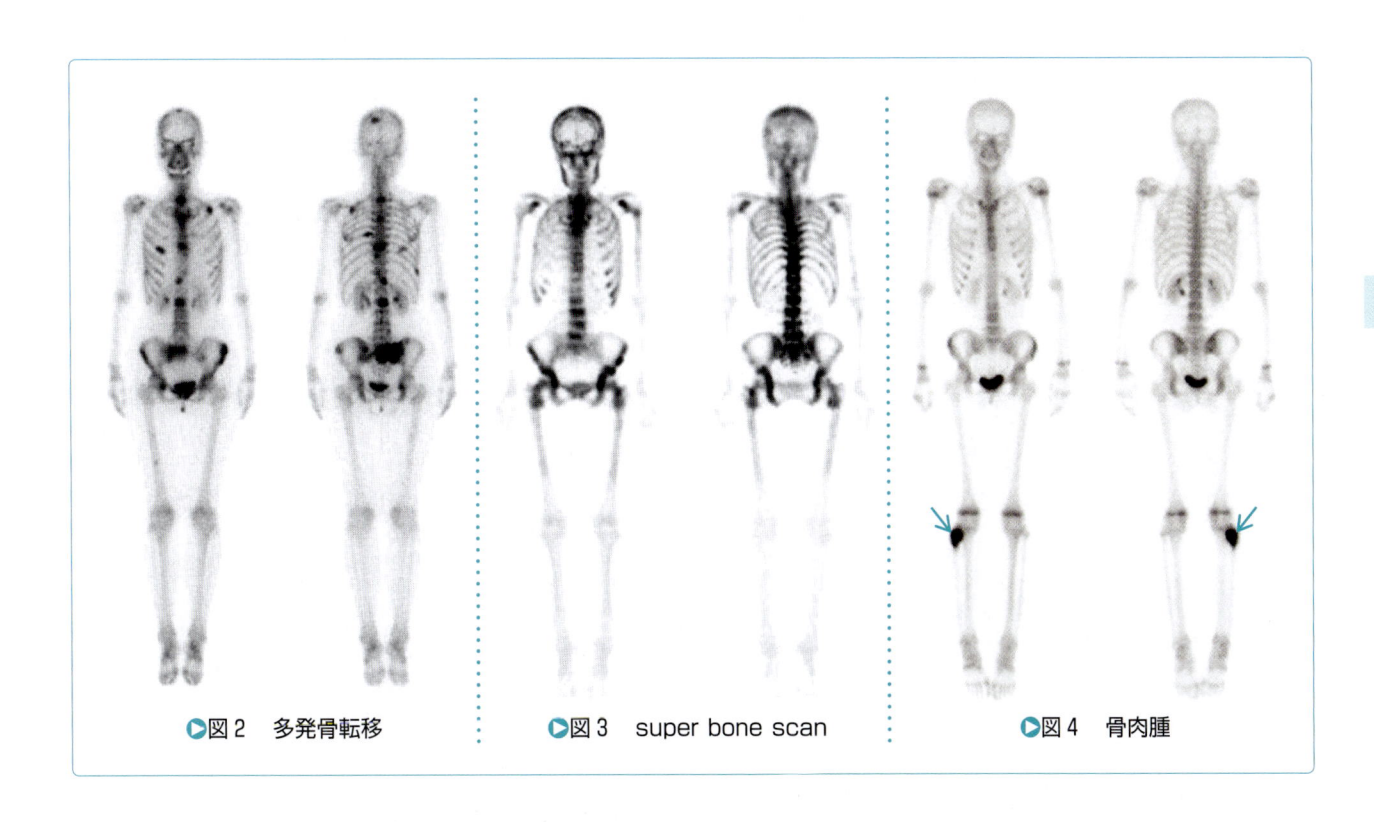

▶図2　多発骨転移　　▶図3　super bone scan　　▶図4　骨肉腫

脊椎，骨盤，大腿骨に好発する（図5）．稀に悪性化する．骨シンチグラフィ上，集積増加があり，病変の範囲を知ることができる．

　b．**線維性骨異形性症**：正常な骨皮質，骨梁，骨髄などの骨組織が線維性組織に置換される疾患である．女性に多く，単骨性と多骨性に分けられ，多発性線維性異形成症と皮膚色素沈着，性的早熟を認めるものを McCune-Albright 症候群という．X 線所見では嚢胞状変化，すりガラス影，また骨硬化像など多彩な変化を認め，骨シンチグラフィで病変の広がりがわかることがある（図6）．

❹ **無菌性骨壊死**：弱い刺激による局所の血行障害によって起こる成長期の骨の骨端核に生じる変化と考えられている．さまざまな部位に発生し，骨軟骨症とも総称される．

　a．**Perthes 病**：大腿骨骨頭に生じ，4〜10歳に多い．股関節の疼痛，運動制限，跛行を症状とし，初期には症状があるにもかかわらず，X 線像で異常を認めないことがあるが，骨シンチグラフィでは初期に異常を認めることが多い．また経過観察や治療効果をみるにも骨シンチグラフィが行われる．

　b．**Osgood-Schlatter 病**：脛骨結節に生じ，12〜16歳の男児に多い．

　c．**第1 Köhler 病**：足の舟状骨に生じ，4〜8歳に多い．また，中足骨遠位骨に生じるものを第2 Köhler 病という．

　d．**Kienböck 病**：手の月状骨に生じ，手の振動などの慢性刺激を受ける作業従事者に多い．

❺ **骨　折**：受傷24時間以内に RI の集積を認め，検出率は約80％である．受傷後2年以内にほぼ正常化する．通常は X 線診断が行われているが，X 線で判然としない顔面骨，胸骨，肋骨，骨盤骨（図7），手根骨，足根骨などの骨折や疲労骨折の診断に有用である．

❻ **代謝性疾患**：副甲状腺機能亢進症では，頭蓋，顔面骨，胸骨，関節周辺に異常集積を認めることが多い．腎性骨異栄養症（図8），骨軟化症（図9）では，長管骨皮質がレール状に描出されたり，

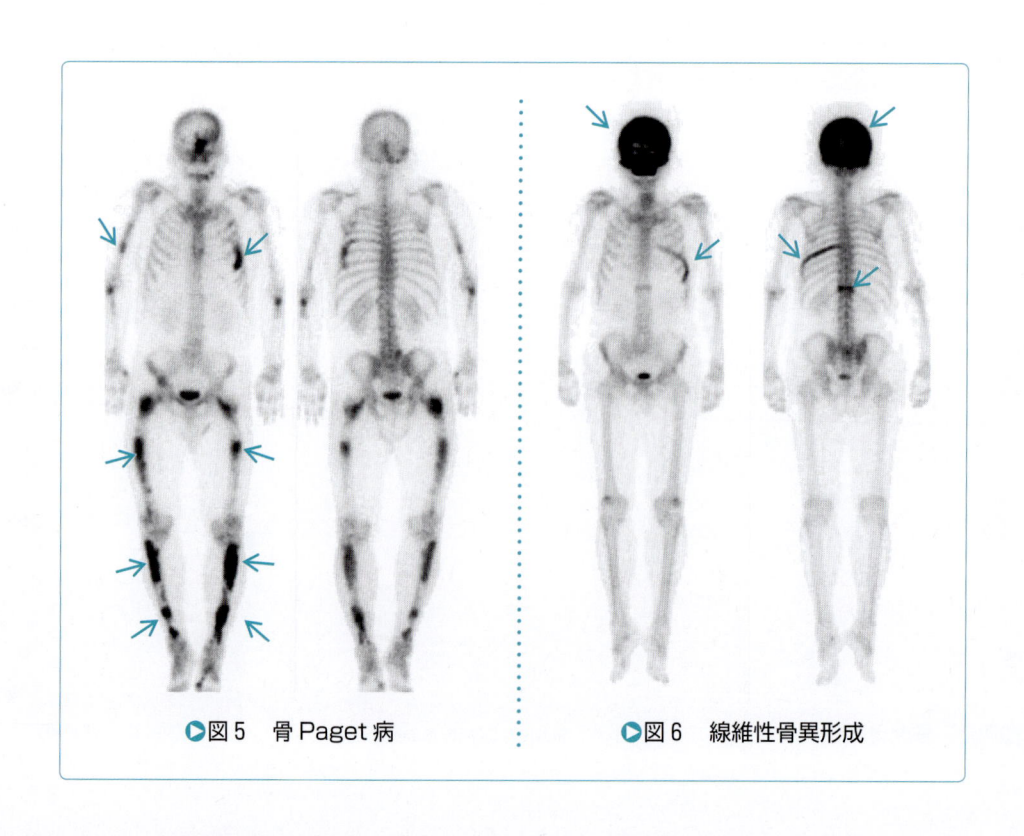

▶図5　骨 Paget 病　　　　▶図6　線維性骨異形成

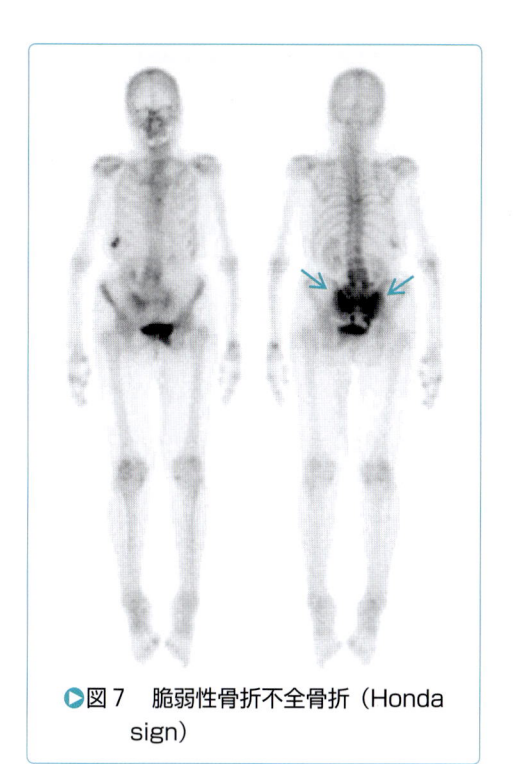

胸骨辺縁が明瞭となることがある．肺癌などで生じる肥大性骨関節症（図10）では，長管骨に対称的に骨皮質周辺に集積を認める．

❼ **放射線照射の影響**：通常，照射後数週間は集積の増強を認め，2～3か月後に徐々に低下し，1年以内には正常化することが多い．吸収線量が多い場合，照射部の集積は健常部に比して低下する．

❽ **骨外集積**：^{99m}Tc-リン酸化合物は種々の健常軟部組織へ集積する．腎，膀胱，肋軟骨，乳房などに集積する．また，注射部位のトレーサの漏れ，尿中に排泄されたトレーサの下着，皮膚への汚染などに異常な集積として認められることがあり，診断上注意を要する．異常集積の機序としては，石灰沈着，血流の増加，内分泌機能異常などによる．急性心筋梗塞，化骨性筋炎，多発性筋炎，横紋筋融解症などにも集積し，腫瘍では，肺癌，乳癌，神経芽腫，転移性肝癌，転移性肺癌に集積することがある．さらに，慢性腎不全に続発する副甲状腺機能亢進症では，肺に高度に集積することがある．

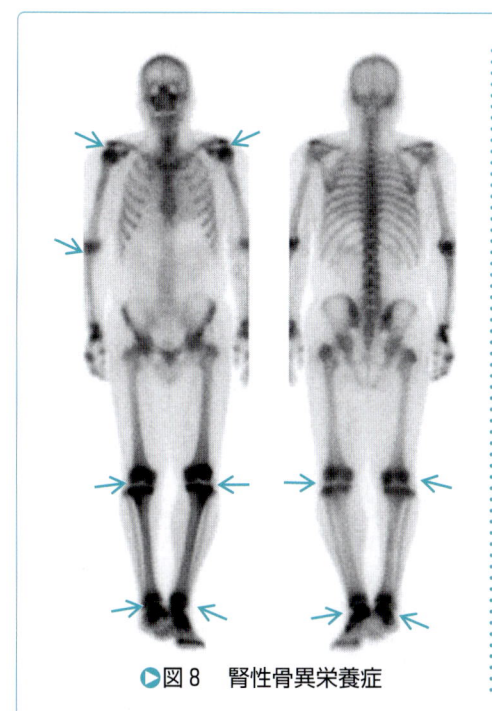

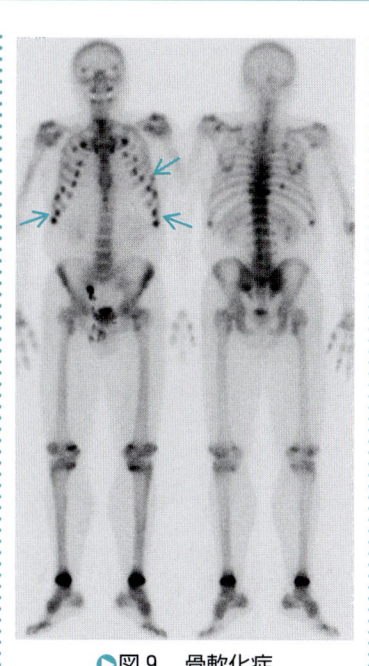

図7　脆弱性骨折不全骨折（Honda sign）

図8　腎性骨異栄養症

図9　骨軟化症

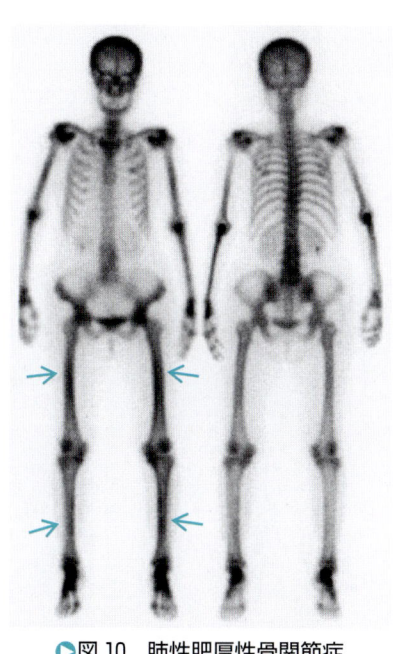

図10　肺性肥厚性骨関節症

section 2　FDG-PET

1　原理および放射性医薬品

^{18}F-fluorodeoxyglucose（FDG）はグルコースの誘導体であり，ポジトロン核種であるF-18により

標識されているため，陽電子を放出する．陽電子は電子と衝突して対消滅を起こし，対向する180°方向に511 keVのエネルギーをもつ光子が放出され，これをPET装置で検出して画像化する．FDGはグルコース代謝活性の高い組織に分布し，悪性腫瘍や炎症病変の診断に有用である．

2 臨床的意義

溶骨性骨転移には，FDGは明瞭に集積するため，有用である（図11）が，前立腺癌や乳癌における造骨性骨転移は，単位体積あたりの腫瘍細胞密度が低いため，集積が軽度で，偽陰性になることがある[1,2]．

section 3 骨髄シンチグラフィ

1 原理および放射性医薬品

骨髄の分布を画像化するには，造血骨髄もしくは骨髄網内系を対象として撮影する方法がある．造血骨髄を撮影する場合，Feの生理的動態を利用して，^{52}Fe，^{59}Feを用いることで可能であるが，^{59}Feはエネルギーが高く，また^{52}Feはサイクロトロンを必要とし半減期も短く，現在使用されていない．鉄の代用として^{111}In-chlorideが用いられている．^{111}In-chlorideはトランスフェリンに結合し，造血骨髄に集積すると考えられている．^{111}Inは171 keV，245 keVのγ線エネルギーを有し，半減期は

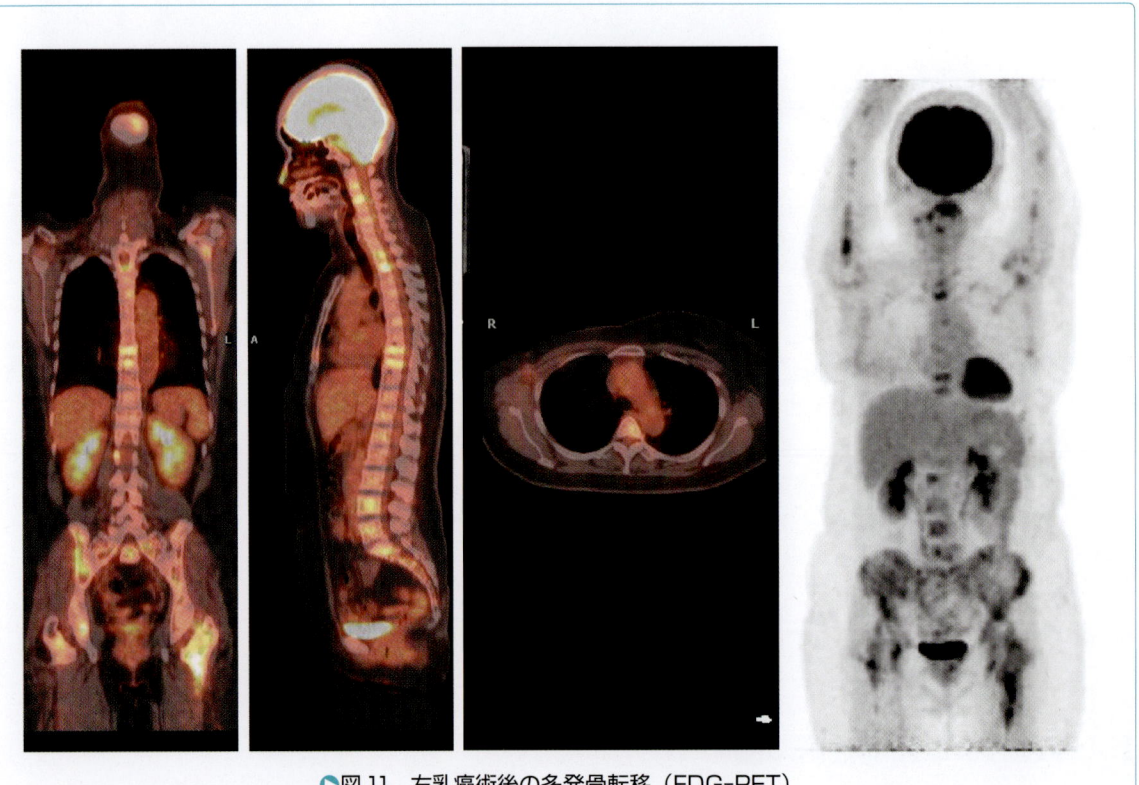

図11　右乳癌術後の多発骨転移（FDG-PET）

2.83 日である．また骨髄網内系の造影には ^{99m}Tc コロイド製剤が用いられる．

2 検査法

前処置は特に必要なく，^{111}In-chloride を 74 MBq 静注後，48～72 時間後に中エネルギー用コリメータを用い全身スキャンを撮影する．^{99m}Tc コロイド製剤を用いる場合は，^{99m}Tc-スズコロイドもしくは ^{99m}Tc-フチン酸 370 MBq を静注後 60 分で全身スキャンを撮影する．

3 正常像

^{111}In-chloride による造血骨髄シンチグラフィは赤色骨髄の分布に描画範囲が一致する．成人では頭蓋骨，肋骨，胸骨，椎体，仙骨，骨盤骨，上腕骨および大腿骨の近位部である．^{99m}Tc コロイド製剤による骨髄網内系のシンチグラフィは，肝脾の網内系に強く集積するため，肝脾と重なる部位は読影が困難となる．また病態によっては，^{111}In-chloride による骨髄シンチグラフィと一致しないことがあり，両者は骨髄機能の異なった側面を描画している可能性がある．

4 臨床的意義

造血機能の評価が可能である．慢性的に造血機能が亢進すると，造血骨髄は代償的に四肢末端まで進展する（末梢進展）．ただし 10 歳以下では，生理的に末梢進展を認める．また造血機能が低下すると骨髄への集積が低下し，肝脾に集積が増加し，髄外造血を呈するようになる．

再生不良性貧血で造血機能の低下を示し，その集積低下度は重症度の判定に有用である．骨髄線維症では，低形成を呈し，末梢への進展，肝脾への集積増加を認める．真性多血症では初期には骨髄機能の亢進を呈するが，末期では集積の低下を認める．二次性多血症では正常の骨髄画像となり，鑑別に有用である．放射線治療や化学療法後の骨髄抑制時には末梢骨髄が描出される．限局性の集積低下は腫瘍の転移，放射線治療，限局性骨髄壊死などに認められる．

文献

1) Dose J, et al : Comparison of fluorodeoxyglucose positron emission tomography and conventional diagnostic procedures for the detection of distant metastases in breast cancer patients. Nucl Med Commun 23 : 857-864, 2002.
2) Morris MJ, et al : Fluorinated deoxyglucose positron emission tomography imaging in progressive metastatic prostate cancer. Adult Urol 59 : 913-918, 2002.

11 腎臓核医学

　放射性医薬品（以下RI）を経静脈的に投与し，腎に集積し腎盂，尿管に排泄される様子を経時的に観察することで腎血流や腎臓の機能情報，尿路の通過性を評価する腎動態シンチグラフィと，腎実質に長く留まり腎の全体的および局所的機能，形態を評価する腎静態シンチグラフィがある．血液検査では両側を合計した全腎機能を評価するが核医学検査ではさらに左右別々に分腎機能を評価することができるのが特色である．

section 1 放射性医薬品

❶ ^{99m}Tc-DTPA（diethylene triamine pentacetic acid）：糸球体濾過物質であり，糸球体からの1回循環での濾過率は20％で，24時間で糸球体からほとんど排泄され，再吸収されないことから糸球体濾過率（GFR）を測定することができる[1]．

❷ ^{99m}Tc-MAG3（mercaptoacetyltriglycine）：近位尿細管分泌物質であり，1回の循環で60％が尿細管分泌され，糸球体濾過は5％のみであり，有効腎血漿流量 effective renal plasma flow（ERPF）を測定することができる．ERPFは腎血漿流量RPFのうち皮質ネフロンに関与したものをいい，腎全体の機能を表す．^{99m}Tc-MAG3は^{99m}Tc-DTPAに比べてバックグラウンドが低く，腎機能が低下している場合でも明瞭な画像が得やすい．GFRが必要な場合は^{99m}Tc-DTPAを用いる[1]．^{99m}Tc-DTPAと^{99m}Tc-MAG3は腎動態シンチグラフィに使用される．

❸ ^{99m}Tc-DMSA（dimercaptosuccinic acid）：多くが近位・遠位尿細管に集積し，尿中排泄は緩徐である．腎静態シンチグラフィに使用され，形態評価に有用である．

section 2 腎動態シンチグラフィ dynamic renal scintigraphy（図1）

　検査30分前に排尿，水分（5 ml/kg，成人で300～500 ml）を経口投与する．^{99m}Tc-DTPAあるいは^{99m}Tc-MAG3　200 MBqをボーラス投与し腹部から骨盤部の背面像を20分間連続して撮影する．腎に関心領域（ROI）を設定しレノグラムを作成する．レノグラムは，血流相（30秒程度の急峻な立

2 腎動態シンチグラフィ dynamic renal scintigraphy | 81

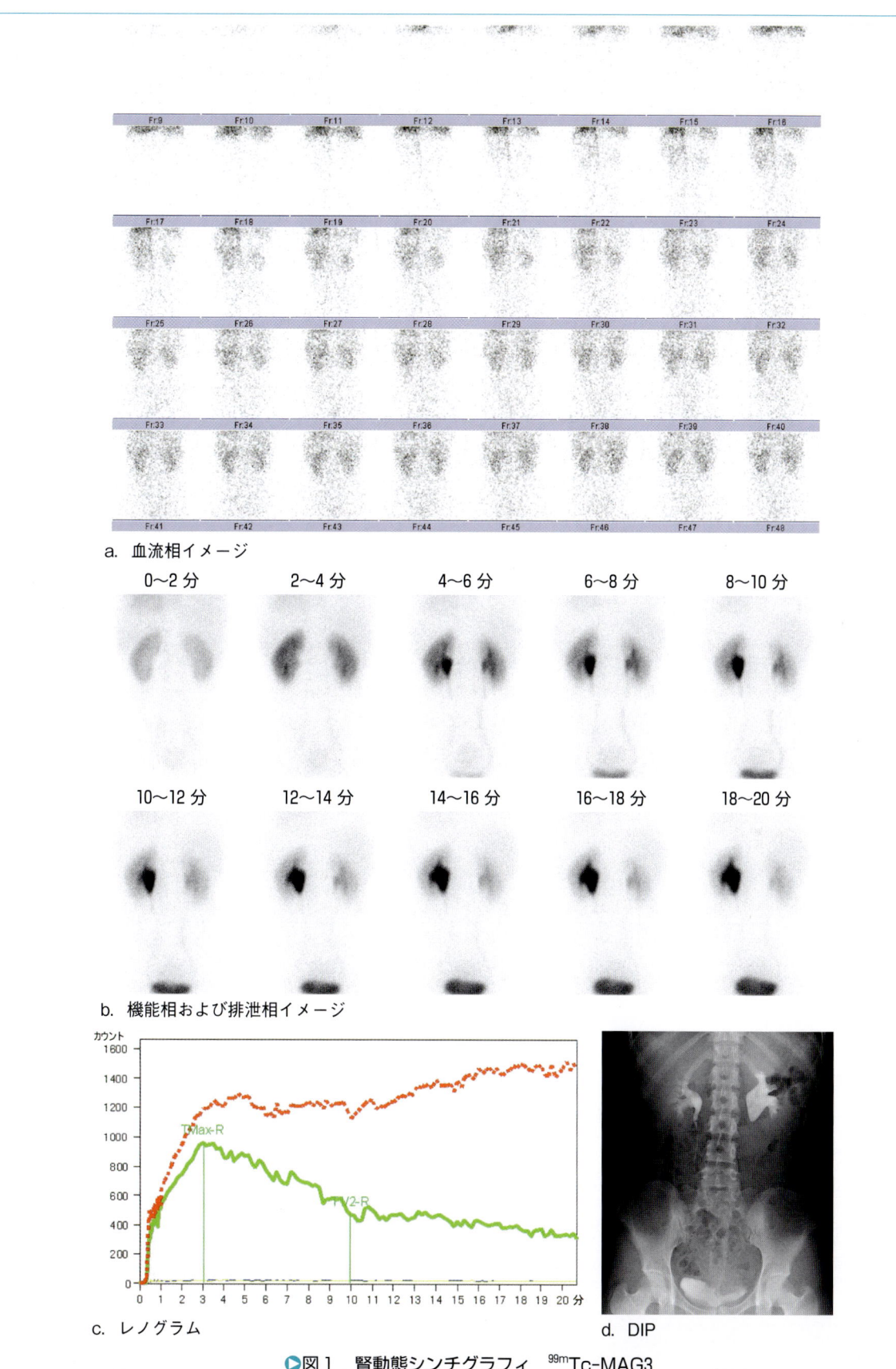

a. 血流相イメージ

b. 機能相および排泄相イメージ

c. レノグラム

d. DIP

▶図1　腎動態シンチグラフィ　⁹⁹ᵐTc-MAG3

腎臓が背側に位置しているため背側から撮影．a．1秒/フレームで撮影．異常所見を認めない．b．2分/フレームで撮影．左腎の腎盂の拡張とRI集積亢進を認める．c．左腎は明らかな排泄相を伴わない閉塞型を示す．右腎は正常．d．左腎の腎盂尿管移行部狭窄を認める．

▶図2　レノグラム

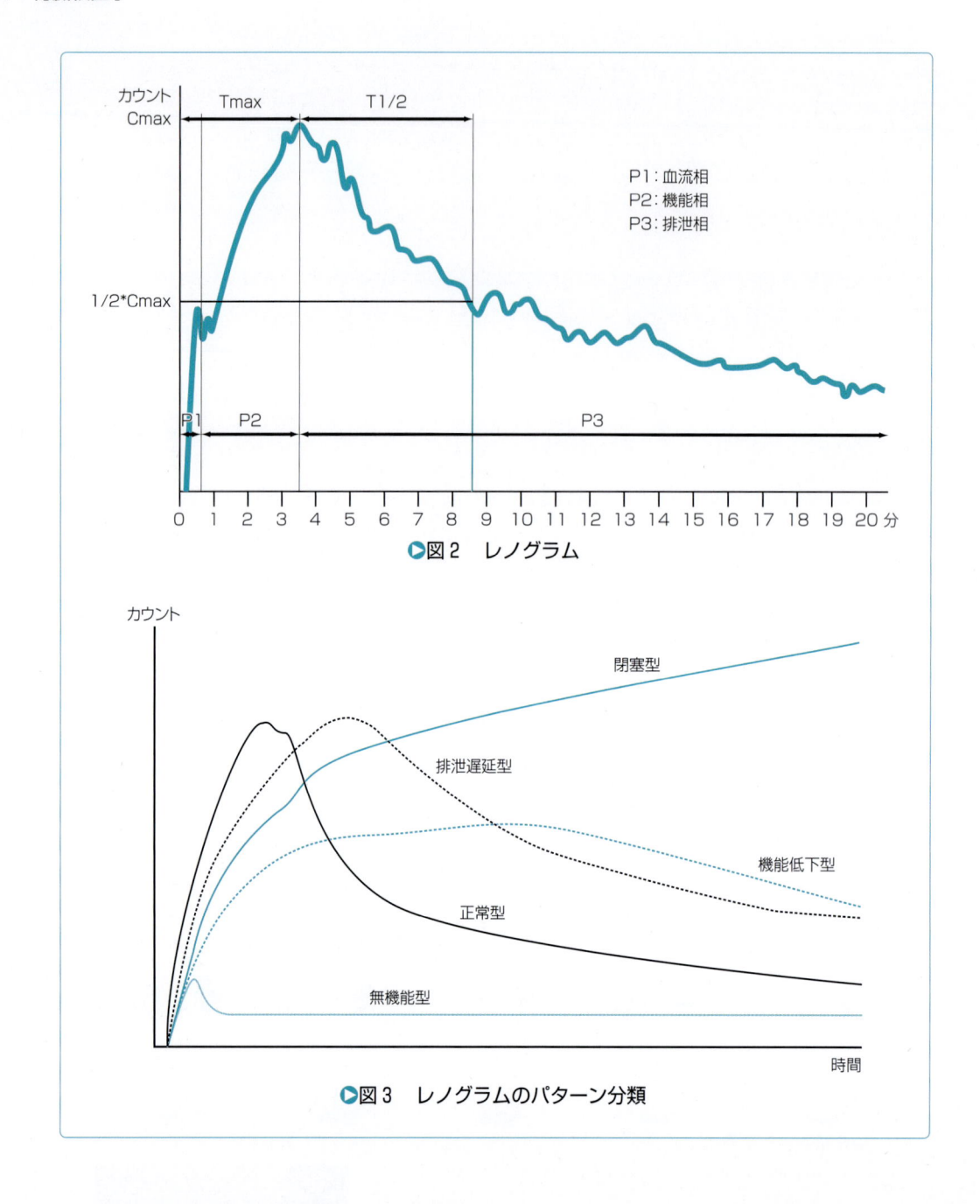

▶図3　レノグラムのパターン分類

ち上がり，腎血流を反映），機能相（2〜3分の比較的なだらかな増加，糸球体濾過や尿細管集積を反映），排泄相（ピークカウント以降，排泄過程）の3相からなる（図2）．指標としてTmax（投与からピークカウントまでの時間，3〜4分），T1/2（ピークカウントの時点からカウントが半分になるまでの時間，6〜10分）がある．尿量に影響されるため参考に留める[2]．レノグラムの形から，正常型，排泄遅延型，機能低下型，無機能型，閉塞型に分類される（図3）．腎実質障害でも閉塞型を示すことがあり，この場合には腎盂内の集積程度の推移が参考になる．

section 3　利尿レノグラフィ diuresis renography（DR）（図4）

腎盂，尿管が拡張し水腎症が疑われる場合に器質的尿路狭窄の有無や程度を評価するために施行さ

◯図4　利尿レノグラム

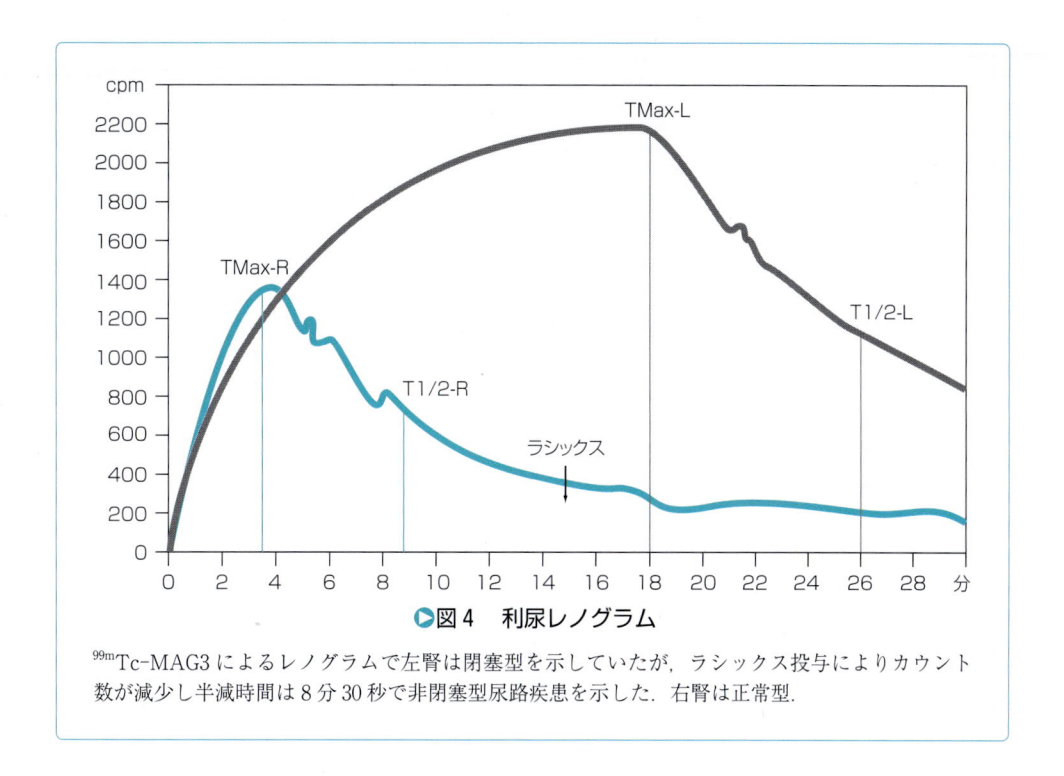

99mTc-MAG3によるレノグラムで左腎は閉塞型を示していたが，ラシックス投与によりカウント数が減少し半減時間は8分30秒で非閉塞型尿路疾患を示した．右腎は正常型．

れる．レノグラム撮影開始15分後にラシックス®（furosemide）0.3～0.5 mg/kg，成人で20 mgを静注し，さらに15分間撮影する．閉塞型を示していたレノグラムがラシックス投与によりカウント数が大きく低下した場合には非閉塞性と評価される．ピークカウント数が半減するまでに20分以上要する場合，閉塞性尿路疾患の可能性が高くなる（10分以内が正常）．偽陽性を示す場合があり，その原因として，不十分な水負荷，腎盂・腎杯の過度の拡張，腎機能低下や新生児期で利尿剤に対する反応性低下があげられる[3]．

section 4　カプトプリル負荷腎シンチグラフィ captopril augmented renal scintigraphy (CARS)

腎血管性高血圧症を診断する際に施行される．腎動脈狭窄による糸球体濾過率の低下を代償するためにレニン−アンギオテンシン系が活性化され糸球体輸出細動脈を収縮させ，糸球体濾過率を保つことで腎機能が維持される．アンギオテンシン変換酵素阻害剤であるカプトプリルを投与することで糸球体濾過率が低下しRIの排泄遅延を起こす．したがって，カプトプリルによりレノグラムが悪化すれば腎血管性高血圧症と診断される[4]．99mTc-DTPAあるいは99mTc-MAG3で通常の腎動態シンチグラフィを撮影し，2～3日後にカプトプリル25～50 mgを服用し1時間後に腎シンチグラフィを撮影する．負荷検査を先に行い，異常がなければそこで負荷なしの検査を省略する方法もある．99mTc-DTPAと99mTc-MAG3で診断能に明らかな差はない[5]．片側腎狭窄では有用性が高いが，両側性では反応が不明瞭である[6]．

84 | 11 腎臓核医学

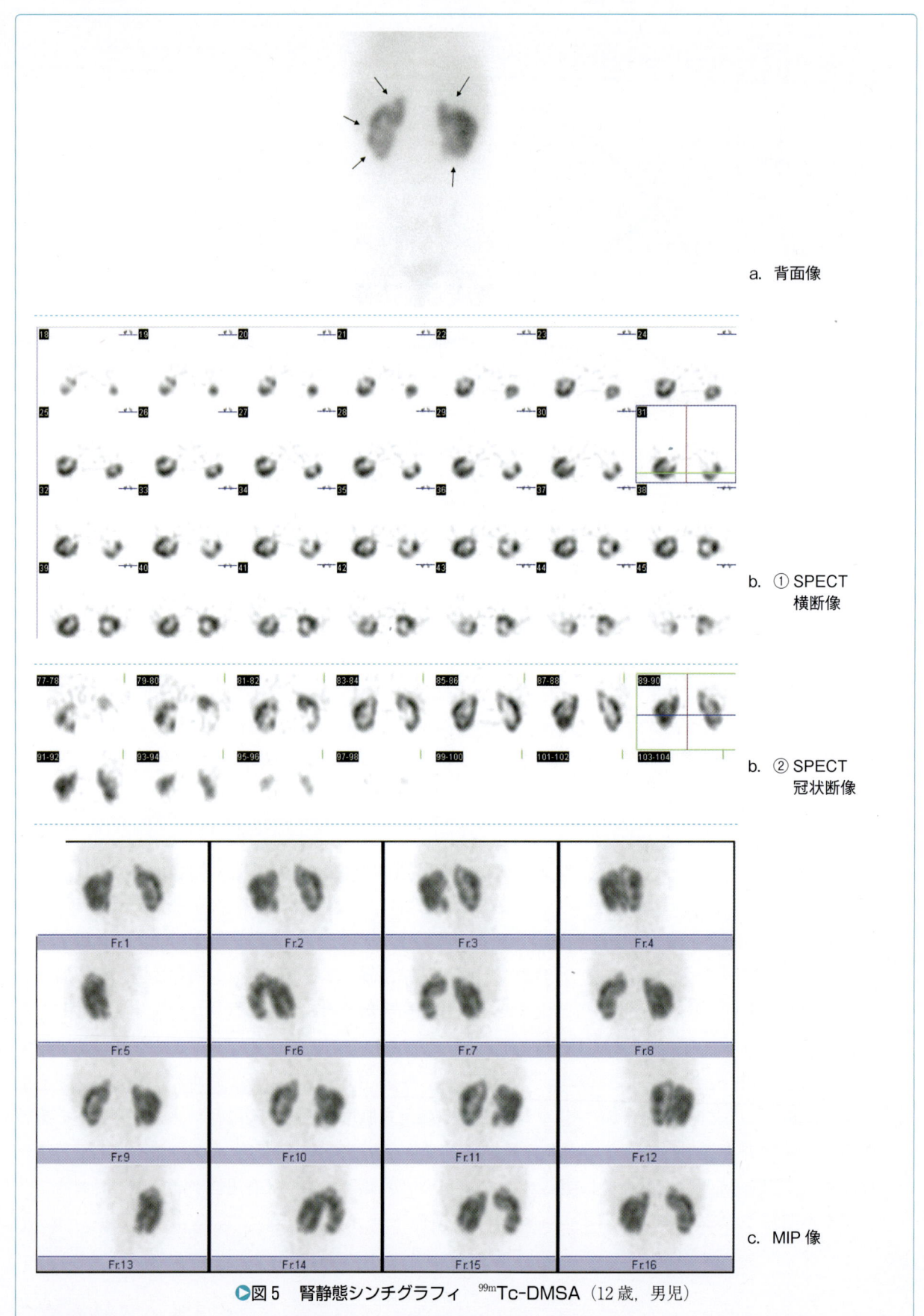

a. 背面像

b. ① SPECT 横断像

b. ② SPECT 冠状断像

c. MIP 像

●図5 腎静態シンチグラフィ ^{99m}Tc-DMSA（12歳，男児）
両側腎盂腎炎による瘢痕の症例．a. 両側腎に変形し多発性集積低下を認め，瘢痕形成を示す．b. 集積低下はSPECTでより明瞭に観察される．

section 5 腎静態シンチグラフィ static renal scintigraphy（図5）

^{99m}Tc-DMSA 185 MBq を静注し，2 時間後に背面像，正面像，側面像，斜位像を撮影する．SPECT も有用である．腎実質に強く集積し，膀胱尿管逆流症に伴う腎盂腎炎後の腎瘢痕の診断にすぐれている．腎上極や下極に集積低下，欠損を示す[7]．摂取率および左右分腎比は大まかな腎機能を評価するのに有効である．腎尿細管アシドーシスでは尿細管での再吸収が障害され摂取率が低下する[8]．

▶▶▶ Side Memo ●移植腎

移植腎の合併症は 3 つに分類される．すなわち，急性尿細管壊死，急性および慢性拒絶，シクロスポリン/タクロリムス腎毒性である．典型的には，術後 1 日目に出現するのが急性尿細管壊死で腎血流良好であるが，腎実質集積低下，排泄相欠如の所見を伴う．拒絶では，段階的に腎機能が悪化し，腎血流，腎実質集積，排泄相ともに欠如する．シクロスポリン/タクロリムス腎毒性も拒絶と同様な所見を呈することがあり，鑑別困難である．

文　献

1) 油野民雄，他：腎シンチグラフィ・レノグラム．臨床放射線 47(10)：1283-1291, 2002.
2) 伊藤和夫：泌尿器核医学検査　腎機能定量解析を中心に．画像診断 22(7)：736-743, 2002.
3) Conway JJ, et al: The "well tempered" diuretic renogram: a standard method to examine the asymptomatic neonate with hydronephrosis or hydroureteronephrosis. A report from combined meetings of The Society for Fetal Urology and members of The Pediatric Nuclear Medicine Council-The Society of Nuclear Medicine. J Nucl Med 33(11): 2047-2051, 1992.
4) Taylor A, et al: Consensus report on ACE inhibitor renography for detecting renovascular hypertension. Radionuclides in Nephrourology Group. Consensus Group on ACEI Renography. J Nucl Med 37(11): 1876-1882, 1996.
5) Nally JV, Jr: Provocative captopril testing in the diagnosis of renovascular hypertension. Urol Clin North Am 21(2): 227-234, 1994.
6) Itoh K, et al: Captopril renoscintigraphy with Tc-99m DTPA in patients with suspected renovascular hypertension. Prospective and retrospective evaluation. Clin Nucl Med 18(6): 463-471, 1993.
7) Itoh K, et al: Single photon emission computed tomography with Tc-99m-dimercaptosuccinic acid in patients with upper urinary tract infection and/or vesicoureteral reflux. Ann Nucl Med 5(1): 29-34, 1991.
8) Green DA, et al: Dimercaptosuccinic acid distribution in renal tubular acidosis. Br J Radiol 70(840): 1291-1292, 1997.

12 女性・生殖器腫瘍のFDG-PET/CT

　PET（positron emission tomography）は2002年に保険適用になって以降急速に普及が進み，PET/CTも含めて2011年4月現在では全国で282施設，423台が稼働している．多くの基幹病院で自施設に導入されるか，あるいは近隣にPET施設が開設されており，もはやPETは特殊な検査ではなく日常診療の中の画像診断法として確立したといえる．本稿の主題である女性生殖器腫瘍については2006年の保険診療報酬改定の際に卵巣癌，子宮体癌，子宮頸癌について新たに適用拡大されたが，さらに2010年には早期胃癌を除くすべての悪性腫瘍に適用疾患が拡大され，現在では肉腫も含めたすべての悪性腫瘍について保険適用となっている．

　一方，PETは画像診断が担うさまざまな役割の中で，万能の検査法というわけではない．それぞれの検査目的に応じて有用性が異なるために，上手に使い分ける必要がある．検査目的には治療前の鑑別診断，病期診断，そして治療効果判定，再発診断に大別されるが，まず正常像とピットフォールについて述べたあと目的別に概説する．

section 1　生理的集積と読影上のピットフォール

　FDG-PETは糖代謝の亢進した細胞・組織に集積するので，悪性腫瘍だけでなく炎症にも集積する．したがって活動性の炎症があれば偽陽性の原因となる．また，FDGはブドウ糖と異なり尿細管における再吸収がないため，尿路系から排泄される．したがって腎，尿管，膀胱には生理的に強い集積がみられる．PET/CTではCTを参照することが容易なので腎臓や膀胱を腫瘍と見誤ることはないが，尿管は傍大動脈リンパ節や腸骨リンパ節との鑑別が困難な場合があり，鑑別には造影CTや後期相と厳密に比較して読影することが肝要である．また膀胱憩室や尿管瘤などもFDGの集積だけでは病的集積と紛らわしいが，尿と同様の強い集積，そしてCTとの比較読影によって診断が可能である．

　骨盤領域における生理的集積は，尿路系以外にも消化管や女性生殖器に頻繁に認められる．異常所見を拾い上げる最初の作業はこれら生理的集積を除外することである．

　消化管の生理的集積は腹膜播種との鑑別が必要である．PET/CTの場合にはCTと比較すればかなり鑑別できるが，それでも腫瘍形成の少ない播種巣は診断がむずかしい．稀に消化器癌が潜んでいる場合もあるので注意を要する．集積の形（塊状であれば病変の可能性が高く，長軸方向に長ければ生

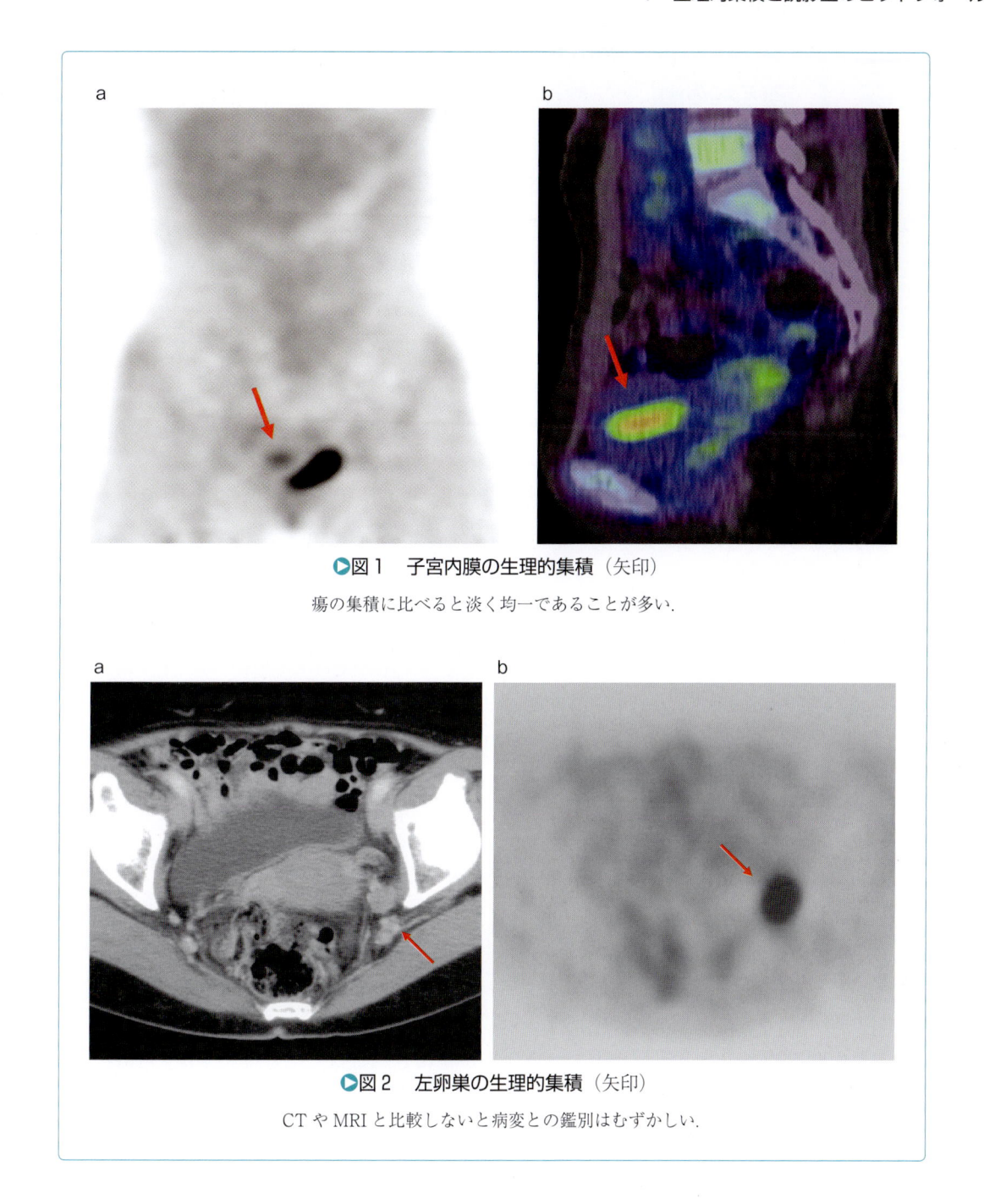

●図1　子宮内膜の生理的集積（矢印）
癌の集積に比べると淡く均一であることが多い．

●図2　左卵巣の生理的集積（矢印）
CTやMRIと比較しないと病変との鑑別はむずかしい．

理的の可能性が高い），分布，後期相などを参照する．便秘，下痢などの消化管機能もFDGの集積に影響する．

　子宮や卵巣には月経周期に伴い変動する生理的集積がみられる[1]．子宮内膜には月経開始1～3日目に中等度から高度の集積がみられることがあり（図1），子宮体癌との鑑別が必要になる．一般的に生理的集積は癌よりも集積が弱く均一であり，さらに特徴的な3角形を呈する場合が多い．また卵巣の生理的集積は排卵期から分泌期にかけての集積がみられ，通常片側性である（図2）．しかしFDGの生理的集積と病的集積の厳密な鑑別はむずかしく，たとえCTとの融合画像でも内膜癌や卵巣癌の診断は困難な場合がある．したがって病変が疑わしい場合にはMRIやエコーなど，他のモダリティによる精査が必要である．何よりも重要なのは問診において月経周期を確認しておくことであり，また可能であればPETの検査予約を排卵期前後には入れないようにすることである．

section 2 原発診断

　卵巣癌，子宮癌（体癌，頸癌）ともにFDGの集積は良好であるが，前述のように閉経前の患者では生理的集積を念頭において診断する必要がある．またPETは空間分解能の限界から，早期癌を含めて小病変の検出における有用性は低い．PET/CTの出現により子宮体部や頸部の淡い病的集積を指摘できるようになったが，それでもなお病変の検出能，感度という点においてはMRIのほうがはるかにすぐれており，病変のスクリーニングとしては不十分である．また進展度診断においてもMRI，CT，USといった空間分解能にすぐれた画像診断法があるので，この領域におけるPETの有用性は低い．

　一般的に悪性度の高い腫瘍ほどブドウ糖代謝が亢進しており，FDGの集積が強い傾向にある．しかし良悪性の鑑別診断という観点からは，FDGの集積だけで明確な診断は困難である．婦人科領域で良悪性の鑑別が重要なのは卵巣腫瘍，そして子宮筋層内腫瘤における筋腫と肉腫の鑑別であろう．卵巣腫瘍の場合，悪性充実性腫瘍では高集積を呈するが，悪性嚢胞性腫瘍で充実部が小さい場合，あるいは細胞密度が低い間質系腫瘍においてはFDGの集積が弱い場合がある．一方，良性の皮様嚢腫でも強い集積を呈する場合があり，PETだけでの鑑別診断には限界がある．やはり良悪性の鑑別にはMRI（造影，拡散強調画像を含む）が第一選択であり，PETは補助的な診断法である．子宮筋腫と子宮肉腫の鑑別においてもPETの診断能は十分ではなく，一般的に集積が強ければ肉腫，弱ければ筋腫の可能性が高いものの，筋腫でもFDGの強い集積を呈する例があり（図3），両者のオーバーラップがある[2]．この場合もやはりMRIが優先され，PETは参考情報に留まる．

　一方，今後PETの役割で期待されるのが悪性度・予後診断である．治療前の解剖学的な病期診断に加え，FDGの集積を加味した組織学的悪性度がわかれば，術前化学療法などの治療戦略に反映される可能性がある．子宮頸癌287例のFDG集積と予後を調べたKiddら[3]は，原発巣への強いFDG集積は予後不良であり，集積度と5年生存率には有意な相関があった．また多変量解析において独立した予後因子であったと報告している．子宮体癌においてもNakamuraら[4]はFDGの集積と組織学的グレードの相関を報告している．今後エビデンスが蓄積されれば，治療前のFDG集積によって治療戦略が変わる可能性のあることが示唆される．

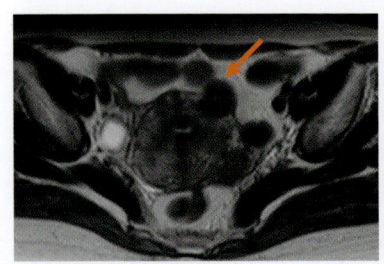

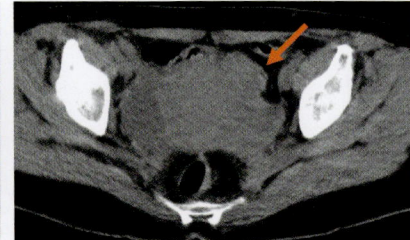

a．MRI T2強調画像　　　b．単純CT　　　c．PET/CT融合画像

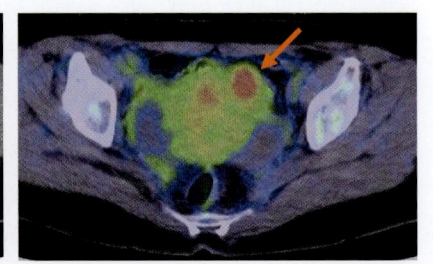

図3　FDGの集積を伴う子宮筋腫
　a．子宮から膨隆性に発育する低信号の腫瘤を認め，典型的な子宮筋腫の所見である（矢印）．
　c．子宮筋腫に一致したFDGの集積を認める（矢印）．SUV＝4.4であり，子宮筋腫にしては比較的強い集積であった．

section 3　病期診断

　FIGOによる婦人科癌進行期分類（FIGO2008）が2009年10月，約20年ぶりに全面改訂された．改訂の詳細は本稿の目的ではないので省略するが，大きなポイントの一つとして子宮体癌の病期診断においてリンパ節転移の位置が考慮されることになった．つまり従来のFIGO1988分類ではリンパ節転移が陽性であればIIIC期であったが，新分類では骨盤リンパ節転移陽性例をIIIC1期，傍大動脈リンパ節転移陽性例をIIIC2期と細区分することとなった．したがって今後はリンパ節転移の評価には位置も加えたより詳細な診断が必要になったものといえる．

　前述のごとく，FDG-PETは子宮癌の進展度診断にはほとんど寄与しないが，リンパ節転移や遠隔転移の診断に関しては有用性が報告されている（図4）．大きさだけでは判断がむずかしい転移リンパ節の診断にFDGの集積が付加情報を与えることになる．臨床病期1期の子宮頸癌47例のリンパ節転移をFDG-PET/CTで検討したSironiら[5]の報告では，患者ベースで感度73％，特異度97％，正診度89％であり，PET/CTとMRIの診断能を比較したChoiら[6]は病変ベースで感度57％，特異度93％，正診度51％であり，有意差はないもののMRIよりもPET/CTの診断能が良好であったと述べている．

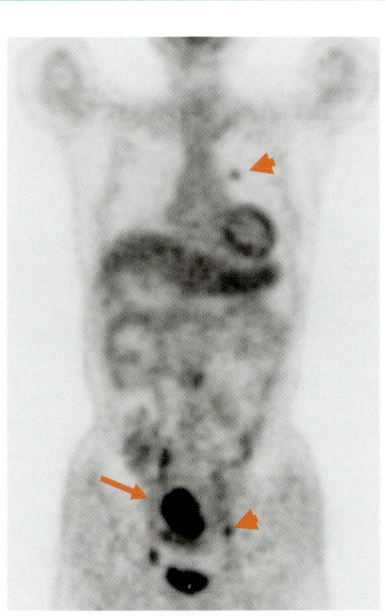

図4　子宮体癌，多発リンパ節転移，肺転移

a．FDG-PET全身MIP像

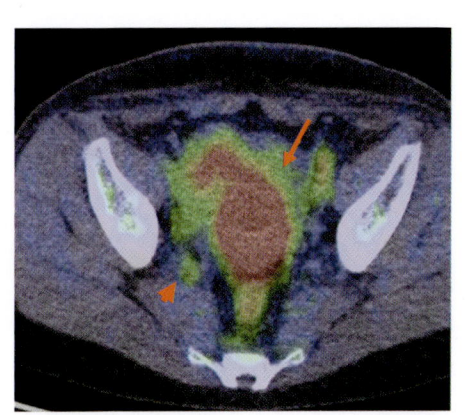

b．PET/CT融合画像

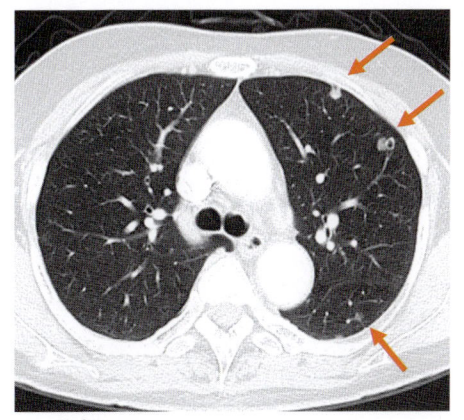

c．胸部CT

a．子宮に一致した強い集積を認める（矢印）．その他骨盤内や肺にも異常集積が散見される（矢頭）．
b．子宮体癌への集積（矢印）のほか，リンパ節への集積（矢頭）も認められる．
c．PETでは肺転移が1個しか同定できなかったが，CTでは小さな結節が多数みられた（矢印）．

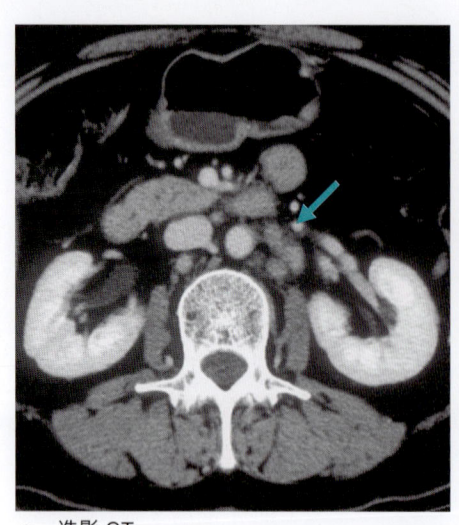

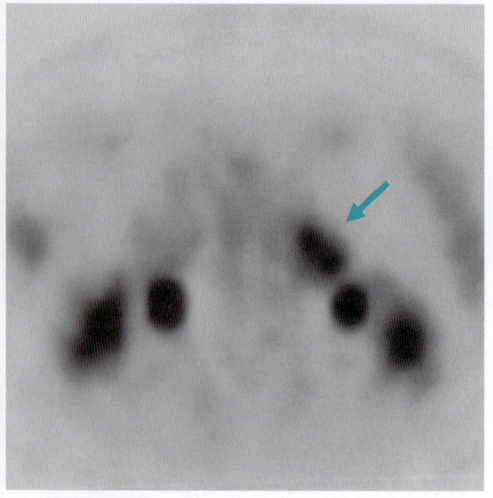

図5 子宮体癌，傍大動脈リンパ節転移

a．造影CT
b．FDG-PET

a．腎門部に集簇したリンパ節を認める（矢印）．最大径は7〜8mmであり，大きさだけでは転移と断定できない．
b．腎門部のリンパ節に一致した強い集積を認め，転移を示唆する所見である（矢印）．

一方，子宮体癌についてはKitajimaら[7]が病変部ベースで感度，特異度，正診度がそれぞれ53.3％，99.6％，97.8％，患者ベースで50.0％，86.7％，77.5％であったと報告しており，PET/CTのリンパ節診断における高い特異度が示唆される（図5）．また53例の子宮体癌についてリンパ節転移の診断能をPET/CTとMRIで比較した報告[8]では骨盤内リンパ節，傍大動脈リンパ節ともにPET/CTがMRIよりも感度，特異度ともにすぐれていた．

以上のように子宮頸癌，体癌ともにリンパ節転移の診断についてはPET/CTの有用性があるが，診断能は大きさと密接に関連しており，Sironi[5]，Kitajima[7]の報告でも特に直径5mm以下ではきわめて診断能が劣ることが報告されている．また当然ながら顕微鏡レベルの微小転移はPETで検出することは不可能である．

卵巣癌は初診時に腹膜播種を伴う進行癌の場合が稀ではないが，その診断には必ず開腹にて組織学的診断を行うことが癌取り扱い規約で定められており，画像診断の役割はかぎられている．PETはCTだけでは診断が困難な播種巣の検出にすぐれるが，小病変の診断能は不十分であり，腹膜播種の検出能をMDCTとPET/CTで比較した報告[9]では両者ともほぼ同等（真陽性：MDCT81％，PET/CT77％，偽陰性：MDCT19％，PET/CT23％）であった．このような場合のPETの役割は播種巣の検出ではなく，次項で述べる治療効果判定の役割であろう．

一方，婦人科腫瘍の病期診断では鎖骨窩リンパ節，縦隔リンパ節，骨転移，筋肉内転移などの予期しない，あるいは稀な部位への転移は見落としやすい．PETは全身の病変をコントラストよく描出可能であり，このような部位への転移の検出に関しては有用な画像診断法と考えられる．

section 4　治療効果判定

　近年の急速な抗腫瘍薬の進歩により，早期治療効果判定における画像診断の役割が増大している．すなわち化学療法施行後の早い段階でresponder, non responderを鑑別できれば治療方針を見直すことが可能となるからである．通常の効果判定は腫瘍の縮小により判定するが，腫瘍サイズの変化よりも先に糖代謝が低下することが知られており，早期効果判定におけるPETの役割が期待されている．また治療後においてもviabilityの有無を判定することにより追加治療を検討することができる（図6）．

　子宮頸癌3例の術前化学療法においてPETによる効果判定を行った報告[10]では，SUVの変化と組織学的変化が良好に相関しており，予備試験報告ではあるがPETが治療モニタに有効である可能性を示唆している．さらに婦人科悪性腫瘍21例の術前化学療法の効果判定をPETで行ったNishiyama

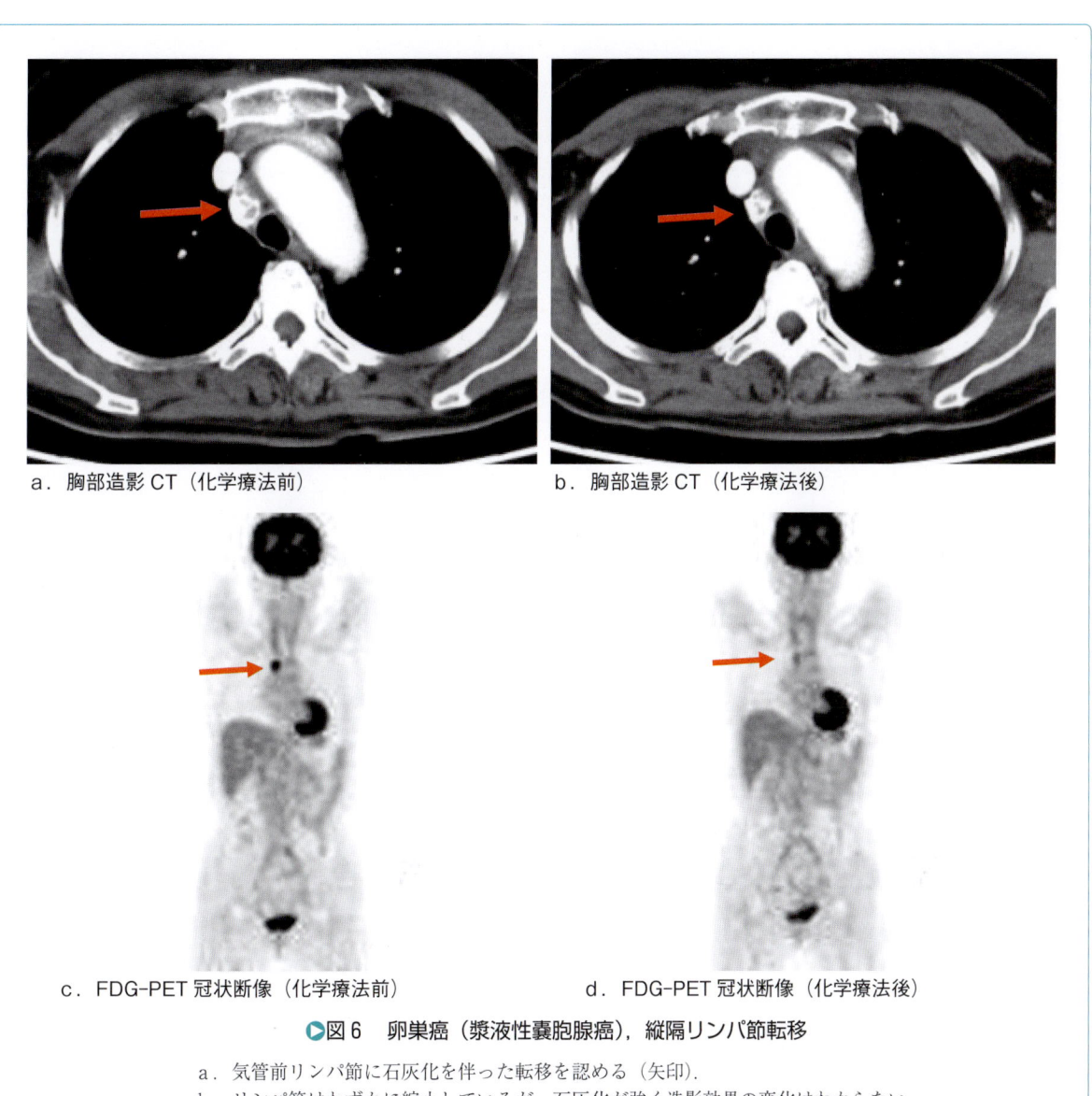

a．胸部造影CT（化学療法前）　　　　　b．胸部造影CT（化学療法後）

c．FDG-PET冠状断像（化学療法前）　　　d．FDG-PET冠状断像（化学療法後）

▶図6　卵巣癌（漿液性嚢胞腺癌），縦隔リンパ節転移
　a．気管前リンパ節に石灰化を伴った転移を認める（矢印）．
　b．リンパ節はわずかに縮小しているが，石灰化が強く造影効果の変化はわからない．
　c．縦隔リンパ節に一致したFDGの集積を認める（矢印）
　d．同部の集積は明らかに低下しており，化学療法の効果が明瞭にわかる．

ら[11])の報告では，治療前後の集積変化は治療効果と良好に相関し，SUV が 65％以上の減少を閾値とすると，感度 90％，特異度 82％で responder（治療反応患者），non-responder（治療無反応患者）を鑑別できたと述べている．

このほか子宮頸癌治療後に PET を施行し，再発診断と予後予測に関する検討を行った報告[12]では治療後に FDG の集積が残存，あるいは新たに出現した患者は有意に予後が悪く，PET は治療効果の判定に有用であったとされている．

まだこの領域における報告はかぎられており，PET の有用性は確立されたものではない．しかし今後は治療法の進歩とともに PET の必要性がますます増大するものと思われる．FDG 以外の薬剤についても研究が行われており，今後最も期待される分野である．

section 5 再発診断

現時点で婦人科腫瘍の PET 診断に最も有用性が高く，また実際に現場でも多く行われている検査目的がこの再発診断である．

子宮頸癌 52 例の再発診断に PET/CT を用いた Chung ら[13]は感度，特異度，正診度はそれぞれ 90.3％，81.0％，86.5％であり，23％で治療方針が変更されたと報告している．また Kitajima ら[14]はリンパ節や腹膜再発における PET/CT の優位性を示しており，PET 専用機に比べて生理的集積などの偽陽性が減少し診断能が向上したと述べている．しかし小さな病変については PET/CT を用いても偽陰性の場合があるので注意を要する．

子宮体癌治療後の再発診断に PET を用いた Belhocine らの報告[15]では再発巣の検出における FDG-PET の感度，特異度，正診度はそれぞれ 96％，78％，90％であり，再発病変の特定や無症状の再発巣検出に有用性が高いと述べている．PET/CT を用いた最近の報告[16-18]では感度が 91〜100％，特異度 83〜100％，正診度 92〜97％と，PET 専用機よりもさらに良好な診断能が示されており，再発診断においては PET/CT が最もすぐれた画像診断といえる．癌よりも再発頻度が高い子宮肉腫でも PET の診断能は高く，感度，特異度，正診度は 93％，100％，94％であり 33.3％の患者で治療方針が変更されたという報告がある[19]．

卵巣癌における再発診断にも PET が有用という報告は多い（図 7）．PET 専用機と PET/CT，そして CA125 や MRI，CT との比較を行ったメタアナリシス解析では，34 件の文献検索の結果，感度，特異度ともに CT，MRI よりもすぐれていた[20]．さらに PET/CT に造影 CT を組み合わせると成績が向上することも報告されている[21]．

以上のように文献的には再発診断における FDG-PET/CT の有用性は数多く報告されているが，無症状の段階，つまり経過観察における実施は推奨されていない．これは経済的理由のほか，予後の改善効果も確定されていないことによる．子宮頸癌の治療ガイドライン（2007 年版）では治療後の経過観察における画像診断は CT，MRI などがグレード E であり，FDG-PET に関してはまだ推奨項目に記載されていない．子宮体癌治療ガイドライン（2009 年版）では胸部 X 線以外の画像診断は経過観察では使用せず，PET を含めた CT，MRI などの画像診断は再発が疑われた場合に有用性があるとして推奨されている（グレード B）．また卵巣癌の経過観察については CT，MRI が 6 か月ごと，FDG-PET は適宜，と記載されているが，科学的根拠がなく推奨レベルは示さないとの付記がある．つま

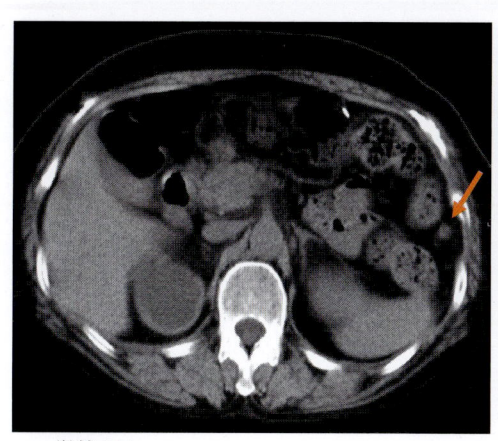

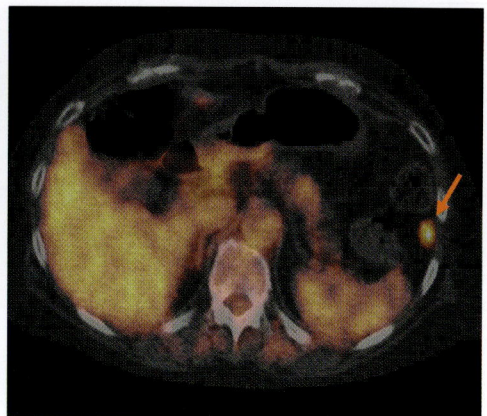

◉図7　卵巣癌治療後．経過観察中に CA-125 が徐々に上昇．
a．単純CT
b．PET/CT 融合画像

a．左側腹部に直径 7 mm ほどの結節を認めるが（矢印），異常と診断することはむずかしい．
b．結節に FDG の強い集積があり（矢印），腹膜再発ということがわかる．

り，いずれの癌においても単なる経過観察ではなく，腫瘍マーカーや他の画像診断で再発が疑われた場合の確認や他病巣の検出にPETを用いるのが現時点でのコンセンサスといえる．

おわりに

現時点で婦人科腫瘍の画像診断ではMRIが主たるモダリティであることに変わりはなく，他の腫瘍と同様にこの領域においてもPET（PET/CT）の果たす役割は転移・再発診断が主である．しかし治療効果判定や悪性度診断・予後予測など，今後画像診断に要求される役割はさらに増大することが予想され，これらに対応する将来性においてPETはMRIを凌駕する可能性がある．

今後のPET装置および新規放射性薬剤の開発に期待したい．

文献

1) Nishizawa S, et al : Physiological 18F-FDG uptake in the ovaries and uterus of healthy female volunteers. Eur J Nucl Med Mol Imaging 32 : 549-556, 2005.
2) Kitajima K, et al : Spectrum of FDG PET/CT findings of uterine tumors. AJR 195(3) : 737-743, 2010.
3) Kidd EA, et al : The standardized uptake value for F-18 fluorodeoxyglucose is a sensitive predictive biomarker for cervical cancer treatment response and survival. Cancer 110(8) : 1738-1744, 2007.
4) Nakamura K, et al : The SUVmax of 18F-FDG-PET correlates with histological grade in endometrial cancer. Int J Gynecol Cancer 20(1) : 110-115, 2010.
5) Sironi S, et al : Lymph node metastasis in patients with clinical early-stage cervical cancer : detection with integrated FDG PET/CT. Radiology 238(1) : 272-279, 2006.
6) Choi HJ, et al : Comparison of the accuracy of magnetic resonance imaging and positron emission tomography/computed tomography in the presurgical detection of lymph node metastases in patients with uterine cervical carcinoma : a prospective study. Cancer 15 ; 106(4) : 914-922, 2006.
7) Kitajima K, et al : Accuracy of 18F-FDG-PET/CT in detecting pelvic and paraaortic lymph node metastasis in patients with endometrial cancer. AJR 190(6) : 1652-1658, 2008.
8) Park JY, et al : Comparison of the validity of magnetic resonance imaging and positron emission tomography/computed

tomography in the preoperative evaluation of patients with uterine corpus cancer. Gynecol Oncol 108(3): 486-492, 2008.
9) Funicelli L, et al: Peritoneal carcinomatosis from ovarian cancer: the role of CT and ^{18}F-FDG-PET/CT. Abdom Imaging 35(6): 701-707, 2010.
10) Yoshida Y, et al: Metabolic monitoring of advanced uterine cervical cancer neoadjuvant chemotherapy by using ^{18}F-fluorodeoxyglucose positron emission tomography: preliminary results in three patients. Gynecol Oncol 95: 597-602, 2004.
11) Nishiyama Y, et al: Monitoring the neoadjuvant therapy response in gynecological cancer patients using FDG-PET. Eur J Nucl Med Mol Imaging 35(2): 287-295, 2008.
12) Grigsby PW, et al: Posttherapy surveillance monitoring of cervical cancer by FDG-PET. Int J Radiat Oncol Biol Phys 15; 55(4): 907-913, 2003.
13) Chung HH, et al: Clinical impact of integrated PET/CT on the management of suspected cervical cancer recurrence. Gynecol Oncol 104(3): 529-534, 2007.
14) Kitajima K, et al: Performance of FDG-PET/CT for diagnosis of recurrent uterine cervical cancer. Eur Radiol 18(10): 2040-2047, 2008.
15) Belhocine T, et al: Usefulness of ^{18}F-FDG-PET in the post-therapy surveillance of endometrial carcinoma. Eur J Nucl Med Mol Imaging 29(9): 1132-1139, 2002.
16) Kitajima K, et al: Performance of integrated FDG-PET/contrast-enhanced CT in the diagnosis of recurrent uterine cancer: comparison with PET and enhanced CT. Eur J Nucl Med Mol Imaging 36(3): 362-372, 2009.
17) Chung HH, et al: The clinical impact of ^{18}F-FDG-PET/CT for the management of recurrent endometrial cancer: correlation with clinical and histological findings. Eur J Nucl Med Mol Imaging 35(6): 1081-1088, 2008.
18) Park JY, et al: Clinical impact of positron emission tomography or positron emission tomography/computed tomography in the posttherapy surveillance of endometrial carcinoma: evaluation of 88 patients. Int J Gynecol Cancer 18(6): 1332-1338, 2008.
19) Park JY, et al: Role of PET or PET/CT in the post-therapy surveillance of uterine sarcoma. Gynecol Oncol 109(2): 255-262, 2008.
20) Gu P, et al: CA 125, PET alone, PET-CT, CT and MRI in diagnosing recurrent ovarian carcinoma: a systematic review and meta-analysis. Eur J Radiol 71(1): 164-174, 2009.
21) Kitajima K, et al: Performance of integrated FDG-PET/contrast-enhanced CT in the diagnosis of recurrent ovarian cancer: comparison with integrated FDG-PET/non-contrast-enhanced CT and enhanced CT. Eur J Nucl Med Mol Imaging 35(8): 1439-1448, 2008.

13 センチネルリンパ節シンチグラフィ

section 1 センチネルリンパ節とは

　センチネルリンパ節（見張り番リンパ節；sentinel lymph node）とは，腫瘍の原発巣から流れるリンパ流が最初に到達するリンパ節である．センチネルリンパ節が最初に転移するリンパ節とはかぎらないが，癌のリンパ節転移はセンチネルリンパ節から始まると考えられる．これをセンチネルリンパ節理論という[1]．

　癌に対する従来の術式はリンパ節郭清が中心であったが，リンパ節郭清は術後の合併症が高頻度に発生することが問題である．センチネルリンパ節理論に従い，術中にセンチネルリンパ節を摘出する．これをセンチネルリンパ節生検（sentinel lymph node biopsy：SLNB）という．その病理結果が陰性であれば，リンパ節転移なしとされ，リンパ節郭清を省略する．一方，病理結果が陽性であれば，リンパ節郭清を施行する．この方法をセンチネルリンパ節ナビゲーション手術（sentinel node naviga-

▶▶▶ Side Memo ● N0 乳癌と乳房温存手術

　外科手術の動向の一つに縮小手術がある．乳房切除術に代わって，乳房を温存する乳房円状もしくは扇状部分切除術が行われ，腋窩リンパ節郭清を加える．N0 乳癌において，手技に習熟した医師が行ったSLNB で，転移陰性と判断された場合に，郭清を省略できる根拠がある[4]．

column

微小転移の定義

　N0 症例ではリンパ節転移陽性であっても非常に小さいリンパ節転移である．最大径 0.2～2 mm の転移巣を微小転移（micrometastasis）という．2 mm 以上を macrometastasis，0.2 mm 以下を ITC（isolated tumor cells，遊離性癌細胞）という[5]．ITC はリンパ節転移陽性には含まれない．

> **トピックス　OSNA 法と免疫組織化学**
>
> 術中診断として，多割面迅速凍結病理診断が行われるが，最近では組織の標的 mRNA を検出・定量化できる OSNA（one step nucleic acid amplification）法が用いられる．30 分で診断が可能である．HE 染色で明らかな転移を認めない場合には，抗サイトケラチン抗体による免疫組織化学染色が行われる．

tion surgery：SNNS）という．SNNS によって，不要なリンパ節郭清を省き，術後合併症が回避でき，コスト削減がもたらされる．

　センチネルリンパ節の検出法には，放射性コロイドを用いて術前にセンチネルリンパ節シンチグラフィを施行してセンチネルリンパ節の位置確認（mapping という）を行い（RI 法），術中に小型ガンマ線検出器（ガンマプローブという）による同定法が行われている．カウント数がバックグランドの 10 倍以上を示すリンパ節をセンチネルリンパ節とする[2]．

　ガンマプローブでは画像が得られず，点状の検索である．リンパシンチグラフィは一定の視野をもち，解剖学的位置関係が明瞭となるため有利である．

　色素法は色素（インドシアニングリーン：ICG，パテントブルー，など）投与による肉眼的検出法である．センチネルリンパ節の同定には，RI 法と色素法の併用法を用いるのが望ましい[3]．

section 2　SNNS の適応例

　乳癌および皮膚悪性黒色腫に対して放射性コロイドを用いた RI 法と色素法の同時法もしくはどちらか一法のみが保険適用となっている．そのほか，胃癌，頭頸部癌，肺癌，大腸・直腸癌，食道癌，泌尿生殖器癌などに対して SNNS の有用性が報告されている[6,7]．

　SNNS の適応は早期癌で，T1N0M0 もしくは T2N0M0 の症例である．リンパ節転移例は SNNS の適応ではない．

section 3　検査法の原理

　センチネルリンパ節を同定するためには，血液中に流入せずリンパ流のみに移行する ^{99m}Tc 標識コ

> **トピックス　ICG 蛍光法**
>
> 蛍光物質を光エネルギーにより励起状態とし，これが基底状態へ戻る時に出す蛍光を検知し画像化する方法である．自家蛍光を避けるため，近赤外光（650〜900 nm）を用いる．ICG は赤外光によって励起され，波長の異なる近赤外光（800〜850 nm）を発する．ICG を腫瘍周囲に注入し，センチネルリンパ節を赤外線検出カメラで検出する．

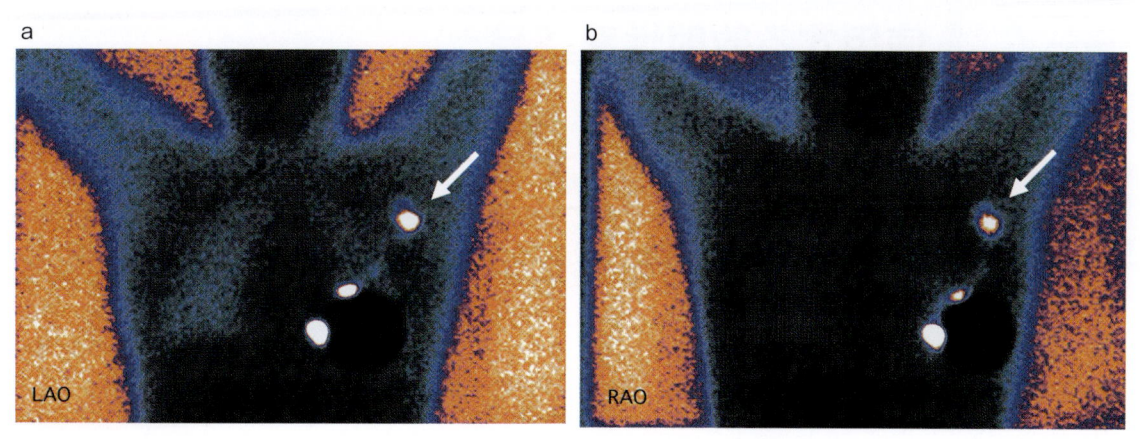

◯図1　左乳癌　T1N0M0（60歳代，女性）

左乳癌病巣部周囲4か所に^{99m}Tc-スズコロイド 37 MBq（4分割）を注入し，2時間後に撮影した．患者背部に面線源置き，検出器を軽度傾斜（LAO 10°，RAO 10°）させ，注入部位からの散乱放射線（shine-through現象）を遮蔽する目的で鉛製小円盤を置き撮影した．矢印がセンチネルリンパ節である．

ロイド製剤を腫瘍内あるいは腫瘍周囲の組織内の数か所に投与することが必要である．トレーサ投与後リンパ節に集積し，長時間保持・停留されていることが望ましい．コロイド粒子径は100〜150 nmがリンパシンチグラフィに適している[2]．一般に，粒子径が大きいほど，リンパ節に長く留まる．しかし，＞1,000 nmではリンパ節への取り込みが低下し，＜5 nmではリンパ節に停留せず通過してしまう．

核医学検査としてセンチネルリンパ節を，ガンマカメラを用いてリンパシンチグラフィを撮影し，センチネルリンパ節を検出する方法（図1）と，術中にガンマプローブを用いる方法がある．最近では小型の半導体検出器（モバイルカメラ）を手術室に搬入し，術中にセンチネルリンパ節シンチグラフィを行う試みもある．

▶▶▶ Side Memo　● SPECT/CT

一体型SPECT/CT装置を使用して融合画像を再構成するとセンチネルリンパ節の解剖学的位置関係がより明瞭となる[8]（図2）．

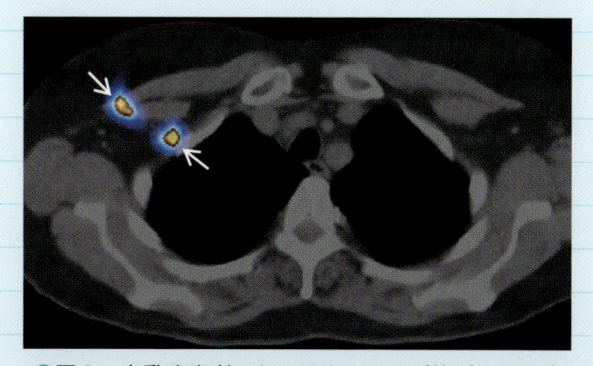

◯図2　右乳癌患者のセンチネルリンパ節（レベルⅠ）
カラー表示で2つ明瞭に描出されている．

section 4 使用する放射性医薬品

^{99m}Tc-phytate（フチン酸）と^{99m}Tc-スズコロイドが保険収載されている．欧米では^{99m}Tc-硫化コロイド，などが用いられているが，わが国では入手困難である．いずれもコロイド製剤で，静注すると，Kupffer細胞，マクロファージなどに貪食されるため，肝シンチグラフィ用製剤として長年用いられてきた．^{99m}Tc-フチン酸はコロイド製剤ではないが，組織内のCa^{2+}イオンと結合してコロイドとなる．

放射性医薬品の調製とその病巣周囲への注入はラジオアイソトープ室の管理区域内にて行わねばならない．

術中，ガンマプローブで放射能活性を測定し，カウント数がバックグランドの10倍以上を示すリンパ節をすべてセンチネルリンパ節として摘出を行う．

section 5 放射性コロイド投与法の実際

一般に，放射性コロイドを37 MBq（1 mCi），0.5 ml程度を腫瘍周囲の4か所の皮下もしくは粘膜下に投与する．腫瘍の部位によって投与方法が異なるので，乳癌，皮膚悪性黒色腫，胃癌，頭頸部癌（舌，口腔癌）について標準的な方法を述べる．

1 乳癌

手術の12～24時間前に腫瘍周囲の皮下の4～6か所に1か所あたり0.1 ml程度，20～37 MBqを注入する．注入直後からガンマカメラにて動態撮影を行うと，リンパ管からセンチネルリンパ節へのトレーサの流れが経時的に観察できる．注入後1～2時間後に静態撮影を行い，センチネルリンパ節の位置を確認し，皮膚上にマーキングを行う（☞図1）．

手術中に，ガンマプローブにて，センチネルリンパ節を同定し，摘出し，病理学的検索を行う．

2 皮膚悪性黒色腫

悪性黒色腫の症例では，手術の4～6時間前に，原発巣または切除生検部位の周囲4～6か所に放射性コロイドを皮内投与し，ガンマカメラにて約1時間後にシンチグラムを撮影する．センチネルリンパ節の描出と位置を確認し，皮膚上にマーキングを行う．

その後，手術室にて原発巣の切除または拡大切除・植皮術を行った後に，ガンマプローブ誘導下にセンチネルリンパ節を同定し，摘出し，病理学的検索を行う．

3 胃癌

手術の12～24時間前に，内視鏡下で腫瘍周囲4か所に放射性コロイドを注入する．局注が浅すぎ

前面像

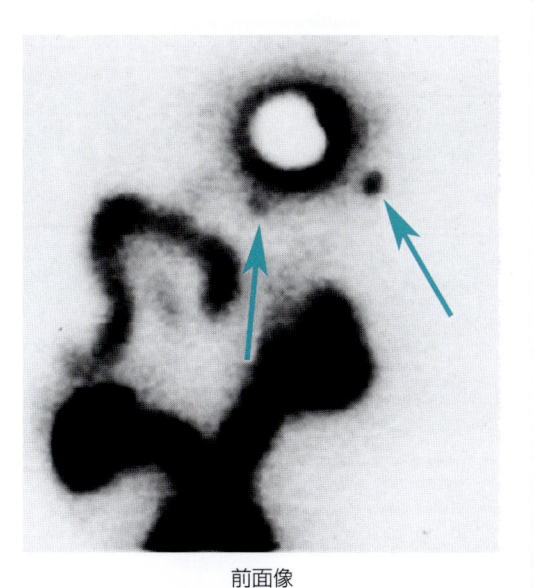

▶図3 早期胃癌Ⅱc（70歳代，男性）

内視鏡下，胃癌病巣部周囲4か所に^{99m}Tc-スズコロイド 37 MBq（4分割）を注入し，3時間後に撮影した．注入部位からの散乱放射線を遮蔽する目的で鉛製小円盤を腹壁に置き撮影した．矢印がセンチネルリンパ節である．注入時に漏出したトレーサが腸管内に貯留している．

ると穿刺部位から注入した放射性コロイドが胃内腔に漏出するため，シンチグラム読影の妨げとなる．放射性コロイド注入後1～2時間後にガンマカメラにてセンチネルリンパ節の描出と位置を確認する（図3）．その情報を基に，術中にはガンマプローブにてセンチネルリンパ節を確認，摘出し，病理学的検索を行う．食道癌，結腸・直腸癌に対するSNNSも内視鏡的に放射性コロイドを投与して，胃癌の場合とほぼ同様な方法である．

4 頭頸部腫瘍

　舌癌に関する報告が多い．放射性コロイド注入時，疼痛を伴うので，1％リドカインで局所麻酔を行ってから注入する．原発巣辺縁の粘膜下層の4か所に放射性コロイドを注入後，1～2時間後にガンマカメラにてセンチネルリンパ節の描出と位置を確認する（図4）．時に，両側頸部にセンチネルリンパ節が描出されるので注意する．術中にはガンマプローブにてセンチネルリンパ節を確認し，摘出して病理学的検索を行う．

section 6　放射線被曝

　^{99m}Tc標識放射性コロイド 74 MBq（2 mCi）が患者に投与されているとした場合，1回の手術あたり執刀医は4～6μSv，前立ち医師は2μSvである．摘出したセンチネルリンパ節，血液，ガーゼなどの取り扱いによって受ける被曝量は無視できる量である．ただし，手袋着用にて慎重に取り扱うこと．

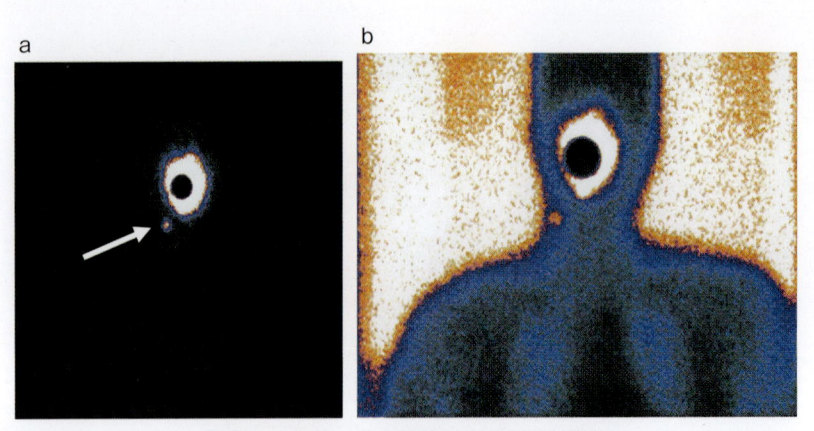

▶図4　舌癌　T1N0M0（70歳代，男性）

右側舌癌病巣部周囲4か所に^{99m}Tc-フチン酸 37 MBq（4分割）を注入し，2時間後に撮影した．注入部位からの散乱放射線を遮蔽する目的で鉛製小円盤を顔面に置き撮影した．矢印がセンチネルリンパ節である（レベルIII）（a）．患者背部に面線源を置いて撮影すると，解剖学的位置が明瞭となる（b）．

文　献

1）Cody HS：Sentinel lymph node mapping in breast cancer. Breast Cancer 6：13-22, 1999.
2）Sato K：Optimal particle size of radiocolloid for sentinel node identification in breast cancer-electron microscopic study and clinical comparison. Breast Cancer 11：256-263, 2004.
3）日本乳癌学会：センチネルリンパ節の同定には，色素とアイソトープの併用法を用いるのが望ましいか．日本乳癌学会編：科学的根拠に基づく乳癌診療ガイドライン2外科療法　2008年度版．金原出版，pp36-37, 2008.
4）日本乳癌学会：N0乳癌へのセンチネルリンパ節生検による腋窩郭清省略は妥当か．日本乳癌学会編：科学的根拠に基づく乳癌診療ガイドライン2外科療法2008年度版．金原出版，pp33-35, 2008.
5）UICC TNM：Classification of malignant tumors, 6th ed, Springer, pp131-142, 2002.
6）Nakahara T, et al：Preoperative lymphoscintigraphy for detection of sentinel lymph node in patients with gastric cancer-initial experience. Ann Surg Oncol 15：1447-1453, 2008.
7）Terada A, Hasegawa Y, Yatabe Y, et al：Follow-up after intraoperative sentinel node biopsy of N0 neck oral cancer patients. Eur Arch Otorhinolaryngol 268：429-435, 2011.
8）Even-Sapir E, et al：Lymphoscintigraphy for sentinel node mapping using a hybrid SPECT/CT system. J Nucl Med 44：1413-1420, 2003.

14 悪性リンパ腫の FDG-PET/CT

^{18}F-fluorodeoxyglucose（FDG）を用いた PET 検査は，悪性リンパ腫の病期および転移・再発診断に対し，平成 14 年度より保険適用を受けている．その後 PET 装置は，形態情報が得られる CT と一体化した PET/CT 装置に置き換わり，現在はこの複合型 PET/CT 装置が広く普及している．かつては検査で用いる薬剤を合成するため，サイクロトロンや合成装置など大がかりな設備を必要としたが，放射性薬剤である FDG の商用供給が可能となったことで高額な初期投資が不要となり，検査可能施設が飛躍的に増加した．こうして PET/CT 検査は，悪性リンパ腫の治療方針を考慮するうえで重要な画像診断法の一つと認識されるに至っている．本章では悪性リンパ腫に対する FDG-PET/CT 検査の臨床的意義，診断上の留意点を解説する．

section 1 悪性リンパ腫における PET 検査の臨床的役割

FDG は悪性腫瘍に集積する薬剤ではなく，集積の高い良性病変がある一方で，集積の低い悪性腫瘍も多く，集積の強さによって悪性リンパ腫か否かを鑑別することはできない（図 1）．しかしながら，悪性リンパ腫の腫瘍細胞の多くは糖代謝が亢進しているため，FDG を用いた PET/CT 検査によって，全身の病変の広がりが容易に把握できるとともに，形態画像では得られない細胞の viability に関する情報が得られる．

1 病期診断

悪性リンパ腫を治療するにあたっては組織型と病期が重要であり，治療前の病期決定に画像診断，特に PET/CT は大きな役割を担う．リンパ節や節外臓器のみならず，骨髄や脾臓への浸潤に対する診断精度も比較的良好である[1,2]．PET 検査が行われる前は，局所の評価に CT，全身の評価にガリウムシンチグラフィが行われていた．現在は多検出器列を備えたマルチスライス CT が普及したため，CT による全身の評価も容易となったが，形態学的画像診断である CT ではリンパ節腫大は認識できても viability については評価できない．またガリウムシンチグラフィは SPECT による撮影を行ったとしても感度・特異度の点で FDG-PET のほうがすぐれており[3]，PET が行える環境にあれば従来の

102　14　悪性リンパ腫の FDG-PET/CT

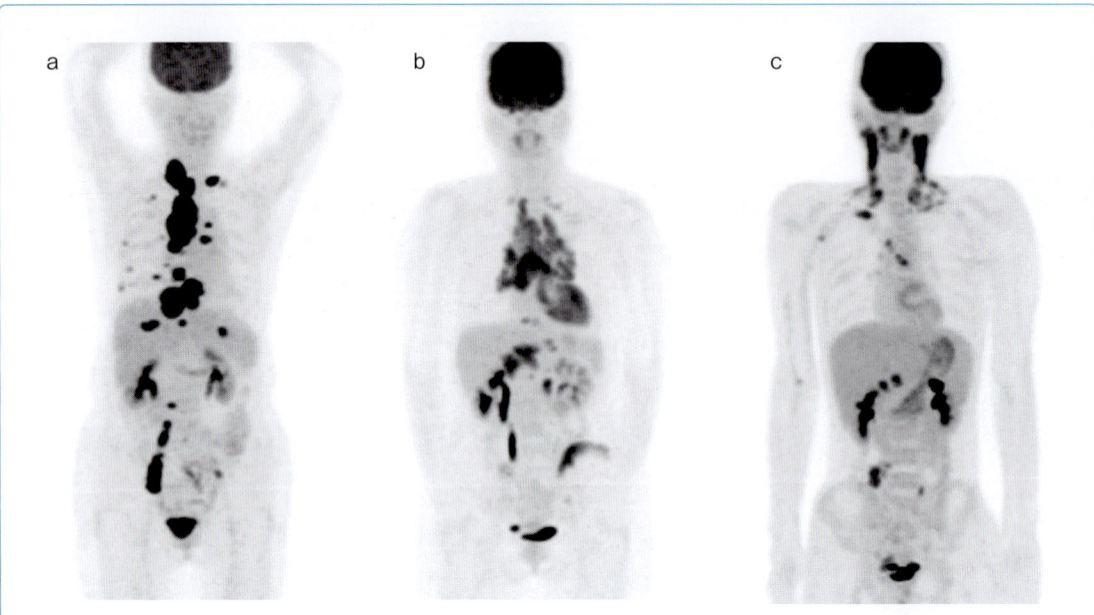

●図1　全身リンパ節腫脹3症例に対するPET/CT検査のPETのMIP画像

いずれも全身のリンパ節腫脹に一致するFDGの高集積を認める．aは80歳代女性のびまん性大細胞型B細胞リンパ腫，bは60歳代女性のサルコイドーシス，cは20歳代男性の組織球性壊死性リンパ節炎（菊池病）であった．集積程度による良悪性の鑑別診断はできないが，全身における病変の広がりや至適生検部位の同定にPET情報は役立つ．

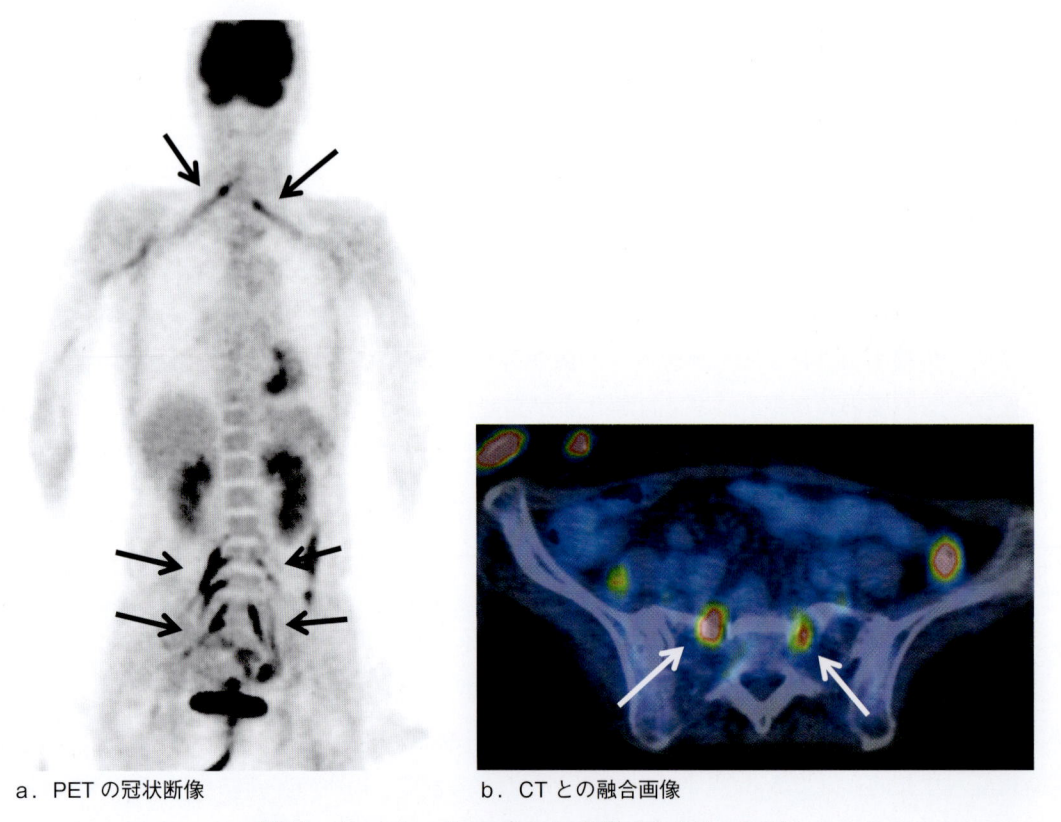

a．PETの冠状断像　　　　b．CTとの融合画像

●図2　neurolymphomatosis の例（60歳代，女性）

悪性リンパ腫にて治療中，下肢麻痺および下肢の知覚障害が出現した．aでは両側腕神経叢の一部や坐骨神経に沿う集積を認め（矢印），bでは仙骨神経孔の腫大した神経に一致する集積がみられた．腫瘍細胞の神経浸潤と診断し，化学療法により症状は軽快し，画像も改善した．

ガリウムシンチグラフィを考慮する必要はない．脳はFDGが生理的に強く取り込まれるため，全身の評価が可能といっても脳内病変の評価に対するFDG-PETの役割は限定的である．しかし，脳の悪性リンパ腫は正常脳実質と比較しても強い集積を認めることが稀ではない[4]．

2　再発診断

臨床的に再燃が疑われていない場合の検査の意義については明らかにされていないが，時に再燃を発見するきっかけとなり，また再燃が疑われている場合には確定に向けての生検部位の同定や，全身像の把握が容易となるため，臨床的にはしばしば考慮される．特に，従来の形態画像のみではしばしば診断が困難であるneurolymphomatosisやintravascular lymphoma（☞Side Memo）などの病態を疑えることもある（図2）．なお，保険適用は未承認であるが，免疫グロブリンなどが高値を示す症例では，アミノ酸代謝の亢進が示唆されるため，糖代謝の亢進を画像化するFDGのみならず，アミノ酸製剤の一つ ^{11}C-メチオニンを用いたPET/CT検査によって再燃に関する有用な情報が提供される可能性がある（図3）．

3　治療効果判定

化学療法が主たる治療法である悪性リンパ腫では，薬剤への反応性を早期に掌握できれば，人体への不要な薬剤投与を避けることができる．サイズではなく，病変における代謝の変化を画像化するPET検査では，サイズ変化よりも早期に代謝の変化をとらえることができるため，治療効果判定が期待されている．腫瘍マーカーとして確立されているわけではないが，悪性リンパ腫の病勢を把握するためにしばしば用いられる血中の可溶性IL-2レセプターよりも，PET上のFDGの集積程度が病勢をより正確に反映していたという報告もみられる[5]．ほとんどの症例でFDGの高集積がみられるホジキンリンパ腫やびまん性大細胞型B細胞リンパ腫，さらには治療前のPET検査によって病変のFDG集積が確認されている組織型のリンパ腫では，形態によらず集積状態によって治療効果判定の指標が提唱されている[6]（表1）．ただし，治療後に行われたPET検査では，治療そのものによるFDG集積への修飾を考慮する必要があり，可及的に早期の診断が望ましいのは確かであるが，治療後どのタイミングで評価するのが望ましいのかに関しては議論がある．なお，2011（平成23）年春の時点では，治療効果判定目的でのPETおよびPET/CT検査は保険適用を受けていないことにも留意すべきである．

▶▶▶ Side Memo

neurolymphomatosis：悪性リンパ腫の腫瘍細胞が神経に浸潤することによって，運動障害や感覚障害などの神経症状をきたす比較的稀な病態．
intravascular lymphoma：悪性リンパ腫の腫瘍細胞がほとんど血管内のみで増殖し，臓器に腫瘤を作らないことを特徴とする病態．組織型としてはびまん性大細胞型B細胞リンパ腫が多い．腫瘍細胞の細胞膜上のhoming receptorが欠損することによって，血管外に遊出できないことが原因ではないかと推測されている．

○表1　治療効果判定の改訂国際ワークショップ基準

分類	定義	標的病変	肝臓・脾臓病変	骨髄病変
CR（完全奏功）	すべての病変が消失	① FDG-avidリンパ腫または治療前に集積有りの場合：集積の陰性化 ② ①以外では，CT上の標的病変の正常化	触知しない，結節の消失	再生検にて陰性化
PR（部分奏功）	測定可能病変が縮小，新病変はなし	① FDG-avidリンパ腫または治療前に集積有りの場合：標的病変で1か所以上の陽性部位あり ② ①以外では，CT上のリンパ節の縮小（注）	SPDの50%以上の縮小，肝臓・脾臓のサイズも増大なし	治療前に陽性の場合は問わない
SD（安定）	CR/PRまたはPD以外	① FDG-avidリンパ腫または治療前に集積有りの場合：標的病変で陽性，かつ新病変なし ② ①以外では，CT上のリンパ節の縮小なし		
再発またはPD（進行）	新病変の出現または元の病変が最小状態から50%以上の増大	1.5 cm以上の1つ以上のリンパ節病変が出現，SPDで50%以上の増大，短径1 cm以上のリンパ節で最大径50%以上の増大	SPDの50%以上の増大	

注）最大6つまでの測定可能病変に関して，SPD（sum of the products of the greatest diameters，評価可能病変の長径とそれに直角に交わる径の積の総和）が50%以上の縮小を認め，その他の病変に関しても増大を認めない．

4　予後予測

　標準治療を何サイクルか終了した時点で施行したPET検査において，たとえば1サイクル後や全サイクル終了時に撮影された画像を定性的に評価し，異常集積が消失した症例は予後が良好だったとする報告[7,8]や，「病変に対する集積値の減少が72.9%以上の群でよかった」などのように集積値を定量的に評価し予後予測を行う報告[9,10]が増加している．予後予測に関する情報は，必ずしも治療方針に直接影響を与える情報ではないが，生活の質（quality of life：QOL）を考慮した治療方針を決定するうえで重要な情報となり得る．

section 2　悪性リンパ腫におけるPET診断の留意点

　前述のごとくFDG集積は活動性の高いリンパ腫の病変のみを反映しているわけではなく，さまざまな正常臓器や組織，活動性の炎症巣，良性腫瘍などにも集積するため，これらに対する集積に精通する必要がある．悪性リンパ腫におけるPET診断上の留意点を述べる．

1　組織型による集積の相違

　びまん性大細胞型B細胞リンパ腫やホジキンリンパ腫では，ほとんどの症例においてFDGの非常に強い取り込みがみられるが，濾胞性リンパ腫などではサイズの割にそれほど強い集積を認めないことがあり，また一部のMALTリンパ腫のように集積が軽度のものもある．すなわち，さまざまな組織型を有する悪性リンパ腫のFDGの集積も多様である[11]．FDGの集積がそれほど強くない腫瘍であ

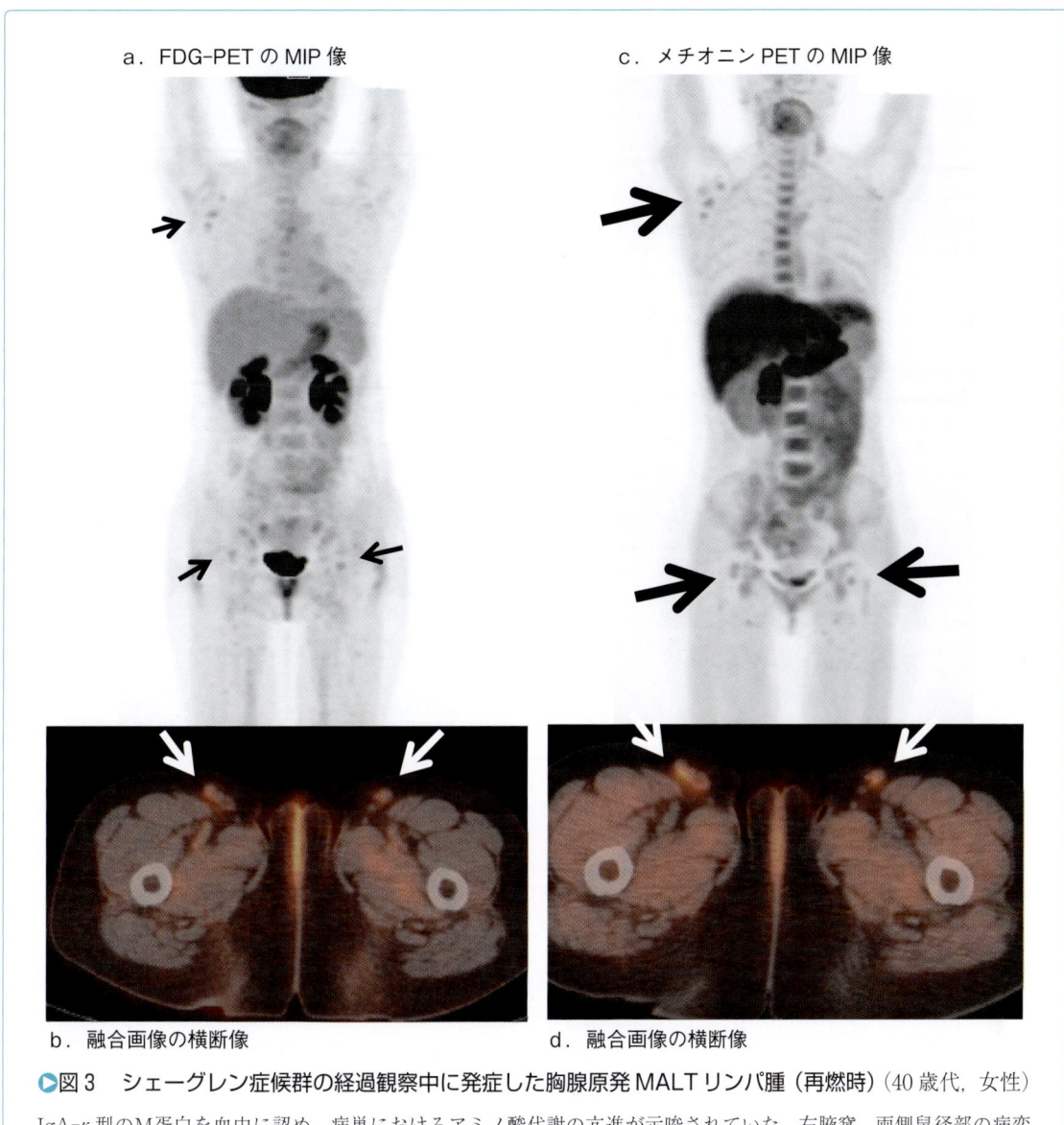

a. FDG-PET の MIP 像　　　　c. メチオニン PET の MIP 像

b. 融合画像の横断像　　　　　d. 融合画像の横断像

▶図3　シェーグレン症候群の経過観察中に発症した胸腺原発 MALT リンパ腫（再燃時）（40 歳代, 女性）
IgA-κ 型の M 蛋白を血中に認め, 病巣におけるアミノ酸代謝の亢進が示唆されていた. 右腋窩, 両側鼠径部の病変では, FDG, メチオニンのいずれの集積も亢進しているが, FDG（a. 小黒矢印, b. 白矢印）に比べると, メチオニン（c. 大黒矢印, d. 白矢印）の集積がやや明瞭に描出されている.

れば病巣の検索が不十分となる可能性があり, また治療効果判定でも有用な情報が得られるとはかぎらない. 一般に濾胞性リンパ腫のような indolent lymphoma において FDG の集積は弱く, aggressive lymphoma では強い傾向にあり, indolent lymphoma と診断されていた症例に強く集積がみられた場合には形質転換の可能性に留意すべきである.

2　読影上問題となる生理的集積

PET/CT が登場して得られた新しい知見の一つに褐色脂肪細胞への生理的集積がある[12]. 若年者にしばしばみられ, 寒冷刺激との関連が示唆されている. 悪性リンパ腫は若年者に発症することも稀ではなく, 特に鎖骨上窩の集積が悪性リンパ腫と関連したものか, 褐色脂肪に相当するのか, 集積の分布パターン, 集積の形状, 対応する CT 像などと合わせて評価しなければならない. また若年者では

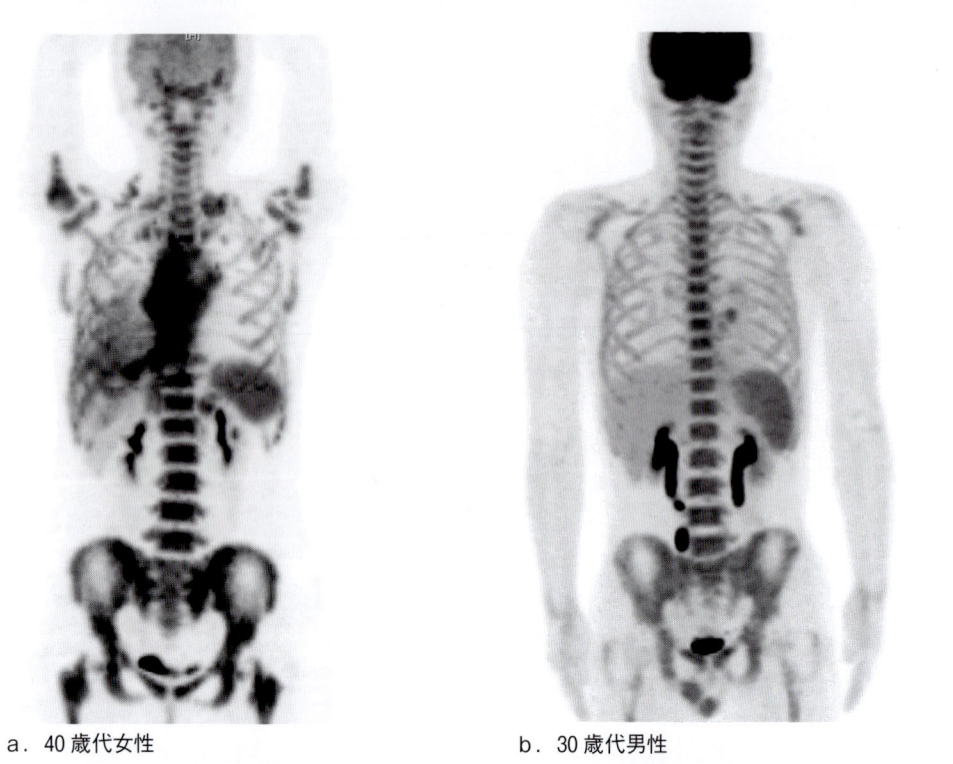

a．40歳代女性　　　　　　　　　　　　b．30歳代男性
●図4　骨髄のびまん性集積を呈した2例

aは前縦隔の腫瘍以外にも骨髄に一致するびまん性の集積亢進を認め，左腸骨の骨髄生検により，悪性リンパ腫の骨髄浸潤が確認された．bは悪性リンパ腫化学療法後に治療効果判定としてPET検査が施行されたもので，G-CSF製剤を投与中であったため，正常骨髄の機能亢進に伴うびまん性の集積を認めた．経過観察時のその後のPET検査では骨髄への集積が消失した．

胸腺の集積が高い傾向にあるが，化学療法後にも集積が増強することが知られており，縦隔腫瘍に対する化学療法後に残存が示唆されるのか，正常胸腺の反応性の集積亢進をみているのか，鑑別が必要となる．PETによる骨髄浸潤の診断能は，特に侵襲度の高い悪性リンパ腫で比較的良好とされるが，正常な骨髄の集積は化学療法や好中球を増やすためのG-CSF投与によりに亢進するため，正常な骨髄機能が亢進しているのか，腫瘍の骨髄浸潤を反映しているのかを鑑別しなければならない．G-CSF製剤を投与しているか否かの臨床情報は必須であり，症例によっては骨髄生検による組織学的な確定を要する（図4）．

3　治療後のPET/CT検査の時期

病期診断目的で行われる場合には治療前なので問題とならないが，治療後の検査の場合には，治療内容に応じてFDGの集積が修飾を受ける．特に放射線治療が行われた場合には炎症が惹起されるため，炎症そのものによる偽陽性や，炎症性の集積増加に隠されることによって生じる偽陰性が問題となる．治療後のどのタイミングで検査を行うかは議論の余地があるが，一般には通常の化学療法後では6〜8週後，放射線治療の場合には8〜12週後，いずれの場合でも最低3週間後に行うことが望ましいとされている[13]．

4 画像診断検査の最適化

病変の検索にはCT（特に禁忌がなければ造影CT）を中心とする形態学的画像診断が行われており，PETが導入されたことで，CTの位置づけを再検討する必要がある．最も診断精度が高いのはPET/CTの際にヨード造影剤を用いる造影PET/CTと考えられるが，すべての症例に行うことは過剰検査となり，放射線被曝や医療経済の観点から問題が生じる．化学療法が主体となる悪性リンパ腫では，個々の病変を明瞭に描出できなくても治療法が大きく変わることはなく，領域あるいは個体として病変が存在するのかというマクロの情報が重要となる．病期診断，再発診断のいずれにおいても，多くの症例は低線量のCTによるPET/CTで十分な場合が多いようである[14,15]．中枢神経や肝臓などの浸潤が疑われ，通常の低線量を用いたCTによるPET/CTで診断が困難な場合には造影CT，造影MRIを考慮すべきと考えられる．臨床的に再燃が疑われていないフォローアップ目的にPET/CTを施行すべきかどうかについては十分なエビデンスがない．

5 読影者による画像所見不一致の可能性

検査で得られた画像に対し，専門家が読影すれば一致するという報告[16]とともに，専門家間でも分かれるという報告もあり[17]，読影者間でその解釈が分かれる可能性がある．現時点では治療途中のPET所見によって治療方針を大きく変更することはないと考えられるが，その所見を踏まえて次のステップに移ることが一般的になった場合に読影者間不一致が問題となる．またエビデンスの確立に向けて多施設共同研究で画像所見を検討する場合にも解釈の不一致は避けなければならない．撮影の標準化とともに読影の標準化も検討の余地が残されている．

おわりに

悪性リンパ腫が全身の評価を必要とする疾患であるため，臨床現場にPET/CTが登場したことは悪性リンパ腫の診断体系に大きな影響を与えた．しかし本検査は究極の検査ではなく，長所と短所を併せもった1つの画像診断法にすぎない．PETによってさまざまな情報が追加されるが，FDGの集積の特徴をしっかりと理解したうえで日常臨床に役立てていくことが肝要である．

文献

1) Pakos EE, et al : 18F-FDG-PET for evaluation of bone marrow infiltration in staging of lymphoma : a meta-analysis. J Nucl Med 46(6): 958-963, 2005.
2) Rini JN, et al : 18F-FDG-PET versus CT for evaluating the spleen during initial staging of lymphoma. J Nucl Med 44(7): 1072-1074, 2003.
3) Yamamoto F, et al : 18F-FDG-PET is superior to 67Ga SPECT in the staging of non-Hodgkin's lymphoma. Ann Nucl Med 18(6): 519-526, 2004.
4) Kosaka N, et al : 18F-FDG-PET of common enhancing malignant brain tumors. AJR 190(6): W365-W369, 2008.
5) Tatsumi M, et al : Standardized uptake value on FDG-PET as a marker for disease activity in patients with non-Hodgkin's lymphoma : comparison with serum soluble interleukin-2 receptor values. Int J Clin Oncol 14(2): 150-158, 2009.
6) Cheson BD, et al : Revised response criteria for malignant lymphoma. J Clin Oncol 25(5): 579-586, 2007.

7) Spaepen K, et al: Prognostic value of positron emission tomography (PET) with fluorine-18 fluorodeoxyglucose (^{18}F-FDG) after first-line chemotherapy in non-Hodgkin's lymphoma: is ^{18}F-FDG-PET a valid alternative to conventional diagnostic methods? J Clin Oncol 19(2): 414-419, 2001.

8) Kostakoglu L, et al: PET predicts prognosis after 1 cycle of chemotherapy in aggressive lymphoma and Hodgkin's disease. J Nucl Med 43(8): 1018-1027, 2002.

9) Itti E, et al: Prognostic value of interim ^{18}F-FDG-PET in patients with diffuse large B-Cell lymphoma: SUV-based assessment at 4 cycles of chemotherapy. J Nucl Med 50(4): 527-533, 2009.

10) Furth C, et al: Analysis of maximal standardized uptake value (SUVmax) reduction early during therapy compared to response to therapy. J Clin Oncol 27(25): 4385-4391, 2009.

11) Elstrom R, et al: Utility of FDG-PET scanning in lymphoma by WHO classification. Blood 101(10): 3875-3876, 2003.

12) Hany TF, et al: Brown adipose tissue: a factor to consider in symmetrical tracer uptake in the neck and upper chest region. Eur J Nucl Med Mol Imaging 29(10): 1393-1398, 2002.

13) Juweid ME, et al: Imaging Subcommittee of International Harmonization Project in Lymphoma. Use of positron emission tomography for response assessment of lymphoma: consensus of the Imaging Subcommittee of International Harmonization Project in Lymphoma. J Clin Oncol 25(5): 571-578, 2007.

14) Rodríguez-Vigil B, et al: PET/CT in lymphoma: prospective study of enhanced full-dose PET/CT versus unenhanced low-dose PET/CT. J Nucl Med 47(10): 1643-1648, 2006.

15) Nakamoto Y, et al: Is contrast material needed after treatment of malignant lymphoma in positron emission tomography/computed tomography? Ann Nucl Med 25(2): 93-99, 2011.

16) Hofman MS, et al: Observer variation in interpreting ^{18}F-FDG PET/CT findings for lymphoma staging. J Nucl Med 50(10): 1594-1597, 2009.

17) Horning SJ, et al: Interim positron emission tomography scans in diffuse large B-cell lymphoma: an independent expert nuclear medicine evaluation of the Eastern Cooperative Oncology Group E3404 study. Blood 115(4): 775-777, 2010.

15 小児核医学

　小児領域で行う小児核医学検査（pediatric nuclear medicine）は，成人同様非侵襲的で得られる情報の多い検査に位置づけられる．検査内容に関しては成人とは異なる対象疾患があり，小児特有の分布となる．本章では，小児領域で日常診療上行われる核医学検査と対象疾患を中心に記載する．小児に核医学検査をうまく使い，非侵襲的にどう情報を得るかのヒントにしていただきたい．

section 1　中枢神経領域

1　脳血流シンチグラフィ（図1）

❶ 小児脳血流の特徴

　日常診療で多く経験する対象疾患は，もやもや病をはじめとする脳血管病変，中枢神経形成異常を含む痙攣性疾患，脳炎・脳症などの頭蓋内感染症，頭蓋縫合早期癒合症や脳腫瘍の術前後，溺水などの低酸素脳症が対象となる．小児領域でも可能なかぎり脳血流定量を行うと，得られる情報が多い．脳血流は髄鞘形成の終わる2歳までは，髄鞘の形成した部位に従って増加してくる．MRIで皮質下白質の髄鞘形成が認められると，その部の皮質に血流増加がみられる．後頭葉に始まり，側頭葉，前頭葉と血流が増加する．よって生後4か月では前頭葉血流が低いのが正常像となる．大脳半球の血流は2～5歳でピークとなりその後緩徐に低下する．小脳の血流は，大脳皮質に比較すると変化が小さい．小児では髄鞘化の完成した大脳皮質は小脳より血流量は多い．その中で長期間経過観察が必要とされる．痙攣性疾患や脳炎・脳症など血流が亢進する場合が多く，MRIではまったく異常所見が認められないにかかわらず，脳血流には顕著な異常があることをよく経験する．日常診療では，高集積部位が異常であるのか，低集積部位が異常であるのか判断しかねることも少なくない．もやもや病をはじめとする脳血管病変や頭蓋縫合早期癒合症の術前後では，アセタゾラミド負荷を行い血管反応性を検討し，脳血流予備能評価をすることは重要である．

❷ 放射性医薬品の選択

　小児領域でも画像統計解析と局所脳血流自動解析ソフトの利用はできる．^{123}I-IMPの特徴は，高血流領域においても脳放射能と血流量の比例直線性は良好である．血球内で代謝されないため，動

a

領域	右	左	領域	右	左
A：脳梁辺縁	52.48	48.28	G：後大脳	59.45	53.95
B：中心前	57.31	48.05	H：脳梁周囲	54.86	51.01
C：中心	55.58	50.02	I：レンズ核	51.68	50.63
D：頭頂	61.72	49.75	J：視床	50.53	47.32
E：角回	63.30	52.91	K：海馬	37.47	35.02
F：側頭	53.48	39.64	L：小脳半球	62.99	65.44

a．てんかん発作間欠期の血流分布：左側頭葉尖部には血流欠損があり，周囲の左側頭葉に明らかな血流低下がある（図中白い円弧）．血流低下は右前頭葉および右頭頂葉にも広がる．

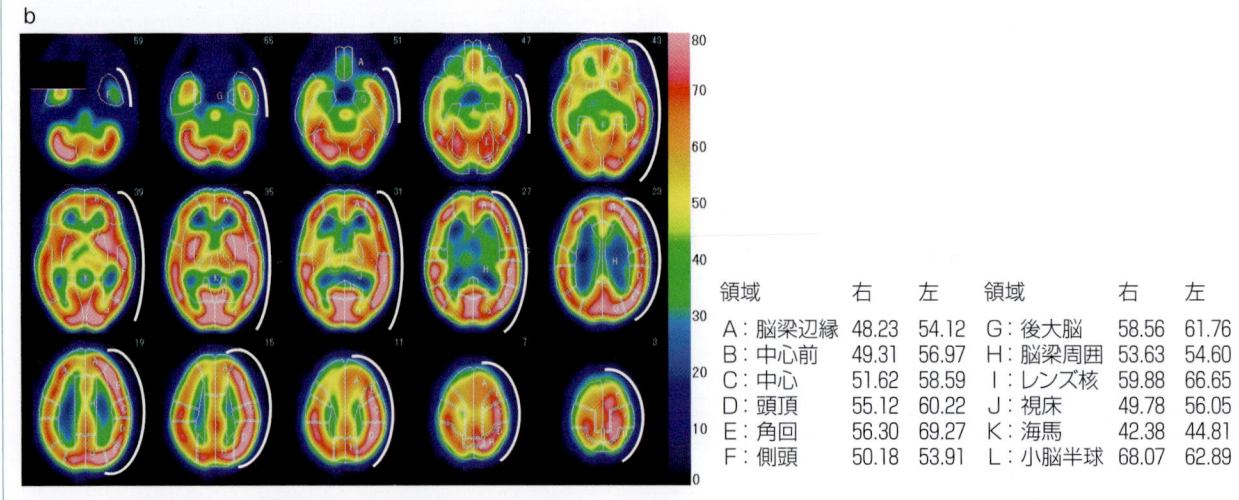

b

領域	右	左	領域	右	左
A：脳梁辺縁	48.23	54.12	G：後大脳	58.56	61.76
B：中心前	49.31	56.97	H：脳梁周囲	53.63	54.60
C：中心	51.62	58.59	I：レンズ核	59.88	66.65
D：頭頂	55.12	60.22	J：視床	49.78	56.05
E：角回	56.30	69.27	K：海馬	42.38	44.81
F：側頭	50.18	53.91	L：小脳半球	68.07	62.89

b．てんかん発作期の血流分布：発作間欠期で血流低下部位であったところが高血流となっている（図中白い円弧）．

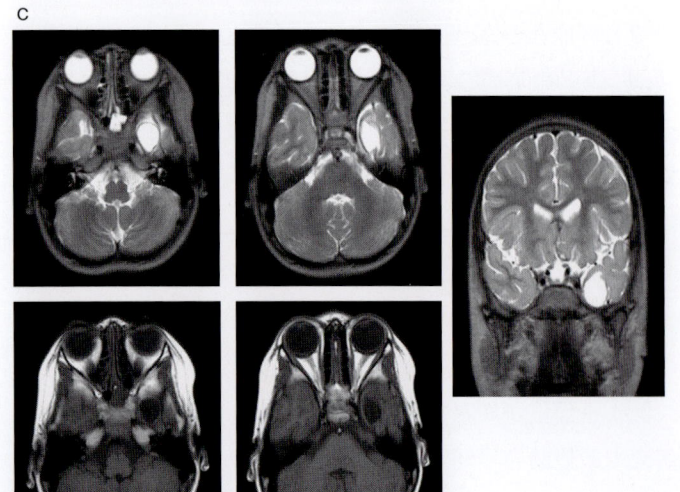

c

c．MRI：左側頭葉内に囊胞性病変が認められ，手術が施行された．星状細胞腫が確認されている．

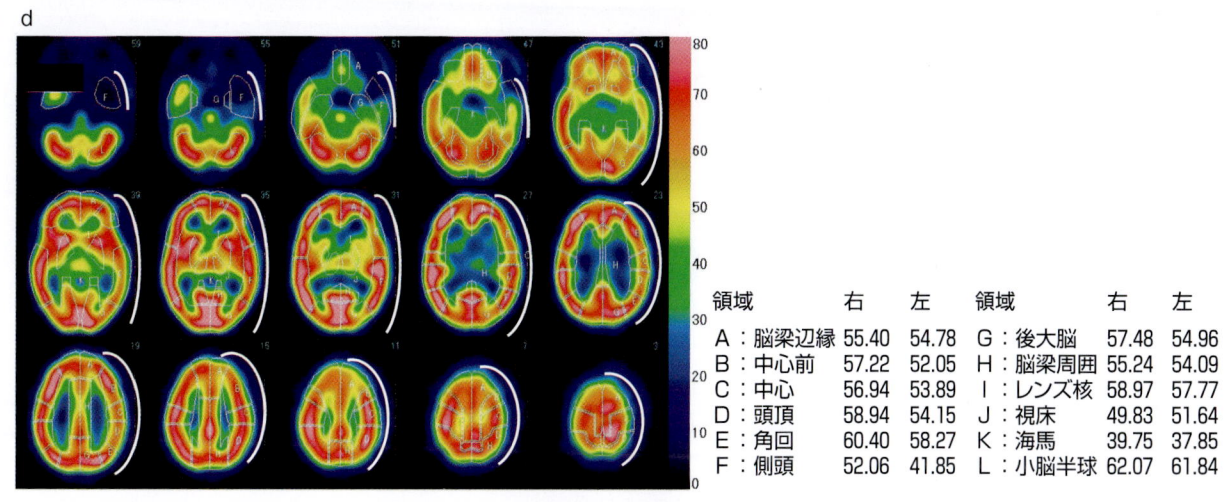

領域	右	左	領域	右	左
A：脳梁辺縁	55.40	54.78	G：後大脳	57.48	54.96
B：中心前	57.22	52.05	H：脳梁周囲	55.24	54.09
C：中心	56.94	53.89	I：レンズ核	58.97	57.77
D：頭頂	58.94	54.15	J：視床	49.83	51.64
E：角回	60.40	58.27	K：海馬	39.75	37.85
F：側頭	52.06	41.85	L：小脳半球	62.07	61.84

d．手術後脳血流シンチグラフィ：摘出部位以外の術前脳血流低下領域の明らかな改善がある（図中白い円弧）．アセタゾラミド負荷を行うと，負荷後の脳血流増加率が全領域で10％以下と反応性の低下があるが，脳実質に手術操作が施行された場合にはよく経験する．通常継時的に改善する所見である．

図1　てんかんにて発症（5歳，女児）

a，b，dに ^{99m}Tc-ECD脳血流シンチグラフィの3DSRT処理画像を示す．図右側に血管支配領域ごとの平均血流量（ml/100g/分）を表示する．

脈採血により脳血流の絶対値を測定可能である．脳血流定量法としてほかに，初期のトレーサの逆拡散前に血液から脳への一方向の速度定数をグラフプロット法により測定し，無採血で脳血流指標を求める方法も用いられているが，肺動脈を関心領域として評価しなくてはならず，体の小さな小児には使用できない例がある．そのほか全身撮影を施行し，脳移行量と比較し，半定量を試みるFractional Uptake法があり，非侵襲的で小児では期待される方法である．^{99m}Tc製剤の特徴は，院内標識が可能で，緊急時検査に対応が容易であり，投与後脳放射能が長時間安定し，再分布という現象はない．よって投与さえしておけば後に撮影はいつでも可能なため，痙攣の発作期や種々の負荷検査に適する．^{99m}Tc製剤は ^{123}I製剤に比し投与量を多く用いることができ，より明瞭な画像が得られる．^{99m}Tc-ECDとの比較では，血流低下部位と健常部位との濃度コントラスト比は，皮質では ^{123}I-IMPより劣るが，中心灰白質では ^{123}I-IMPよりすぐれ，いずれの部位においても ^{99m}Tc-HMPAOよりすぐれると報告されている[1]．一方，^{99m}Tc-HMPAOや ^{123}I-IMPで捉えられるぜいたく還流が ^{99m}Tc-ECDでは検出し難いとされるが，痙攣発作期の高血流は十分に捕えられ，発作間欠期との血流分布の比較に有用である．脳血流定量法として，^{99m}Tc製剤はPatlak plot法により測定し，無採血で脳血流指標を求める方法が用いられている[2]．この場合，小児では大動脈弓を関心領域として用いるのが困難であるが，左室を関心領域とすることで，対応が可能である．各製剤の特徴を踏まえ，対象疾患により適する薬剤の選択が重要である．

2　^{123}I-IMZ　中枢性ベンゾジアゼピンレセプターイメージ

中枢性ベンゾジアゼピンレセプターに結合する標的リガンドとして開発された ^{123}I-IMZは，てんかんの焦点に限局して集積が低下することが知られているが，そのほか大脳皮質ニューロンのマーカーとしての利用が進み，脳血管障害や中枢神経変性疾患におけるニューロン障害と残存機能の評価の

図2 鞍上部くも膜嚢胞（5歳，女児）

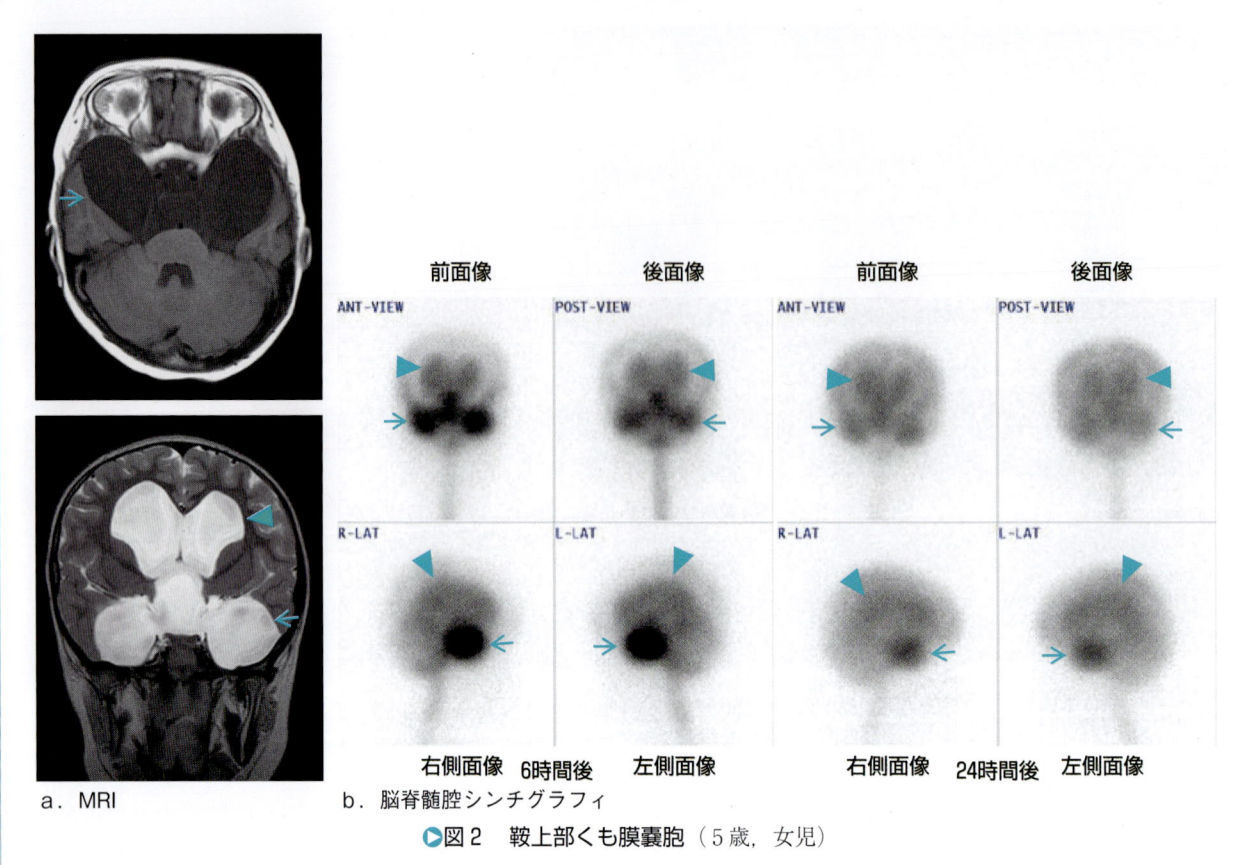

a．鞍上部から両側中頭蓋窩に及ぶくも膜嚢胞（矢印）がみられ，両側側脳室の拡大（矢頭）を伴う．
b．腰椎レベルのくも膜下腔に核種注入後，速やかにくも膜嚢胞内（矢印）に核種が移行する．また，直ちに両側側脳室内（矢頭）に逆流し，24時間以降も停滞する．髄液の循環障害を示す．

有用性を示す報告も多い．痙攣を伴い，短期間に病状の変化する小児流域の神経疾患には，病態把握に有用な検査である．ベンゾジアゼピンレセプターイメージでは静注3時間後の後期像がよりレセプターイメージを反映しているとされる．大脳皮質に高集積があり，大脳基底核は低下する．生後から成人に至るまで，大脳，小脳の集積量には変化がみられ，正常像が変化する．成人では小脳の集積が低いが，10歳くらいまでの小児では小脳の集積が大脳半球とほぼ同程度である．

3 脳脊髄腔シンチグラフィ（図2）

脳脊髄液と同比重で生理的な流れや吸収を障害することなく，副作用もなく，体外測定が容易な ^{111}In-DTPA（diethylene-triamine-pentaacetic acid）37 MBqを腰椎くも膜下腔に注入し，注入後3，6，24，48時間，さらに流れの遅い場合は72時間を撮影する．特に先天性水頭症の脳髄液循環動態の把握，術後との比較には重要な検査である．

section 2 呼吸器

1 肺血流シンチグラフィ（図3）

　　肺血流シンチグラフィの検査対象で最も多いのは先天性心疾患であり，肺血流分布と右-左シャント算出を行う．静注時の体位の影響を受け，先天性心疾患の場合は，左右どちらの上肢から，もしくは下肢からの静注かで血流分布が異なることがあるので，静注部位の確認を検査前に行う必要がある．ほかには，肺動脈性肺高血圧症の診断，経過観察，横隔膜ヘルニア術後の肺機能検査がある．換気が低下すると直ちに血流も低下するため，気管支異物の診断にも使用できる．

2 肺換気・吸入シンチグラフィ

　　換気シンチグラフィには，局所換気分布をみる ^{81m}Kr ガス，洗い出し相を定量評価することにより air trapping の程度や換気率をみる ^{133}Xe ガスがある．エロソール肺吸入シンチグラフィは保険適用されていないが，検査は容易で小児にも有用である．エロソールとは液体，固体の微粒子が気体中に浮遊しているもので，^{99m}Tc-DTPA や ^{99m}Tc-HSA（human serum albumin）などを超音波検査ネブライザでエロソールとし，これを吸入させた後，気管支や肺胞の沈着状態から局所肺機能を検査する．^{99m}Tc-DTPA は肺胞上皮から毛細管に拡散するため肺上皮透過性評価，^{99m}Tc-HSA は粒子径が大きいため粘液ともに口側に移動するため気道粘液線毛輸送評価にも用いる．

a．胸部単純X線写真　　b．肺血流シンチグラフィ

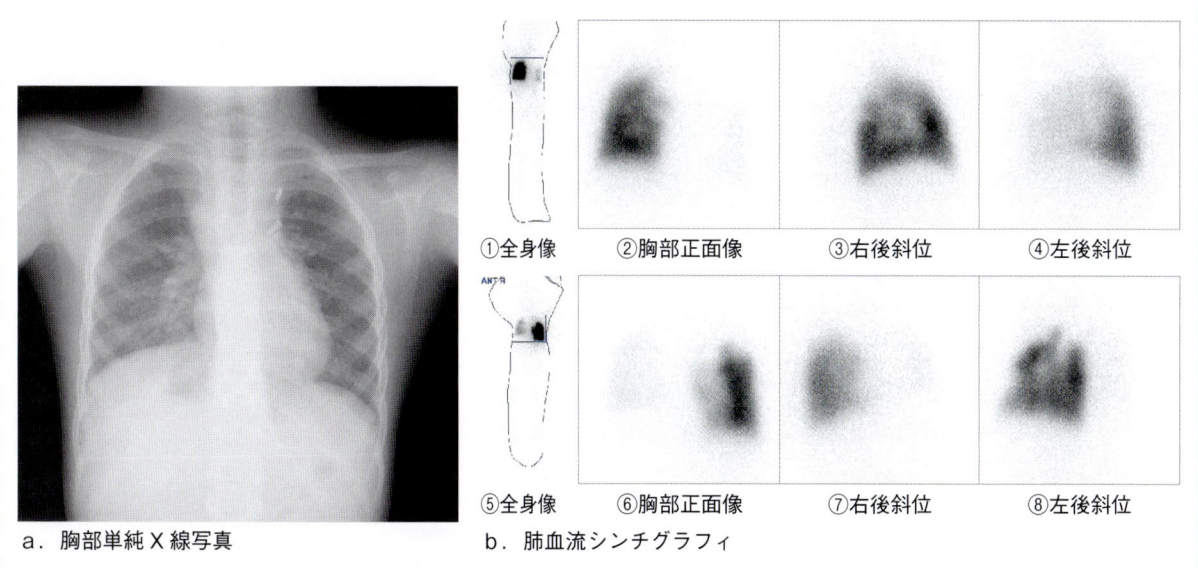

①全身像　②胸部正面像　③右後斜位　④左後斜位
⑤全身像　⑥胸部正面像　⑦右後斜位　⑧左後斜位

▶図3　修正大血管転位症：グレン（Glenn）術後（5歳，男児）

房室関係不一致，肺動脈閉塞，心室中隔欠損がある．
a．上行大動脈が心臓陰影の左上縁を占め，大血管が異常な位置にある．
bの①，②，③，④：右上肢からの静注にて，右肺優位血流となっている．全身撮影にて頭部の集積はなく，右左シャントはない．
bの⑤，⑥，⑦，⑧：左上肢からの静注にて，左肺優位血流となっている．楔形の血流欠損領域がある．

section 3　循環器：心筋血流シンチグラフィ

^{99m}Tc-tetrofosmin や ^{201}Tl を用いた心筋血流シンチグラフィは，川崎病での虚血の有無，先天性心疾患での虚血合併の有無，心筋バイアビリティ評価に用いる．心電図同期 SPECT での壁運動評価は小児でも有用である．先天性心疾患の場合は右室壁運動の評価を行わなくてはならない場合もあり，臨床医の要望を事前に確認する必要がある．

section 4　消化器

1　肝胆道シンチグラフィ

胆道系の疎通性をみる目的で，肝細胞に取り込まれた後，ビリルビンと同様の経路で毛細胆管に排泄される ^{99m}Tc-PMT（N-pyridoxyl-5-methyl tryptophan）を用いる．胆道閉鎖症の診断および術後胆道系疎通性評価が主である．胆道閉鎖症では静注 24 時間後でも消化管への排泄を認めない．

2　胃食道シンチグラフィ

胃食道逆流を評価するミルクスキャンがある．ごく少量（10 MBq）の ^{99m}Tc-DTPA をミルクに混ぜ，胃内に注入し，背臥位，腹臥位ともに 30 分間逆流の様子を観察する．コーンスターチミルクなどの治療乳での逆流の有無も観察できる．また胃に関心領域を設けることにより，胃排出速度も同時に評価可能である．

3　メッケル憩室（Meckel diverticulum）シンチグラフィ

異所性胃粘膜の検出を目的とする．^{99m}TcO$_4^-$ は胃粘膜の粘液産生上皮細胞に取り込まれた後，胃内腔に分泌される．集積には胃粘膜の血流量や胃液の pH などが影響する．

section 5　腎

1　腎静態シンチグラフィ（図 4）

近位尿細管の上皮細胞に取り込まれる ^{99m}Tc-DMSA（dimercaptosuccinic acid）を用い，局所皮質機能を評価する．腎盂腎炎後の瘢痕の有無を評価する場合が多いが，臨床所見の乏しい急性腎盂腎炎の早期診断に用いる場合もある．多嚢胞性異形成腎では完全集積欠損となるため，この補助診断にも用いる．

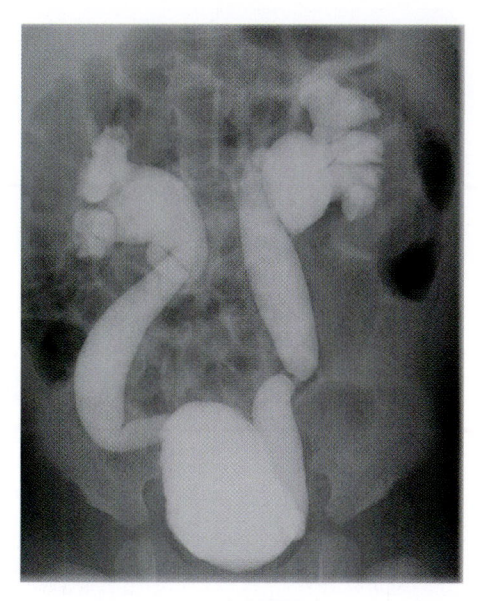

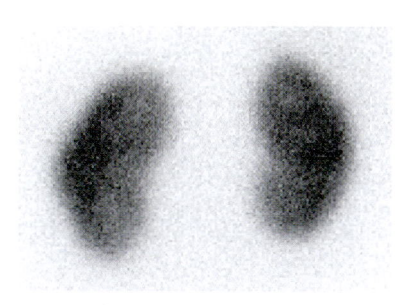

図4 急性腎盂腎炎（発症時2か月の男児）
a．排尿時膀胱尿道造影にて両側膀胱尿管逆流がある．
b．腎盂腎炎急性期では左腎上極に集積低下部位（矢印）があり，局所腎機能障害を示す．
c．6か月後の経過観察腎静態シンチグラフィ：左腎上極集積低下は消失しており，瘢痕形成はない．

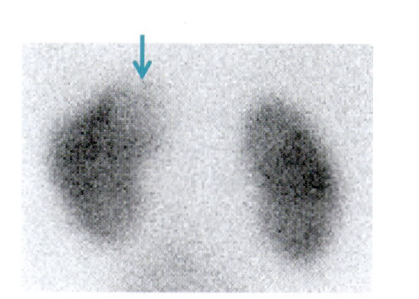

2 腎動態シンチグラフィ

　糸球体から濾過され再吸収されない ^{99m}Tc-DTPA，近位尿細管から能動的に尿中に分泌され再吸収されない ^{99m}Tc-MAG$_3$（mercaptoacetyl-triglycine）を用い，腎血流，機能，尿路の流れを評価する．水腎症の原因検索，尿路の開存性評価が主な検査目的である．尿路の開存性を評価するにあたり，利尿薬負荷も行う．

section 6 腫瘍

1 ^{123}I-MIBG（meta-iodobenzylguanidine）シンチグラフィ（図5）

　神経堤腫瘍すなわち amine precursor uptake and decarboxylation のメカニズムを有し神経分泌顆粒があると考えられる APUDoma と呼ばれる腫瘍への特異的集積を示す ^{123}I-MIBG は，小児固形腫瘍では最も多い神経芽腫の広がり診断，治療効果判定に用いる．腫瘍に特異的に集積し炎症や術後性変化による影響を受けないため，特に骨転移の治療効果判定に有用である．また ^{123}I-MIBG で異常があり，骨シンチグラフィで異常がない場合は骨髄までの転移，双方に異常がある場合は骨皮質に至る転移としている．生理的集積部位として褐色脂肪細胞がある．若年者の僧帽筋，広背筋に沿って集積があり，冬季での描出率が高く，同一症例を経過観察する場合でも描出されたり，されなかったりする．通常は炎症巣には集積しないが，放射線肝臓炎には集積するため，読影に際しては注意が必要である．

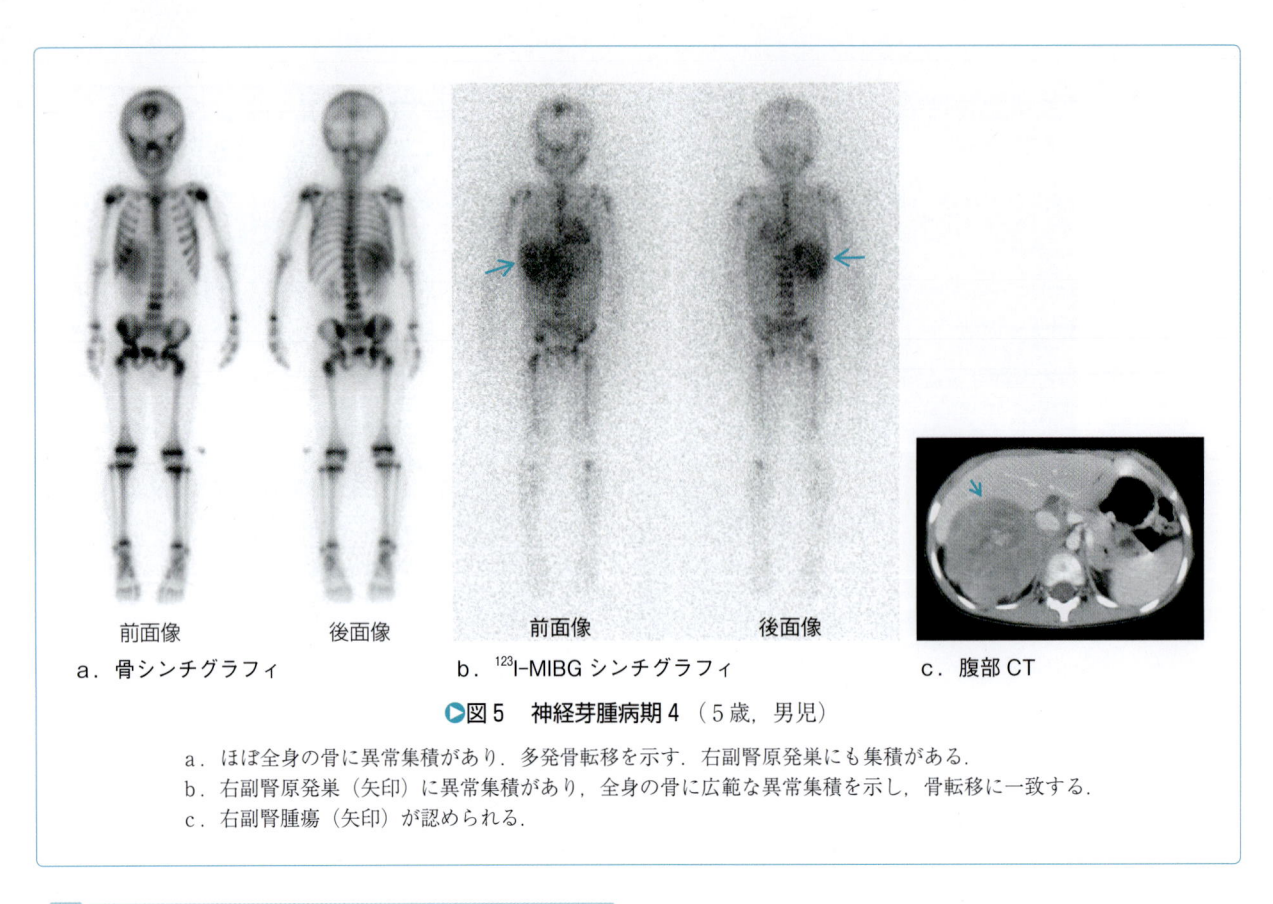

前面像　　　後面像	前面像　　　後面像	
a．骨シンチグラフィ	b．¹²³I-MIBG シンチグラフィ	c．腹部 CT

▶図5　神経芽腫病期4（5歳，男児）
　a．ほぼ全身の骨に異常集積があり，多発骨転移を示す．右副腎原発巣にも集積がある．
　b．右副腎原発巣（矢印）に異常集積があり，全身の骨に広範な異常集積を示し，骨転移に一致する．
　c．右副腎腫瘍（矢印）が認められる．

2) ²⁰¹Tl シンチグラフィ

　小児領域の腫瘍に多い脳腫瘍の悪性度評価，治療効果判定に用いる．静注15分後の早期と3時間後の後期 SPECT 撮影を行い，腫瘍部位と正常脳との集積比を算出し，後期像で得られた値から早期像で得られた値を引き，早期像で得られた値で除する retention index を得る．これが大きいほど ²⁰¹Tl の腫瘍停滞が長く，悪性可能性が高くなる．0.64 以下もしくは集積を認めない場合は，良性の可能性が高い．

3) ¹⁸F-FDG PET/CT

　小児領域でも悪性腫瘍の広がり診断，治療効果判定にすぐれる．

section 7　骨

1) 骨シンチグラフィ（図5，6）

　骨腫瘍や炎症を検索するのに用いる．ミネラルの骨への沈着が起こっていると陽性像として描出され，溶骨性変化や血流がないと陰性となる．神経芽腫をはじめとする腫瘍性疾患の骨転移の検索やランゲルハンス細胞組織球症（Langerhans cell histiocytosis）の広がり診断，治療効果判定，ペルテス病（Legg-Calve-Perthes disease）の早期診断は小児に特徴的である．

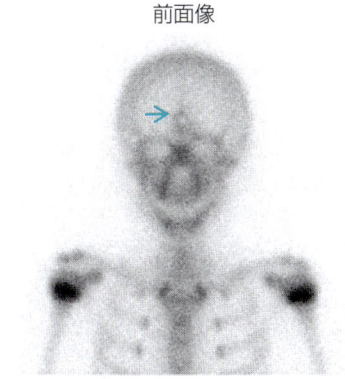

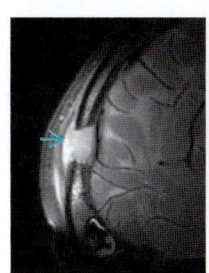

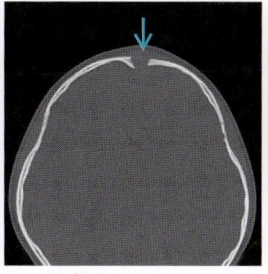

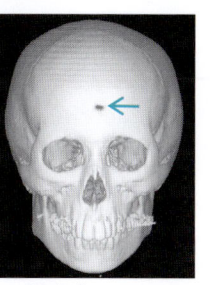

> **図6 ランゲルハンス細胞組織球症**(10歳,女児)
> a.骨シンチグラフィ　b.MRI　c.骨条件のCT　d.骨条件の3D・CT
>
> a．前頭骨中央に内部は集積欠損,周囲に淡い集積亢進を認める(矢印).ほかの骨には異常はない.ランゲルハンス細胞組織球症に特徴的な所見である.
> b．骨の外板に沿う浸潤像がある.
> c,dでは打ち抜き像があり,いずれも特徴的な所見である.

section 8　内分泌

1　甲状腺シンチグラフィ(図7)

^{123}Iおよび^{99m}TcO$_4^-$を用いた甲状腺シンチグラフィは,先天性甲状腺機能低下症の原因検索,バセドウ病(Basedow disease),甲状腺炎の診断に用いる.先天性甲状腺機能低下症で最も多い原因は甲

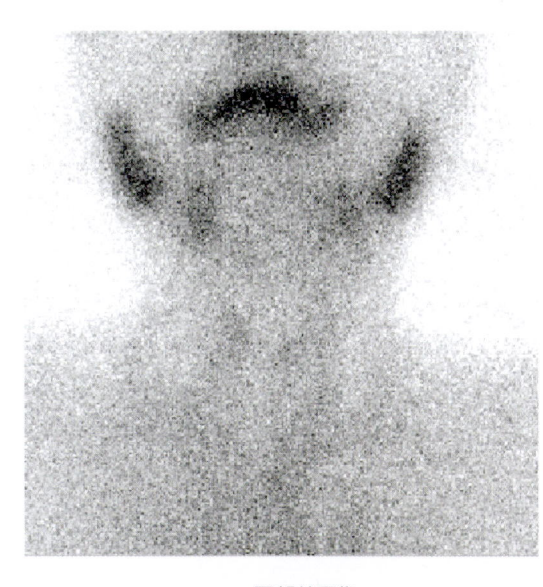

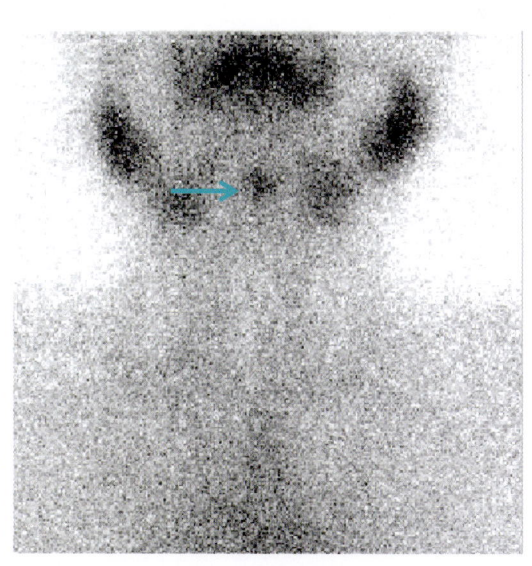

> **図7　先天性甲状腺機能低下症の^{99m}TcO$_4^-$を用いた甲状腺シンチグラフィ**
> a　頸部前面像　　b　頸部前面像
>
> a．甲状腺は完全に集積欠損となり,無形成である.　b．舌根部に集積(矢印)があり,異所性である.

状腺形成障害であり，無形成，低形成，異所性があり，85％を占める[3]．形成障害の1/3は無形成で，2/3は甲状腺の原基痕跡が舌根部から正常位置（低形成）に認められる．乳児期，幼児早期では，^{123}Iカプセル内服が困難なため，甲状腺形成障害の診断であれば，$^{99m}TcO_4^-$を用いるほうが簡便である．10％はサイロキシン合成の先天異常に起因し，5％は母体から胎盤通過性の甲状腺刺激ホルモン受容体阻害抗体が原因となる[3]．サイロキシン合成障害で最も多いのは，甲状腺ペルオキシダーゼの有機化および縮合障害である．有機化障害では，甲状腺の^{123}Iの摂取率は正常もしくは軽度亢進するが，^{123}I摂取率3時間値を測定後，過塩素酸カリウムを経口投与すると甲状腺からの^{123}I放出が起こり，1時間後摂取率を測定すると10％以上減少する[4]．また，バセドウ病（Basedow disease）の小児期発症は稀ではない．

文　献

1) Matsuda H, et al : Comparative SPECT study of stroke using Tc-99m ECD, I-123 IMP and Tc-99m HMPAO. Clin Nucl Med 18 : 754-758, 1993.
2) Matsuda H, et al : A quantitative approach to technetium-99m ethyl cysteinate dimmer ; a comparison with technetium-99m hexamethylpropylene amine oxine. Eur J Nucl Med 22 : 633-637, 1995.
3) LaFranchi S : Thyroid disease. *In* Behrmen RE. Kliegman RM. Jenson HB（eds）: Nelson Textbook of Pediatrics 17th ed. Saunders, Philadelphia, pp1896-1915, 2004.
4) 道岸隆敏：甲状腺摂取率検査．久田欣一監修：最新臨床核医学第3版．金原出版，東京：pp359-362, 1999.

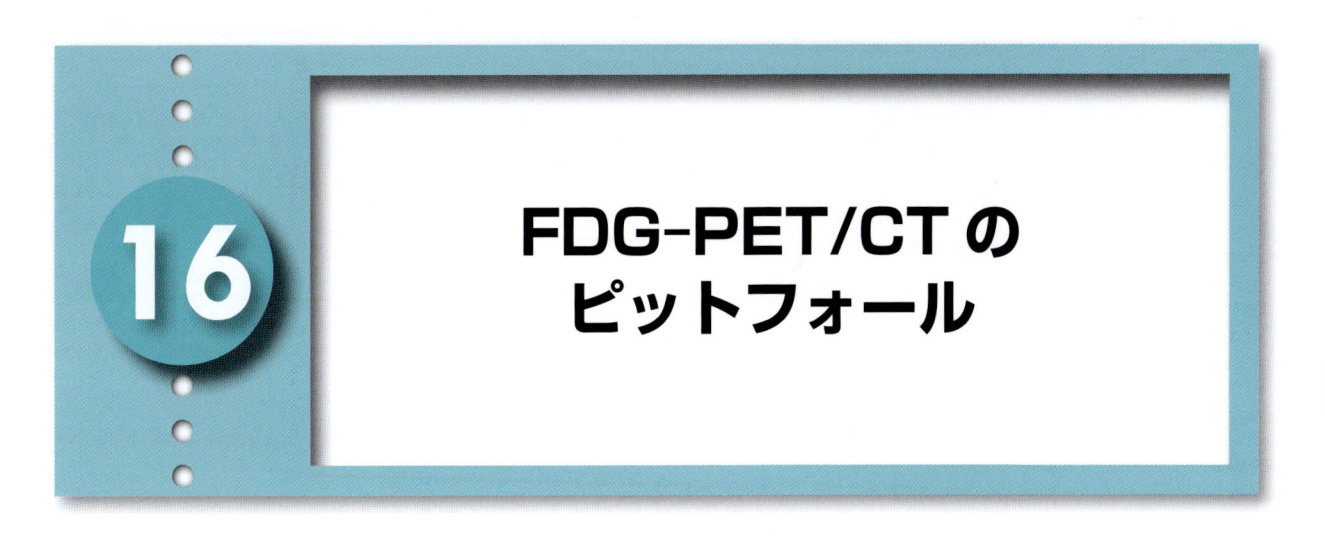

16 FDG-PET/CT のピットフォール

　悪性腫瘍組織では，グルコーストランスポータ（GLUT）やヘキソキナーゼが活性化し糖代謝が盛んな傾向がある．糖代謝を反映する FDG-PET は，腫瘍の検出にすぐれるが腫瘍に対して特異性はなく，PET 陽性となる非悪性部位，PET 陰性となる腫瘍も多数存在する．病変検出力にすぐれ異常集積を指摘しやすいゆえに，偽陽性，偽陰性を的確に診断しなければ不適切な治療方針に導いてしまうため，ピットフォールについての知識をもって画像を評価することが重要である．

section 1　FDG-PET

1　FDG の異常集積を示しにくい腫瘍（表1）

　現在の多くの PET 装置の画像分解能は 5 mm 程度である．画像として異常を捉えるためには，ある程度のサイズと体積あたりの糖代謝の増加が必要であり，顕微鏡的な腫瘍浸潤や早期癌の原発巣は描出されにくい．単位体積あたりの腫瘍細胞の少ない癌性胸水，癌性腹水，スキルス胃癌，囊胞性腫瘍，粘液性腫瘍などもしばしば偽陰性となる．

▶表1　FDG で異常集積を示しにくい腫瘍

1. 塊としての腫瘍体積の小さいもの	
①小病変	顕微鏡的浸潤，早期癌など
②細胞密度の低いもの	癌性胸水，癌性腹水，囊胞性腫瘍，粘液性腫瘍，スキルス癌，すりガラス影を呈する肺癌など
2. FDG が集積しにくいもの	
①GLUT，ヘキソキナーゼ活性が低く糖代謝が活発でない場合	増殖が穏やかな腫瘍 例）高分化型肺癌，分化型甲状腺癌，前立腺癌など
②glucose-6-phosphatase を豊富に有する腫瘍	高分化型肝細胞癌，腎癌など
3. 検出しにくい場所に存在するもの	
①生理的集積分布内および近傍に存在する腫瘍	腎，尿路系腫瘍，胃炎の中に存在する胃癌，脳腫瘍など
②横隔膜近傍などの動きのあるところに存在する腫瘍	肺癌，肝細胞癌など

a. CT　　　　　　　　　　　　　　b. FDG-PET

▶図1　高分化型肺腺癌

すりガラス影を呈する高分化型肺腺癌にはFDG集積が認められない.

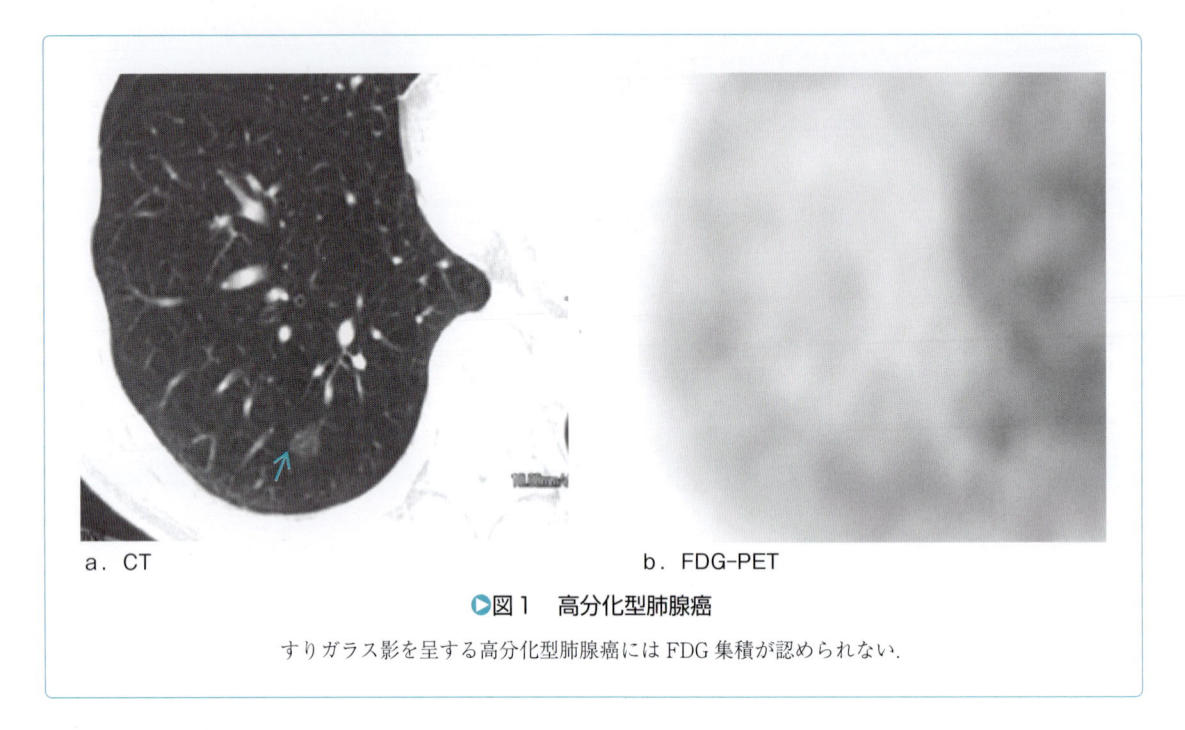

また，進行が緩やかで細胞の糖代謝が活発でない悪性腫瘍や（図1），細胞内にグルコース6-ホスファターゼを有する腫瘍は大きくても描出されないことが多い．また，生理的分布の多い尿路系や脳内に存在する病変は捉えられにくい．

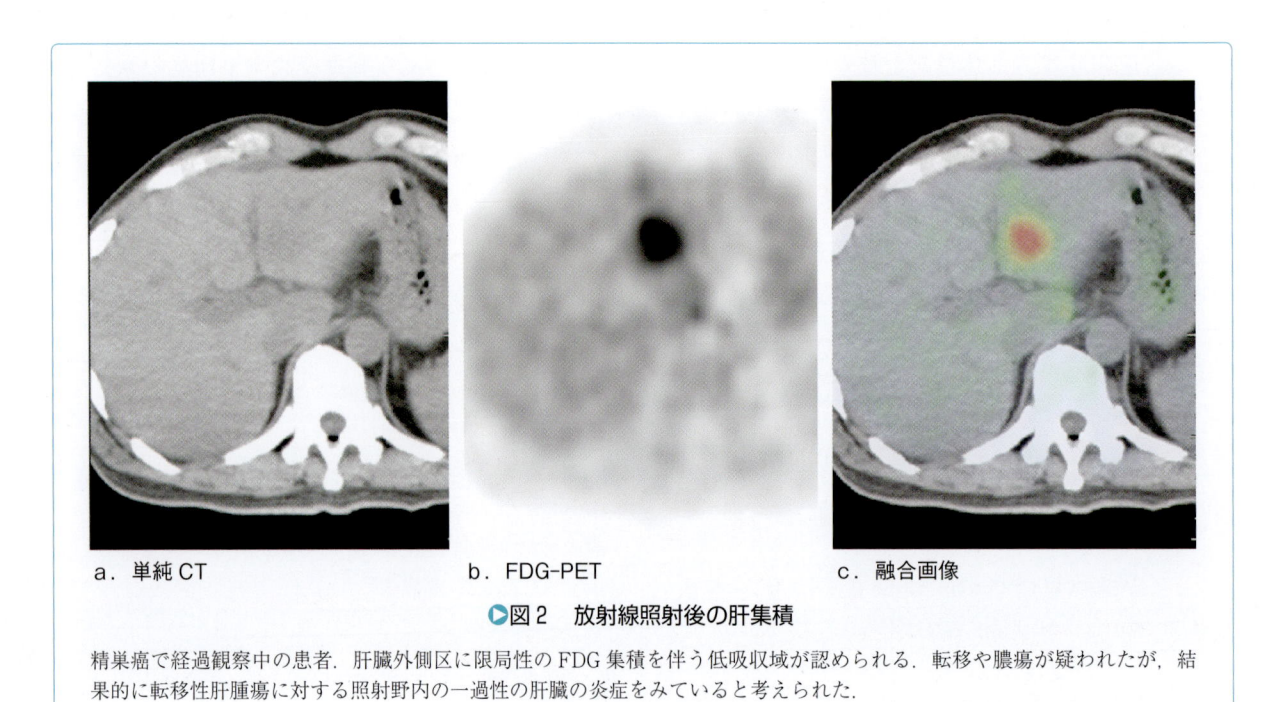

2　FDGの異常集積を示しやすい良性病変（表2）

活動性の炎症病変にはFDG集積が認められ，血管炎などの活動性評価や不明熱の原因検索にFDG-PETが有用であるが，悪性腫瘍患者のPET画像をみる際に各種の活動性の炎症病変との鑑別

a. 単純CT　　　　　　　b. FDG-PET　　　　　　c. 融合画像

▶図2　放射線照射後の肝集積

精巣癌で経過観察中の患者．肝臓外側区に限局性のFDG集積を伴う低吸収域が認められる．転移や膿瘍が疑われたが，結果的に転移性肝腫瘍に対する照射野内の一過性の肝臓の炎症をみていると考えられた．

● 表2　FDGで異常集積を示しやすい良性病変

1. 活動性の炎症病変	しばしばみられる集積（代表的疾患）
①炎症性疾患	肉芽腫性疾患，炎症性腸疾患，関節リウマチ，IgG4関連疾患など
②感染症	結核，肺炎，真菌症など各種感染症
③そのほか活動性炎症	逆流性食道炎，慢性甲状腺炎，扁桃腺炎，慢性胃炎，間質性肺炎
③医原性の炎症巣	術巣部，皮下注射部，放射線照射域

2. 一部の良性腫瘍や腫瘍性病変
　下垂体腺腫，神経原性腫瘍，髄膜腫，甲状腺腺腫，大腸腺腫，耳下腺腫瘍（Warthin腫瘍），弾性線維腫など

は常に念頭に置いておく（図2）．

　結核や真菌症，膿瘍を含む各種臓器の感染症のほか，慢性胃炎や，慢性甲状腺炎，バセドウ病，食道炎，関節炎など各種臓器の炎症，手術や放射線治療，皮下注射などの炎症を引き起こす状態，悪性腫瘍との鑑別が困難なサルコイドーシスや黄色肉芽腫性胆嚢炎などには特に注意が必要である．また，良性腫瘍でもしばしば高集積を呈するものがある（表2）．

3　FDGの異常集積と紛らわしい生理的分布（表3）

　生体内のほとんどの臓器はブドウ糖をエネルギー源として用いるため，ほとんどの臓器はFDGを取り込む．その程度は，臓器により，また，検査時の糖代謝により変化する．表3に示すように，時

● 表3　FDGの異常集積と紛らわしい生理的分布

要因・集積部位	集積の特徴	備　考
高血糖状態	脳の生理集積の低下と腫瘍集積の競合阻害	検査前　血糖測定要
食後・インスリン上昇	筋肉，脂肪組織への集積亢進 相対的な腫瘍集積の低下	4時間以上の絶食　要
検査前の運動	運動・過緊張状態の筋肉への集積	
	咀嚼筋（歯ぎしり），外眼筋（眼球運動） 著明な咳嗽（横隔膜，肋間筋，斜角筋） 術後の非対称性の筋緊張 小円筋や母指球（注射部位の止血） 声帯（会話，反回神経麻痺時の健常側） 不自然な体位の持続による緊張筋への集積	適切な問診と観察
性ホルモンの影響	月経期子宮内腔 排卵期　卵巣，子宮	月経周期の問診要
	（妊娠期）・授乳期乳腺 男性における女性化乳房	
年齢，体型，寒冷刺激	褐色脂肪組織 （小児や痩せ型若年者の頸部〜胸部の脂肪組織に左右対称性に認められることがある．）	
骨髄機能亢進 　化学療法後・G-CSF使用	びまん性集積亢進 （時に不均一な場合があるため注意が必要）	
胸腺集積	びまん性の胸腺集積	若年者の化学療法後数か月〜数年持続
大腸集積	びまん性：下剤投与，便秘，経口糖尿病薬使用 限局性：帯状の形態	2回撮影により形態が変化

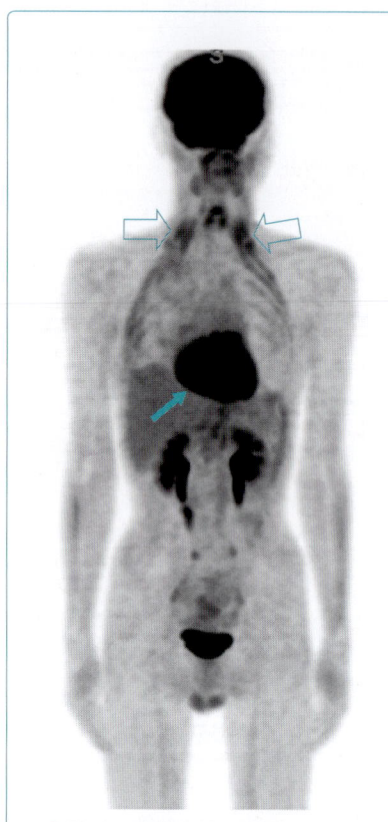

▶図3 咳嗽の強い患者の肋間筋や横隔膜への集積

検査前より激しく続いていた咳嗽による斜角筋（⇑），肋間筋，横隔膜などへの集積と，著明な右心負荷のための右室心筋への高集積（↑）が確認される．

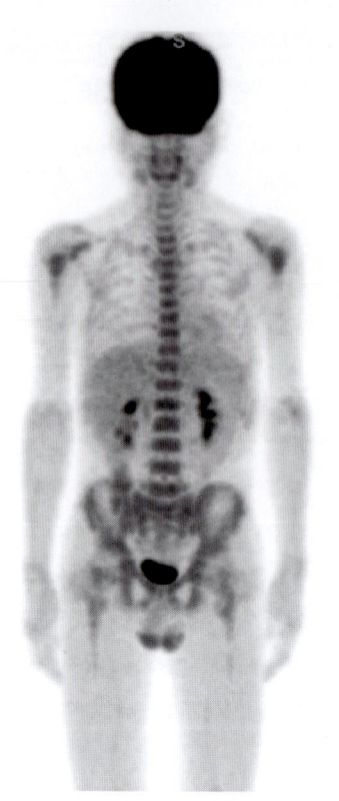

▶図4 G-CSF製剤使用患者

びまん性の骨髄集積は，化学療法後の反応性の骨髄機能亢進時や，G-CSF製剤使用中にしばしばみられ，びまん性の骨髄転移との鑑別が重要である．

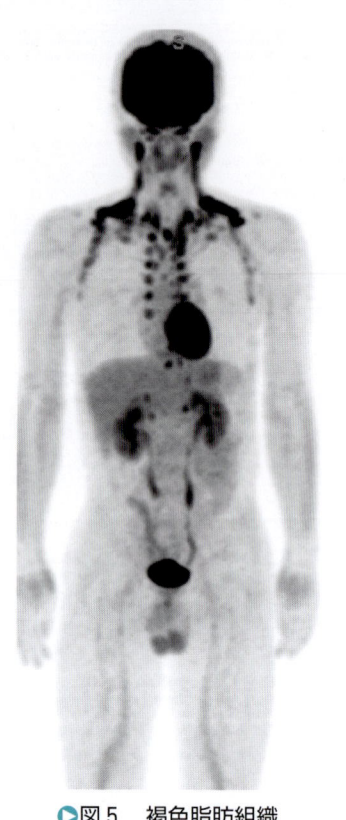

▶図5 褐色脂肪組織

両側鎖骨上部から腋窩，頸部，前縦隔，傍脊椎，副腎周囲などの脂肪組織に一致した明瞭な対称性集積を認める．褐色脂肪は小児や若年女性，寒冷曝露時に描出されやすい．

に悪性との鑑別が紛らわしい生理的分布があるので，PET画像の評価に際しては被検者の病歴や治療歴，検査前〜検査中の患者の様子などに注意を払う必要がある（図3〜5）．

検査前の食事摂取は一過性の高血糖をきたすのみならず，インスリンの増加により体内（特に筋組織）のGLUT活性を上昇させ，FDGの取り込みを大きく変化させるため，検査前の糖分摂取制限時間の確認は必須である．

section 2 PET/CTの減弱補正によるピットフォール

現在の多くのPET/CT装置のX線CT検査は，融合画像のためだけでなく，PET画像の減弱補正のためにもデータが用いられる．CTで高い吸収値を示す部位はPET画像にて多くの減弱補正がなされる．そのため，検査中の頭位の変化や，PET収集時の安静呼吸位とCT撮影時の呼吸停止位における横隔膜の位置ずれが原因となる誤った減弱補正により，偽りのhot spotやcold areaが出現したり（図6），CT上の病変とは異なる位置に異常集積が描出されたりする．そのような場合には非減弱補正画像も合わせて確認することが有用である．

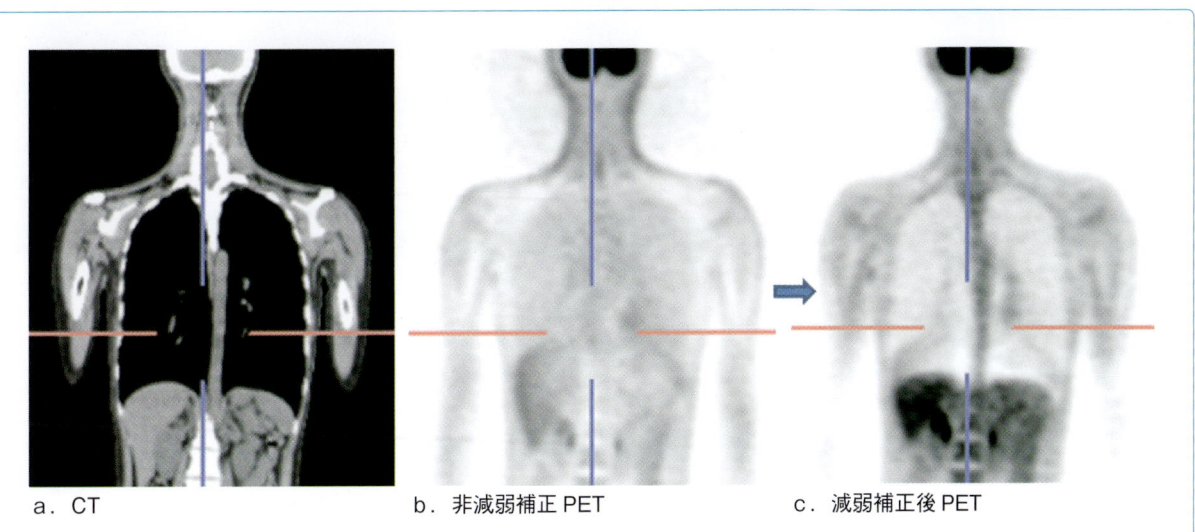

a．CT　　　　　　　　b．非減弱補正PET　　　　　　c．減弱補正後PET

●図6　位置ずれを伴う症例の減弱補正によるアーチファクト

自由呼吸下で収集したPET（b）を，吸気状態で撮影されたCT（a）のデータを用いて減弱補正されたPET（c）では，肝臓上部の補正が不十分な画像となる．
注）画像上の水平線はPET収集時の横隔膜のラインを示す．

文　献

1）奥山智緒，他：特集　陥りやすい画像診断のピットフォール：PET/CT．臨床放射線 56：490-500, 2011.
2）Sureshbabu W, et al：PET/CT imaging artifacts. J Nucl Med 49：1047-1052, 2008.
3）Li TR, et al：Pitfalls in positron emission tomography/computed tomography imaging：causes and their classifications. Chin Med Sci J 24：12-19, 2009.
4）Cook GJ, et al：Pitfalls and artifacts in ^{18}FDG-PET and PET/CT oncologic imaging. Semin Nucl Med 34：122-133, 2004.
5）Master U, et al：Increased (18)F-fluorodeoxyglucose uptake in benign, non-physiologic lesions found on whole-body positron emission tomography/computed tomography (PET/CT)：accumulated data from four years of experience with PET/CT. Semin Nucl Med 37：206-222, 2007.
6）Oezulker T, et al：Clearance of high intestinal ^{18}F-FDG uptake associated with metformin after stopping the drug. Eur J Nucl Med Mol Imaging 37：1011-1017, 2010.
7）Nehman SA, et al：Respiratory motion in positron emission tomography/computed tomography. A review. Semin Nucl Med 38：167-176, 2008.
8）Yeung HW, et al：Patterns of ^{18}F-FDG uptake in adipose tissue and muscle：a potential source of false positives for PET. J Nucl Med 45：266-271, 2004.

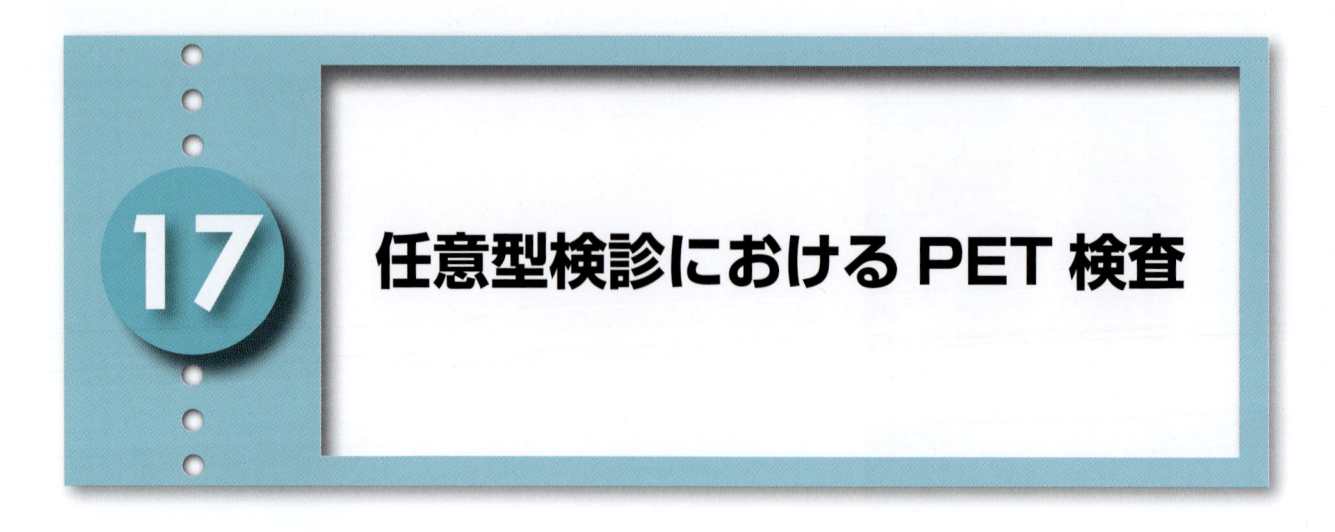

17 任意型検診における PET 検査

　FDG-PET は特定の癌腫に関係なく非侵襲的に，かつ全身をスクリーニングできるという他の画像診断法にはみられない特徴を有する検査法である．この特徴に着目し，1994 年世界で初めて国内の医療機関（山中湖クリニック）が FDG-PET を癌検診に応用した[1]．開始当初は高額な費用や有効性への疑義，被曝線量の問題など多くの議論を招いたが，2002 年に FDG-PET が保険適用されると PET が急激に普及し，同時に PET 検診を行う施設も急増した．

　一方，PET 検診の有効性にはエビデンスがないという正論もある．元来検診の有効性に対してエビデンスを出すためには多くの症例数（母集団）と年月を要するため，新たな手法である PET 検診にエビデンスがないのは当然であるが，PET 検診の開始から 10 年以上経過した最近になり，いくつかの施設から症例をまとめた結果が報告されるようになった．本章では PET 検診の現状と検診の有効性を概略する．

section 1　任意型検診と対策型検診

　検診には対策型と任意型があり，その役割や目的が異なっている．したがって PET 検診の有効性を議論するには，まず PET 検診がどちらの型に属するのかを明確にする必要がある．

　対策型検診とは市町村などの住民検診に代表される公共的な医療サービスである．対象はある地域の（一定年齢以上の）住民であり，この集団全体の死亡率を下げることを目的とする．費用は税金など公的資金であるため，利益と不利益のバランスを考慮し，集団にとっての利益を最大にする必要がある．つまり安価，手軽，非侵襲的でありスクリーニング検査として適していること，そして集団の死亡率を減少させる相応のエビデンスが必要である．

　一方，任意型検診は医療機関などが任意で提供するサービスであり，受診は個人の自由意思によるものである．対象は年齢・性別・地域などに定義されず，目的は個人の死亡リスクを下げることである．費用は全額自己負担であり，利益と不利益のバランスは個人の判断となる．有効性が確立されていない検査法が含まれる場合も多いが，個人の目的や判断で好きな検査を選択できるというメリットがあり，本人や家族の病歴などから特に自分が心配だと思われる疾患や臓器に絞ってスクリーニングを受けることが可能である．

PET 検診の特性を考えると，長所は非侵襲性に広い範囲の（臓器や特定の疾患に限定されない）悪性腫瘍を検出可能ということである．通常の検診メニューでは対象とされていない種々の臓器のスクリーニングが可能となる．

　一方，短所は高額な検査料，長い検査時間，4 mSv 程度の放射線被曝などの点である．また有効性に関するエビデンスもないのが現状である．したがって PET 検診が前述した 2 種類の癌検診のうち，どちらの範疇に属するかというと，任意型，すなわち人間ドックのオプションに入ることは明らかである．

section 2 PET 検診の現状

　日本アイソトープ協会に登録されている PET 施設は 2005 年に 99 施設，2008 年には 163 施設，そして 2011 年 8 月現在で 284 施設（うちサイクロトロン保有施設 139 施設）と急増している．この中で検診の実施施設に関する詳細なデータはないが，ほとんどすべての民間病院と多くの大学病院が検診を実施しており，まったく検診を実施していない施設は主に研究施設と考えられる．

　わが国における PET 癌検診の実態を調べるため，日本核医学会分科会や厚生労働省研究班が中心となり 2005 年から 2009 年にかけて毎年全国規模のアンケート調査が実施された．

　2005 年の報告[2]によると，99 施設中，回答が得られた 68 施設のうち 46 施設が PET 検診を実施しており，38 施設で年間 50,558 例が施行された（詳細は後述）．2009 年の報告[3]では 168 施設中，回答が得られた 66 施設のうち 63 施設で PET 検診が行われ，受診件数は 35,244 件であった．

　2009 年のほうが，実施施設が増えているにもかかわらず，受診件数は約 1 万 5 千件も減少してお

●表 1　PET 検診における主な併用検査および採用施設数

併用検査名	採用施設数	併用検査名	採用施設数
脳 MRI	15	子宮卵巣超音波	8
耳鼻科的診察	1	子宮卵巣 CT	4
頭頸部甲状腺 CT	2	子宮卵巣 MRI	13
頭頸部甲状腺 MRI	1	前立腺 MRI	14
甲状腺超音波	13	前立腺超音波	8
乳腺視触診	4	ペプシノゲン	18
乳腺超音波	9	AFP	33
マンモグラフィ	9	CA19-9	41
胸部 X 線	11	CA125	4
肺縦隔 CT	21	PSA	45
喀痰細胞診	4	CEA	43
上部消化管 X 線透視	0	SCC	23
上部消化管内視鏡	12	CYFRA	8
肝胆膵腎超音波	28	proGRP	9
肝胆膵腎 CT	7	NSE	2
肝胆膵腎 MRI	5	サイログロブリン	2
便潜血	37	CA15-3	2
注腸 X 線透視	0	PIVKA-II	3
大腸内視鏡	1	ピロリ菌検査	8
子宮スメア細胞診	4	尿検査	7

＊全 56 施設
＊採用施設数は当該併用検査を受診者の半数以上に行っている施設を集計した．

り，1施設あたりの検診数は減少している結果である．ただし，アンケートの回収率が悪く，総件数がどの程度かは推測がむずかしい．2011年現在ではPET施設数はさらに増加しているが，検診はコスト面から患者層がある程度かぎられていることも確かである．アンケートの結果だけではPET検診の正確な数字の把握がむずかしいのが現状である．

　PET検診という呼称は「PETだけで検診する」という誤解を招きやすいが，PETだけでは見落としが多いことは周知の事実であり，実際は「PETを含む検診」である．どの検査と組み合わせるかは各施設によってさまざまであり，2009年に行われたアンケート結果では表1に示すような検査と組み合わされている[3]．

　一方，日本核医学会と臨床PET推進委員会では恣意的なPET検診を防ぐため，併用する検査の指針や文献的にレビューした有効性をまとめ，ガイドラインを作成している[4,5]．各施設によって事情は異なるが，PET検診を施行する施設であれば本ガイドラインを参照して信頼性をできるかぎり担保した検診内容とするべきである．

section 3　PET検診の有効性

　わが国はPET検診が最も広く行われている国であり，有効性に関するデータもほとんどが国内のものである．最初にPET検診を始めた山中湖クリニックのデータでは[6]，1994年から2004年までに受診した39,783名（男23,431名，女16,354名）のうち，合計526例（1.32％）に悪性腫瘍が発見され，うちPET陽性は358例（0.90％）であった．PET癌検診で発見された主な癌は甲状腺癌131例（うちPET陽性107例），大腸癌102例（PET陽性91例），前立腺癌93例（PET陽性11例），肺癌

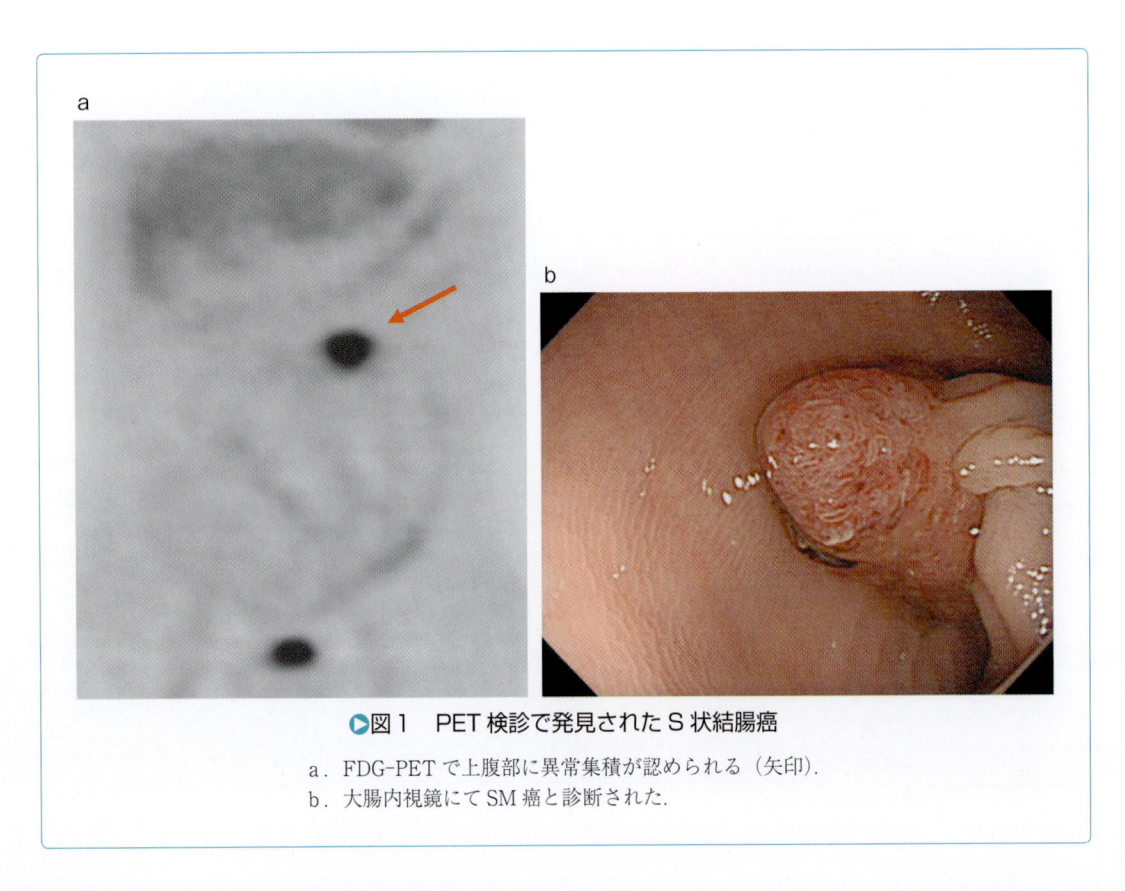

図1　PET検診で発見されたS状結腸癌
a．FDG-PETで上腹部に異常集積が認められる（矢印）．
b．大腸内視鏡にてSM癌と診断された．

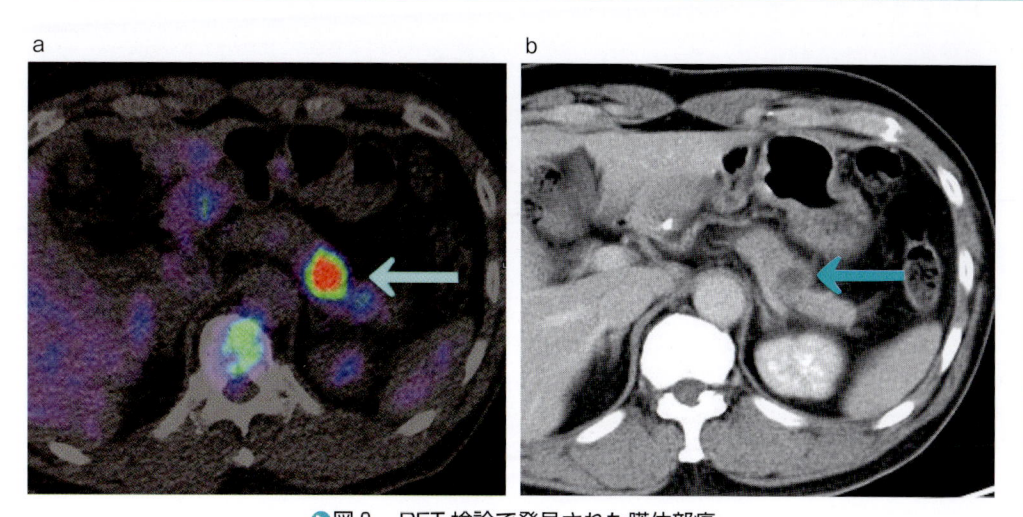

図2　PET検診で発見された膵体部癌
a．FDG-PET/CTで膵体部に異常集積が発見された（矢印）．
b．後日造影CTが施行され，膵癌として矛盾しない所見であった．

75例（PET陽性54例），乳癌44例（PET陽性35例）などとなっている．この施設ではPET以外に腫瘍マーカーの測定やCT，MRI，USなどを組み合わせており，PET陰性の癌はこれら他の検査法で発見されたものである．注目するべき結果として悪性リンパ腫11例（PET陽性11例），子宮体癌7例（PET陽性7例）がPET検査のみで発見されており，しかもこの2種類はPET陽性率が100%である．稀ではあるが，通常の検診項目でスクリーニングされにくい腫瘍がPETで発見されていることはPET検診の大きな特徴といえる．

Minamimotoら[7]がまとめた2005年に実施された全国規模のアンケート調査の結果では，38施設50,558例中，9.8%で悪性腫瘍を疑う陽性所見が得られた．

詳細な解析が可能であった43,996例中，悪性腫瘍が500例（1.14%）に発見され，うち0.90%はPET陽性，0.24%はPET陰性であり，PETの感度は79%と報告されている．発見された腫瘍の内訳は多い順に甲状腺癌（107例），大腸癌（102例），肺癌（79例），乳癌（35例）となっており，PETの感度はそれぞれ88%，90%，80%，92%と述べられている．これは前述した山中湖クリニックのデータと類似しており，ほぼPET検診の一般的な傾向と考えられる．PET/CTを用いれば，CTが加わるために肺癌の発見率はさらに向上する可能性が高い．

以上，PET検診の有効性に関する代表的な2つの報告を紹介したが，これらの報告は「検出率」を述べたものにすぎず，検診の最終目標である「死亡率減少効果」に対する結論を出したものではない．さらにアンケート調査という信頼性が劣るデータであること，検診施設のため偽陽性は確認できても偽陰性のデータが欠落しているなど，まだPET検診のエビデンスを出すためにはきわめて不十分である．一方，通常の検診項目では発見が困難と思われる悪性腫瘍がPET検査のみで発見された例も少なからず存在することは前述の通りである．したがって現時点でのPET検診は「有効性を示すエビデンスはないものの，有効性がないとのエビデンスもない」状態といえる．

ただし，エビデンス，すなわち死亡率減少効果が科学的に証明されている癌検診は胃癌（胃透視），子宮頸癌（擦過細胞診），乳癌（視触診＋マンモグラフィ），肺癌（胸部単純写真＋喀痰細胞診），大腸癌（便潜血検査），肝臓癌（肝炎ウイルス検査）などにかぎられており，これに加えようやく昨年肺癌

検診における胸部 CT 検査の有効性が証明された．したがって現在施行されているその他のすべての検診メニュー，つまり腫瘍マーカーの測定や超音波検査などは PET と同じ「エビデンスのない検査」ということであり，以前に PET だけが「検診には役に立たない」という批判を浴びたことはまったく合理性がないことが理解できる．

おわりに

FDG-PET 検診は当初期待が先走り，マスコミの毀誉褒貶が激しい時期もあった．しかし開始から 10 年以上が経過して多くのデータが蓄積されつつあり，最近では有効性を示唆する報告も散見される．ただし検診のエビデンスを出すことはきわめて困難であり，膨大なデータと労力・費用が必要である．したがって PET 検診においては「有効性があるともないとも判断する十分なエビデンスがない」状況が当分続く可能性が高い．PET 検診は小さな癌を発見することが目的ではなく，通常の検診項目に入らない部位の腫瘍を広く浅くスクリーニングするのが主眼であること，そして受診者には十分な説明をして納得のうえで検査を行うことが重要である点をあらためて強調したい．

文　献

1) Yasuda S, et al : Cancer screening with whole-body ^{18}F-fluorodeoxyglucose positron-emission tomography. Lancet Dec 20-27 ; 350 (9094): 1819, 1997.
2) 2005 年度 FDG-PET がん検診アンケート調査の結果報告（概要）．臨床 PET 推進協議会 HP　http://www.jcpet.jp/1-4-4-6
3) 2009 年度 FDG-PET がん検診アンケート調査の結果報告（概要）．臨床 PET 推進協議会 HP　http://www.jcpet.jp/1-4-4-8
4) FDG-PET がん検診ガイドライン（2007）．日本核医学会・臨床 PET 推進会議編．核医学 44：1-28，2007．
5) FDG-PET がん検診ガイドライン（2011）．日本核医学会・日本核医学会 PET 核医学分科会編．http://www.jcpet.jp/1-4-4-1-2011（筆者注：電子版のみ）
6) M Ide, et al : Is whole-body FDG-PET valuable for health screening?, Eur J Nucl Med Mol Imaging 32 : 339-341, 2005.
7) Minamimoto R, et al : Performance profile of FDG-PET and PET/CT for cancer screening on the basis of a Japanese Nationwide Survey. Ann Nucl Med. 2007 Nov ; 21 (9): 481-498. Epub Nov 26, 2007.

18 核医学治療

section 1 甲状腺放射性ヨウ素内用療法

　体内に投与した放射性医薬品（放射性アイソトープ標識化合物）の特異的病巣集積による放射線照射に基づく治療をアイソトープ内用療法（targeted radionuclide therapy；内照射療法，アイソトープ治療）という．内用療法に応用可能な放射線には，β線，α線，オージェ電子などがあるが，現状で臨床にルーチン応用されているのはβ線のみである．内用療法の特徴の一つは，全身の病巣を一度に標的にできることである．β線の有効飛程は用いる核種によって異なるが，おおよそミリメートルであるため，病巣組織内のすべての癌細胞に放射性医薬品が結合あるいは取り込まれなくても，ターゲティングされた細胞の周囲に存在する細胞も照射されるという利点を有している．^{131}Iなどで放出されるγ線は放射線管理とシンチグラフィ撮影を考えるに際しては重要であるが，病巣への線量寄与はほとんどない．

　甲状腺疾患の内用療法は，甲状腺機能亢進症と甲状腺癌が対象である．生体にとっては，非放射性同位体^{127}Iと放射性同位体^{131}Iは化学的に同一である．甲状腺濾胞上皮細胞あるいはそれ由来の悪性腫瘍細胞のヨウ素摂取能（NaIシンポーター）を利用する．

1 退出基準について

　放射性医薬品を投与した患者を管理区域から退出されるにあたり，公衆・介護者の線量限度を考慮して定められている基準を退出基準という．^{131}Iでは，患者体表面から1mの距離における実効線量率が30μSv/hを超えないか，投与量あるいは体内残留が500 MBq（約13.5 mCi）を超えない場合に退出を許可し，退出記録を2年間保存することが求められている．なお，甲状腺癌患者の外来でのアブレーション（残存甲状腺破壊）の退出は別の基準で行われるので後述する．

2 前処置

　治療に先立ち，ヨウ素含有量の多い食材・食品の摂取を控えるヨウ素制限が必須である[1]．ヨウ素

制限は1〜2週間行う．医療者が注意すべきは，X線造影剤，イソジン，ルゴール液などの使用も停止すること，ヨウ素が含まれる医薬品を中止することである．

3 甲状腺機能亢進症

❶ 対象・適応

対象疾患としてバセドウ病（Basedow disease），中毒性多結節性甲状腺腫（toxic multinodular goiter），プランマー病（Plummer disease）がある．わが国では大多数がバセドウ病である．米国では本治療が第一選択となることが多いが，わが国では抗甲状腺薬が第一選択となることが多く，抗甲状腺薬で副作用が生じた場合やコントロール不良である場合に選択されることが多い．そのほか，術後再発，合併症（心血管疾患，糖尿病，周期性四肢麻痺など）があり中毒症の確実なコントロールが求められる場合である．昨今は，患者希望で第一選択として行う事例が徐々に増えつつある[2]．

除外すべきは，妊婦，授乳婦である．治療計画立案に際しては妊娠していないことを確認する．現行のガイドラインでは18歳以下では，誘発癌のリスクがあるため原則として内用療法を行わないことになっている．甲状腺組織を破壊する線量で行えばそのリスクを回避できるという考えの基に投与量を設定することにより小児に実施することもある[3]．

内用療法後に眼症が悪化することが知られているため，活動性眼症がある場合には相対的禁忌である．実施に際してはステロイドによる悪化予防を考慮する．

❷ 投与量設定

投与量を決定するには，1）一律の固定投与量を用いる方法，2）甲状腺重量により投与量を決める方法，3）摂取率を測定して甲状腺単位重量あたりの集積量を設定し投与量を決定する方法，4）摂取率，実効半減期，甲状腺重量から目的吸収線量を設定して投与量を決定する方法がある．1）の方法は簡便だが，甲状腺腫大が強い場合には線量不足になる．2）では大きいものに対する効果不良は避けることができるが，摂取率がヨウ素制限不足などで影響を受け効果不良となった場合の検証ができない．4）では治療前実効半減期測定は煩雑であるため，平均的値が用いられることが多い．甲状腺吸収線量推定にはQuimbyの式が用いられる．

$$投与量（MBq）=\frac{吸収線量（cGy）\times 甲状腺重量（g）}{5.4\times 24\text{時間甲状腺ヨウ素摂取率（\%）}\times 有効半減期（日）}$$

分母の係数にはいくつかの値があるが，標準的と考えられるものを記した[4]．重量は超音波検査で求めるのが一般的である．

目標線量は，正常機能を目標とする場合は60〜80 Gy，低下症を目標とする時は100〜200 Gy程度に設定される．筆者の施設経験では，集積量で6.3 MBq（170 μCi）/g，吸収線量で150 Gyを超える場合にはほぼ1回の内用療法で亢進症を除去できる結果であった[5]．効果は必ずしも線量と比例して発現するとはかぎらないが，ある程度の経過予測が成り立つであろう．

❸ 経過観察

効果発現パターンは個人差が大きいが，平均的には4週前後に症状改善がみられる．この時期には甲状腺腫大も徐々に軽快している（図1）．月1回程度の外来観察を行う．6〜12か月の経過で改善が不十分である場合には再投与を考慮する．

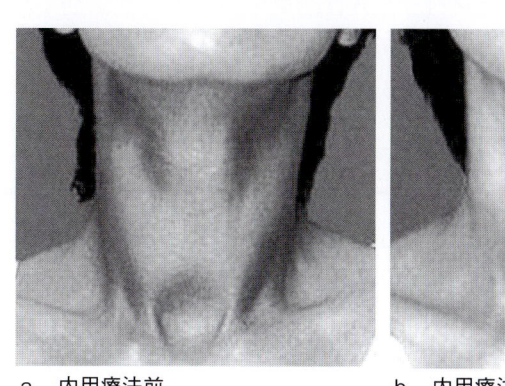

> **図1　バセドウ患者に対する内用療法前後の頸部所見**
> びまん性甲状腺腫は内用療法により消失している．

4　甲状腺癌

❶ 原理・原則

　甲状腺組織から発生する悪性腫瘍には，濾胞上皮細胞から発生する分化癌と呼称される乳頭癌・濾胞癌，カルシトニン産生細胞であるC細胞から発生する髄様癌，濾胞上皮細胞由来だが著しく予後不良である未分化癌，慢性甲状腺炎を背景に有する患者から発生する悪性リンパ腫などがある．高分化型と未分化癌の中間的形態・生物学的性質を示す濾胞上皮由来の悪性腫瘍は，現在は低分化癌として独立した組織型と定義されている．

　放射性ヨウ素内用療法の対象は，ヨウ素摂取能を有する可能性のある乳頭癌，濾胞癌，低分化癌である．約30％の患者ではヨウ素摂取機能が欠落しているといわれ，このような例では治療効果は発現しない．特に，低分化癌ではその傾向が高い印象がある．

　癌組織のヨウ素摂取能は甲状腺正常組織と比べると弱いため，正常甲状腺組織が残存した状態では，正常甲状腺組織への放射能分布が高度に生じ，病巣への効果的集積が期待しがたくなる．濾胞上皮細胞のヨウ素摂取が甲状腺刺激ホルモン（TSH）に依存しているのと同様に，癌細胞への取り込みもTSH刺激下にのみ発現する．癌組織へのヨウ素集積にはTSHが30μU/ml以上の上昇が必須であるとされる．残存甲状腺組織量によっては，十分なTSH上昇が得られないこともあり得る．これらの理由から，甲状腺が全摘（あるいは準全摘）されていることが治療の前提条件である．また，治療前に甲状腺ホルモン補充を休止して行う必要があるため，内用療法中には甲状腺機能低下症となる．

❷ 適応・効果

　甲状腺全摘術後に形態的残存病変はないが，甲状腺床（thyroid bed）と表現される微細な組織の残存例が多く，残存甲状腺破壊，アブレーション（ablation）が行われる．^{131}I集積が頸部に認められることが多い（図2）．この部位に微細な病巣が残存している可能性も否定できない．アブレーションとは，これらを^{131}Iで除去することを意味する．これにより，微細残存病巣をあらかじめ破壊し再発予防を得られることに加え，甲状腺分化癌の腫瘍マーカーであるサイログロブリン（thyroglobulin：Tg）測定の特異性を向上させることができる．正常組織が残存していると，正常組織

由来のTgと残存病巣由来のものを区別できないため，マーカーとして使いがたいためである．

どのような因子をアブレーション対象リスクと考えるかに関して明確な定義はない．腫瘍径 1.5 cm を超えるもの，45 歳以上，多発性病巣，腺外浸潤，脈管浸潤，リンパ節転移，全摘後のサイログロブリン高値，浸潤性と考えられる組織型，低分化癌などは積極的に考慮するのが望ましい．

アブレーション目的以外には，リンパ節転移，局所残存・再発病巣や，肺，骨などの遠隔転移への治療が考えられる．しかし，形態画像で認められる大きさの局所再発・リンパ節転移は，著効例も稀に経験されるものの（図 3），内用療法で制御は困難である（図 4）．内用療法は手術後の補助療法として用いるか，手術がなんらかの要因で適応とならない場合に試みる．

肺転移は，微小肺結節で ^{131}I 集積が認められる場合は治療効果

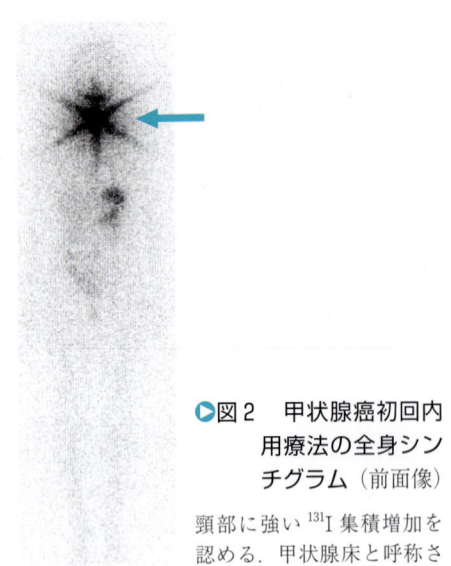

▶図 2　甲状腺癌初回内用療法の全身シンチグラム（前面像）
頸部に強い ^{131}I 集積増加を認める．甲状腺床と呼称される．

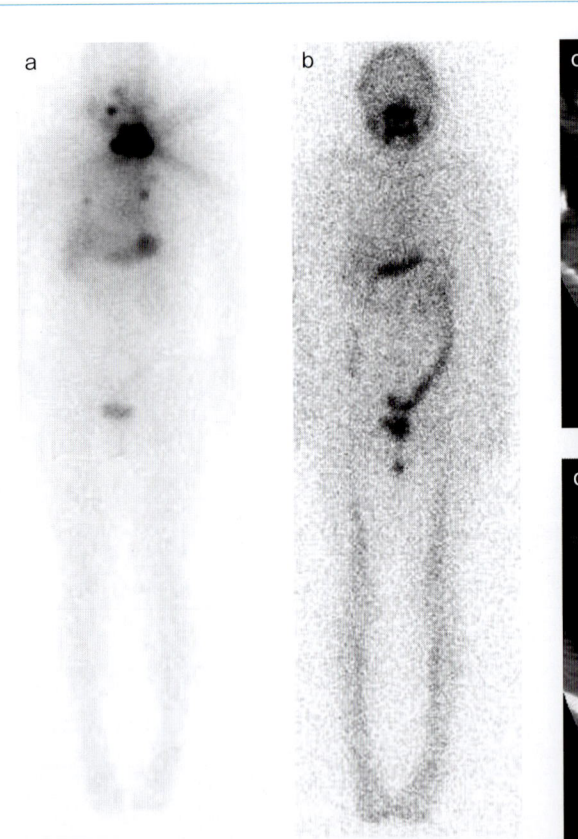

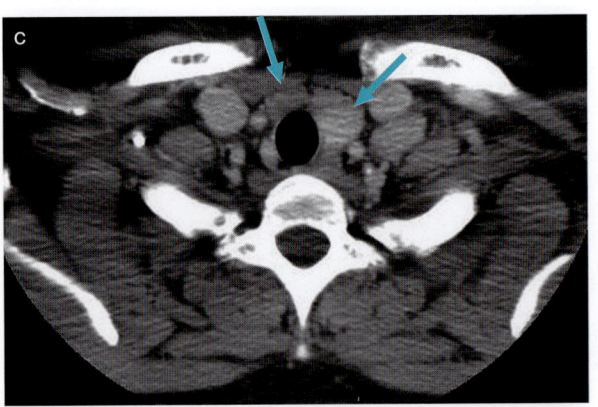

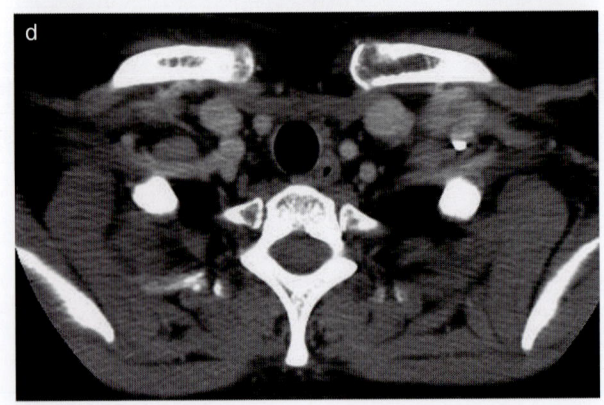

▶図 3　内用療法著効例（46 歳，女性）

濾胞癌，乳頭癌併発例．10 歳時に甲状腺癌で右葉切除．36 年後に健診で頸部腫瘤を指摘された．頸胸部 CT で頸部リンパ節，多発性肺転移が認められた．甲状腺全摘術，左肺舌区 VATS で甲状腺癌肺転移が確定し，^{131}I 5.55 GBq（150 mCi）内用療法時のシンチグラムで肺集積に加え頸部に著しい集積増加を認める（a）．6 か月後の 5.55 GBq（150 mCi）追加投与時のシンチグラムでは異常集積を認めない（b）．サイログロブリンは初回投与時の 1227.0 ng/ml（TSH 74.03 MIU/ml）から，2 回目投与時には＜0.5 ng/ml（TSH 61.20）と陰性化した．初回治療前にみられたリンパ節転移は（c），すべて消失した（d）．肺転移も消失した．リンパ節転移がこのように良好に内用療法に反応するのは例外的である．

が最も期待できる状況である．しかし，40歳を超える例や，粗大結節型転移ではその効果は低下する．骨転移は，単発であれば外科的対処が最善である．骨転移に対する内用療法の反応性は良好とはいいがたいが，^{131}I集積があれば複数回の内用療法により予後改善につながる可能性がある．また，ビスフォスフォネート製剤との併用を考える．脳転移やほかの実質臓器への内用療法治療効果は一般的に期待しがたい．

本項に関する詳細は，甲状腺腫瘍診療ガイドラインを是非参照してほしい[6]．

❸ 安全性・副作用

ホルモン剤休止に伴う甲状腺機能低下症による自覚症状，放射線宿酔といわれる悪心・嘔吐などの消化器症状，放射線唾液腺炎による唾液腺腫脹・疼痛などが生じる．宿酔は，経口制吐剤により投与3日目頃には軽快する．唾液腺炎も同時期に出現する．腫脹・疼痛がある場合は消炎剤・ステロイドを適宜使用する．複数回の治療を行うと，唾液腺炎による機能低下と導管狭窄のために分泌障害が発生するリスクが高くなるため，治療中に腫脹・疼痛を認める場合は積極的に対処すべきである．

放射線性肺炎・肺線維症はよく知られているが，発生は稀である．しかし，びまん性肺転移への

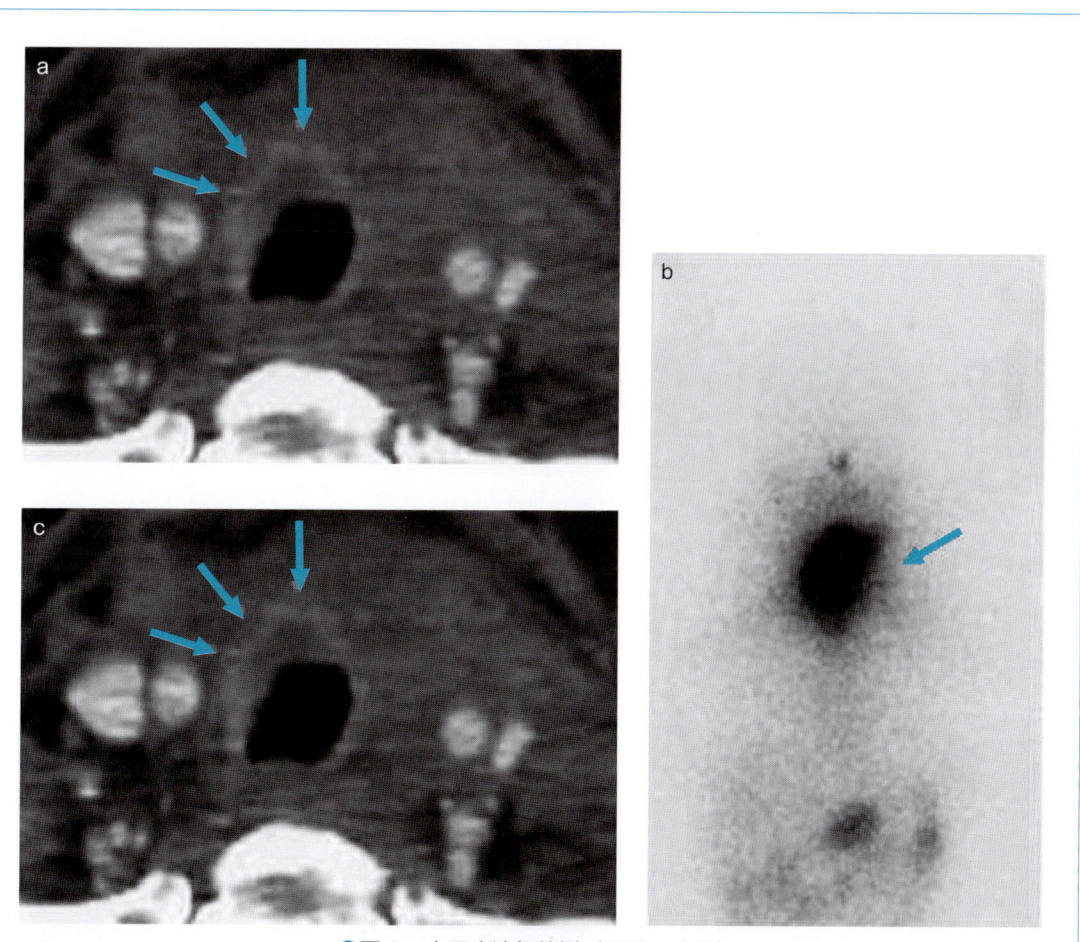

○図4　内用療法無効例（46歳，女性）

乳頭癌の局所再発．内用療法前の造影CTで不均一な増強効果を認める再発病巣を気管右前方に認める（a）．3.7 GBq（100 mCi）の^{131}Iによる内用療法時のシンチグラム前面像で病巣への強い集積を認めるが（b），治療後の造影CTで腫瘍の大きさ，造影効果ともに変化が認められない（c）．このような局所再発例，頸部リンパ節再発例では，外科的対応を第一に考えるべきである．

強い ^{131}I 集積増加が原因で放射線肺炎を生じ呼吸不全で死亡した事例が報告されていることは銘記すべきである．

骨転移のある症例では，治療に伴う浮腫で神経症状が惹起されることがある．大きな骨転移を有する症例では注意すべきである．

❹ 経過観察

Tg 値は，腫瘍残存状態とよく相関する．ただし，甲状腺ホルモン補充中の値は必ずしも腫瘍残存量を正確に反映したものではない．Tg 産生も TSH に依存的であるので，ホルモン補充時の値と TSH 刺激時の値を比較することはできない．補充中に Tg 陰性であっても，TSH 刺激で陽性となることも多い．

経験上，内用療法時の TSH 刺激下の Tg 値が 10 ng/ml 未満で，^{131}I シンチグラムの有意集積が甲状腺床のみであれば，アブレーションが達成されることが多い．しかし，その確認には，アブレーション施行の 6 か月から 1 年後に，recombinant human TSH（rhTSH）を用いたトレーサ検査を行うのがよい．

経過観察には，適宜トレーサ検査を行う．トレーサ検査時に Tg 測定を行い，その値が 2 ng/ml を超える場合には再発腫瘍の存在を疑う[7]．

肺転移巣などへの ^{131}I 集積がある場合には 6 か月〜1 年程度間隔を開けて再治療を考慮する．Tg 高値であるにもかかわらず，形態画像でも ^{131}I シンチグラフィでも残存病巣が認められない場合が多々ある．一般に，この所見は腫瘍にヨウ素摂取能が発現していない残存腫瘍のためと考えられ，内用療法を終了し，経過観察とする．このようなケースでは数年の経過でどこかの部位に転移巣が出現することが多い（図 5）．頻度的には頸部リンパ節再発，肺転移が多いので，必要に応じて頸部 US，頸胸部の X-CT で観察する．このような症例では FDG-PET も経過観察に利用できる可能性がある．

❺ 外来での残存甲状腺破壊（図 6）

甲状腺癌 ^{131}I 内用療法は，実施施設数が絶対的に不足している一方で，治療数が年々増加しているため，待機時間が全国的に徐々に延長している[8]．最近国内施設から，浸潤・転移のある患者では，手術から初回内用療法までの期間が 180 日以上になると，その後の経過で死亡に至る可能性が有意に増加することが報告された[9]．このような背景の中，遠隔転移・残存のある患者の内用療法に放射線治療病室を有効に使うことを目的に，1,110 MBq による外来での残存甲状腺破壊（アブレーション）が 2010 年 11 月に正式に厚労省の許可を受け開始された．外来での残存甲状腺破壊（アブレーション）の管理区域外退出は，患者ごとに計算した積算線量に基づいて行われる．つまり，投与後に患者の行動を厳格に管理し，公衆・介護者線量限度を超えないことを確保することによって認可されたものである．実施には関連学会が開催する取り扱い講習の受講が必須とされているので留意されたい．

アブレーションの対象は，「遠隔転移のない患者」と規定されているが，リンパ節転移に関しては特に指定されていない．しかし，前記のごとく，リンパ節転移は外科的対応を一義とすべきであり，内用療法はそれが不可能な事例における姑息的手段にすぎない．つまり，リンパ節転移残存例はアブレーションとすべきではない．このことは，局所残存腫瘍が存在する場合も同様である．

アブレーションが 1,110 MBq で十分達成可能か否かに関しては，依然として議論のあるところである．過去の報告から，残存甲状腺組織が超音波などで認識できるような状況ではアブレーショ

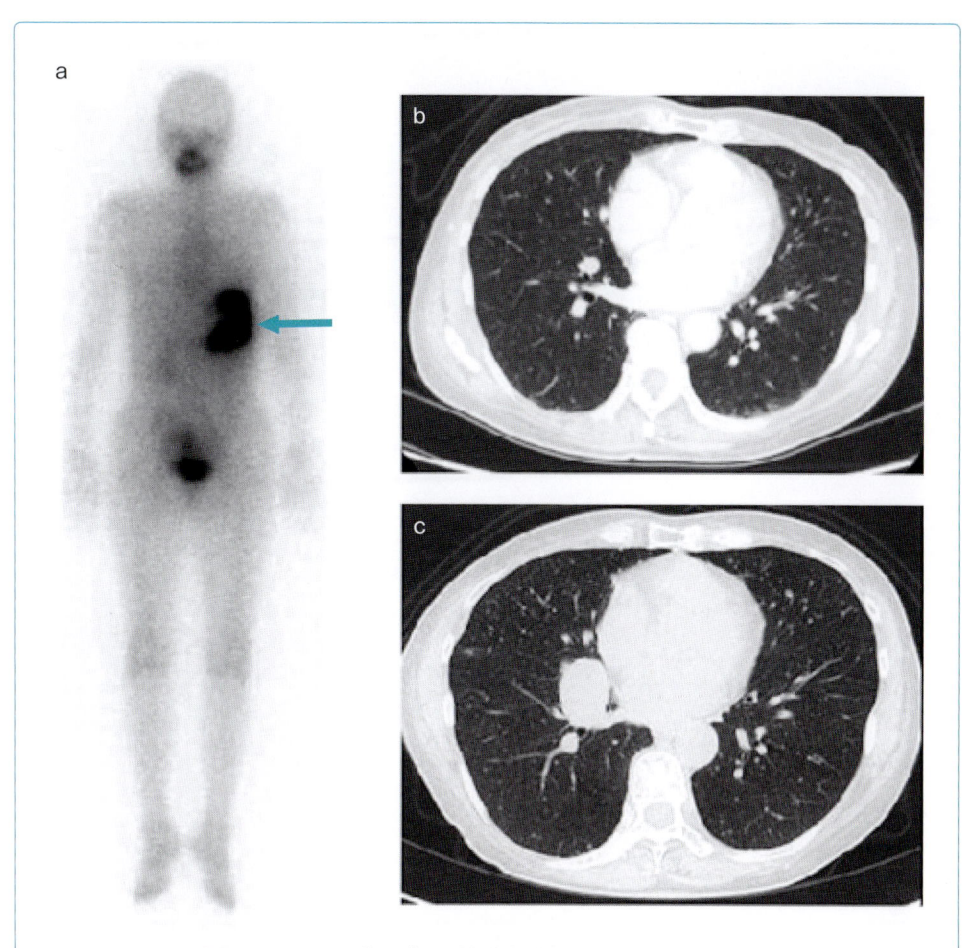

◉図5　サイログロブリン持続高値例（48歳，女性．初発）

乳頭癌で 3.7 GBq（100 mCi）の ^{131}I 内用療法を 2 回受けた．2 回目治療時シンチグラムでは異常集積を認めないが，血中サイログロブリン値は 62.8 ng/ml（TSH275 μIU/ml）と残存腫瘍の存在を強く示唆する．以後，頸部 US，胸部 CT で経過観察．4 年後，8 年後に頸部リンパ節再発し，それぞれ摘出．7 年後の CT で多発性微小結節出現．14 年後に患者希望で内用療法を試みたが，病巣への ^{131}I 集積を認めない（a，b）．a の矢印は胃の残存放射能である．その 3 年後の CT で，右肺門近くの転移病巣の進行がほかの部位に比べ著しく早いことがわかる（c）．ほかの部位と比べ，分化度の低く細胞増殖が活発な転移巣と思われる．

ン達成率は低下するが，確実に全摘された状況では 3,700 MBq による入院加療と同程度の奏功率があると予想される．放射線宿酔，唾液腺炎などの放射線に起因する副作用はほとんど生じない．

5　将来展望

　2008 年 10 月に recombinant human TSH（rhTSH）が保険適用された．甲状腺癌内用療法は分化癌細胞の ^{131}I 摂取により成立する治療であり，そのためには TSH 刺激が十分であることが絶対条件である．これを達成するために，現在は甲状腺ホルモン補充を一時的に休止し内因性 TSH 上昇を待って治療を行っているが，rhTSH を内用療法に応用できればホルモン補充休止が不要となるため，甲状腺機能低下症症状を誘発することなく治療実施可能である．現在は，rhTSH は検査目的のみに認可され，治療応用は現時点ではできないが，将来この目的に使えるようになれば，内用療法は患者により優しい治療となるであろう．

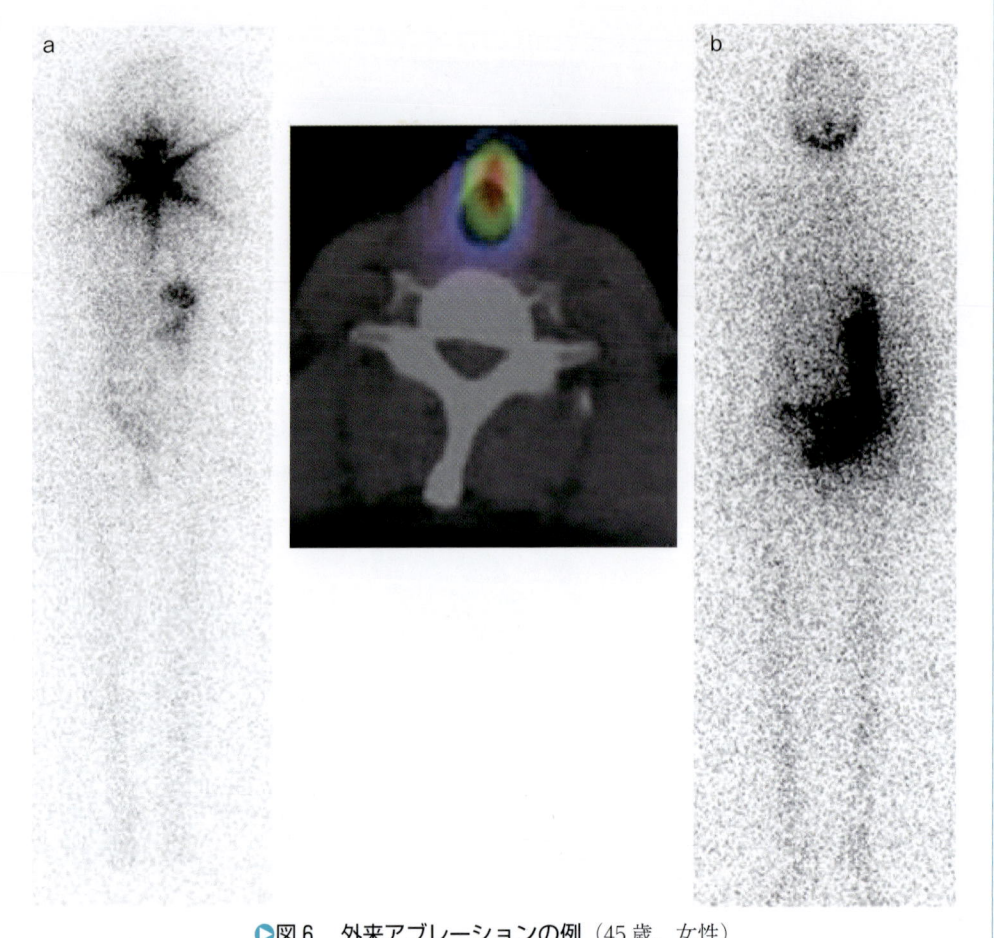

○図6　外来アブレーションの例（45歳，女性）

乳頭癌 T1N1aM0．1,110 MBq（30 mCi）投与 3 日後のシンチグラム前面像，SPECT 像で甲状腺床集積のみを認める（a）．6 か月後 rhTSH（タイロゲン®）投与下に，370 MBq（10 mCi）を投与しシンチグラムで甲状腺床集積の消失を確認した（b）．投与後 1 週間の介護者線量は 0.06 mSv であった．許容上限の 5 mSv と比べ十分低い値である．

section 2　放射性医薬品による骨転移疼痛緩和療法

わが国は高齢社会のまっただ中にあり，加速している状況である．1980 年初頭から悪性新生物が死因別死亡率で第 1 位となり，それがさらに増加する傾向にある．一方で，再発あるいは転移を有していても，治療の進歩により延命する癌患者数も増加している．したがって，闘病中に発生する骨転移による疼痛緩和の重要性が，患者数増加とともに高まっている．特に乳癌や前立腺癌などの経過の長い悪性腫瘍では高率に骨転移が生じ，それに起因する癌性疼痛は癌患者の QOL に直結する重要な問題である．

1　骨破壊・骨転移性疼痛の発生機序

骨は常時改変を行っている組織であり，insulin-like growth factor（IGF）や transforming growth factor-β（TGF-β）などの増殖因子が骨基質中に豊富に存在している．生理的な骨改変に伴いこれらが骨髄腔に放出されており，癌細胞が血流により骨髄に至るとこれらの因子により癌細胞の定着と増殖が刺激される．癌細胞は副甲状腺ホルモン関連蛋白（parathyroid hormone-related protein：PTHrP）を放出し，これが骨芽細胞を刺激し，破骨細胞前駆細胞膜状に存在する receptor activator of nuclear factor κB（RANK）に対するリガンド産生亢進を介して破骨細胞形成を促進する．破骨細胞による骨吸収が骨基質内の液性因子を放出させ，さらに癌細胞を刺激するといういわば悪性のサイクルに入り骨破壊が進行する[10]．骨転移性疼痛発生には，腫瘍細胞が血行性に骨髄に着床し腫瘍形成を始めるにしたがい炎症性浮腫と相まって内圧が上昇し骨膜に分布する末梢神経を刺激すること，上記の破骨細胞による骨破壊や腫瘍細胞骨膜浸潤による直接的な神経刺激，破骨細胞が放出するプロトンによる酸性環境などの複数の因子が関与しているといわれている．

2 骨転移性疼痛への対応

化学療法で抗腫瘍効果が十分に発現すればこれに勝る対処法はないが，残念ながら即効性や確実性に欠ける．単発性転移でかつ生命予後が長いと判断されれば手術適応となるが，手術適応となることは多くない．したがって鎮痛薬で対処するのが通常であり，非ステロイド性消炎鎮痛剤（NSAID）から使用を開始し，効果不十分であれば弱オピオイド，強オピオイドと投薬内容を変更する．NSAIDとオピオイドの作用機序は異なるため，併用する意義も大きい．しかし，十分なコントロールが得られないことも少なからずある．ビスフォスフォネート製剤も併用されるが，疼痛緩和に対しては補助的な役割を有するにすぎない．外照射では約80〜90％の患者で疼痛緩和が，40〜50％で疼痛消失が得られるといわれる．また，複数箇所への対応や既照射部位の疼痛再発への対応が困難であり，やはり限界がある．疼痛緩和とは異なるが，病的骨折リスクが高い場合や，脊髄圧迫による神経症状の予防・症状改善を期待する場合には外照射を積極的に用いるべきである．このほか，ペインクリニックでの手法である神経ブロックが用いられることがある．放射性医薬品による治療は，これらの方法で十分に対処できない場合の補助剤として位置づけられている．過去に報告のある主たるものを表1にあげた．国内では認可されているのは塩化ストロンチウム ^{89}SrCl（メタストロン®）のみだが，^{153}Sm-EDTMP，^{186}Re-HEDP が認可されている国もある．現在，骨髄毒性の強い ^{32}P が用いられることはない．そのほかの放射性医薬品の除痛効果は，ほぼ等しいようである．次項以降は，国内認可されている ^{89}Sr にかぎって記載する．

▶表1　骨転移性疼痛に対して用いられる主な放射性医薬品

	T1/2（日）	β線（MeV）	平均飛程（mm）	γ線（keV）	効果発現（％）	骨髄毒性
^{32}P	14.3	1.71	2.7	—	50〜90	高度
^{89}Sr	50.5	1.49	2.4	—	50〜90	軽度
^{186}Re-HEDP	3.8	1.08	1.1	137	80	軽度
^{153}Sm-EDTMP	1.9	0.81	0.6	103	80	軽度
^{117m}Sn-DTPA	13.6	0.16	0.3	159	80	軽度

3 塩化ストロンチウム（^{89}Sr）とは

Sr は Ca の同族体であり，生体内では Ca と類似の挙動を示す．^{89}Sr は 1942 年にすでに前立腺癌骨転移の疼痛緩和に用いられたことが報告されている．骨転移巣へは，転移部位の Ca 代謝亢進に関連し，コラーゲン合成とミネラル化に依存すると考えられている．基本的に ^{99m}Tc-リン酸化合物による骨シンチグラフィで描画される部位に集積すると考えてよい．ちなみに，正常骨における ^{89}Sr の生物学的半減期は約 2 週間であるのに対し，骨転移巣では 100 日以上の長期にわたって貯留することにより標的病巣で高累積線量を照射できる．

疼痛除去の機序としては，骨改変部位へ集積した放射性医薬品から放出される最大エネルギー 1.49 MeV の β 線（組織中平均飛程 2.4 mm，最大飛程 8 mm）による腫瘍細胞および破骨細胞に対する直接的な細胞毒性効果による細胞の脱落とそれによる骨膜圧迫解除・骨内圧減圧などが考えられる．

γ 線はでないため放射線管理は比較的容易であるが，実施に先立ち講習受講が必須とされているため留意されたい．

4 適 応

対象は固形癌（白血病，多発性骨髄腫，悪性リンパ腫は除外）患者で，骨シンチグラフィで多発性骨転移があり疼痛部位に一致した集積増加がある場合である．ほかの治療法でコントロール不十分な患者に使用するとされている使用上の制限が，具体的にどのようなものを指すかわかりにくいが，適正使用マニュアルでは WHO のラダーにあてはめた状況として図7 が示されている．これによれば，たとえば NSAIDs やオピオイドで副作用などが出て使えない状況であれば，早期に用いてよいと解釈される．外照射に関しては，疼痛などにより外部照射のための体位がとれない，疼痛・遠方などの理由で分割照射のための通院が困難などの場合に ^{89}Sr を用いると規定されている．

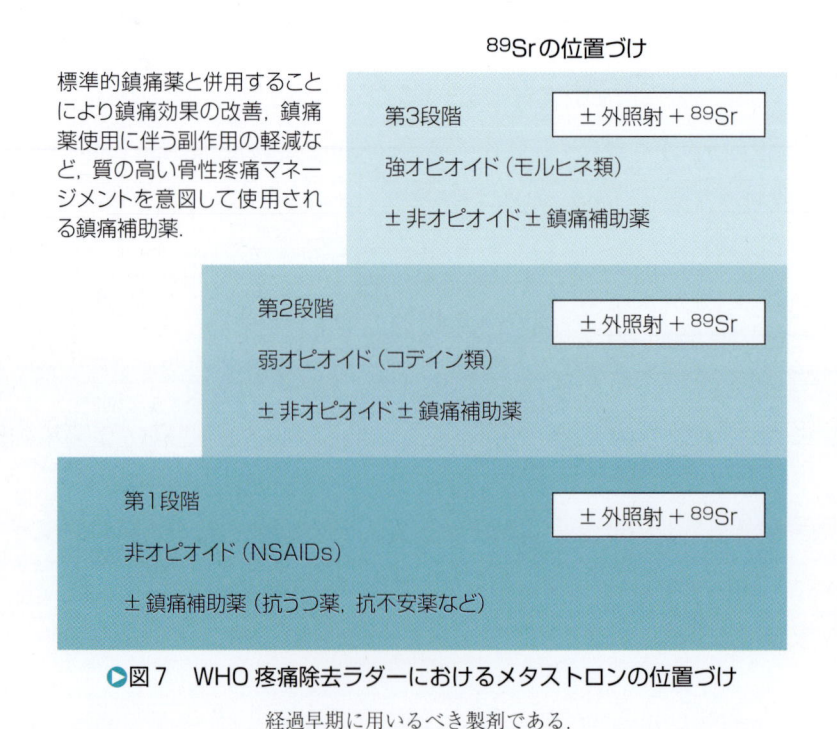

89Srの位置づけ

標準的鎮痛薬と併用することにより鎮痛効果の改善，鎮痛薬使用に伴う副作用の軽減など，質の高い骨性疼痛マネージメントを意図して使用される鎮痛補助薬．

第3段階
強オピオイド（モルヒネ類）
± 非オピオイド ± 鎮痛補助薬
± 外照射 ＋ ^{89}Sr

第2段階
弱オピオイド（コデイン類）
± 非オピオイド ± 鎮痛補助薬
± 外照射 ＋ ^{89}Sr

第1段階
非オピオイド（NSAIDs）
± 鎮痛補助薬（抗うつ薬，抗不安薬など）
± 外照射 ＋ ^{89}Sr

図7　WHO 疼痛除去ラダーにおけるメタストロンの位置づけ
経過早期に用いるべき製剤である．

重要な点は，末期にしか使えない薬剤ではなく，疼痛が出始めた早い段階で使ってこそ意義がある（と認識すべき）ことである．病状の終末期で紹介されることを多々経験するが，このような患者ではメタストロン投与待機中に複数のトラブルを併発し，治療不能となってしまうことも多い．また，終末期に投与したため，投与後短期間に病状悪化で死亡した事例も国内で発生している．すでに，経験の多い海外から，早期に用いるほど治療効果が有効に得られ[11]，末期に用いると投与による有害事象頻度が増加することが示されている[12]．

副作用の面での決定臓器は骨髄である．一般に悪性腫瘍患者の骨髄は，先行する化学療法や放射線外照射などにより疲弊していることが多く，適応決定にあたり慎重な評価が必要である．

十分な血液学的機能（血小板数≧75,000/mm^3，白血球数≧3,000/mm^3，好中球数≧1,500/mm^3，ヘモグロビン量≧9.0 g/dl，赤血球数≧300万/mm^3）を有する患者に用いるよう留意する．

本剤の適応を考えるにあたっては，当該患者の痛みの性状を十分に把握することが非常に重要である（一口に骨転移を有する状態といっても，訴える痛みの原因は多岐にわたる．骨転移部位の痛みであるが，）．病的骨折を生じたことが痛みの主因である場合，神経圧迫が疼痛原因である場合などには，本剤は無効である（図8）．なお，本剤投与で疼痛緩和が得られることにより活動性が上がったため，病的骨折が生じた事例が報告されており，このような有害事象回避のためにも治療前病状把握を十分

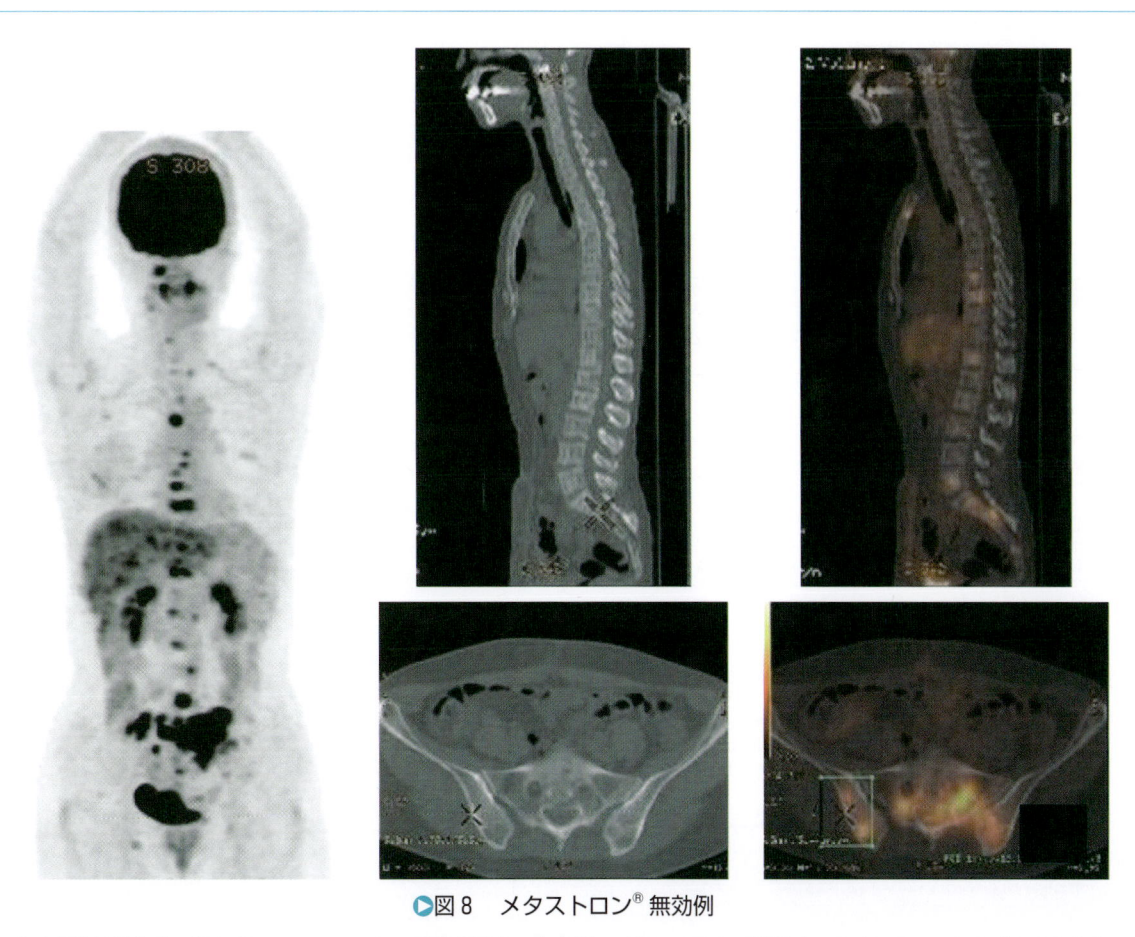

▶図8　メタストロン®無効例

乳癌多発性骨転移，肝転移．FDG-PET/CT画像を示す．左大腿〜下腿の痛みと感覚障害のためNSAIDとオピオイドを内服していた．メタストロン®投与を受けたが無効であった．本例の痛みの主因は仙骨転移の進展による神経圧迫であった．

に行うことが必要である．

　単発性骨転移では使用不可であろうか．たとえば，図9のごとく，外照射後の再発で，鎮痛剤でコントロールが不十分であるような状況では，単発性転移でも本剤の使用を妨げるものではない．

　集積機序から，造骨性転移で効果が強く，骨シンチグラフィで集積の弱い溶骨性転移では効果が期待できないと捉えられがちである．確かに，過去の報告では，溶骨性転移での効果は造骨性転移よりも弱い傾向であることが示されている．しかし，溶骨性転移であっても著効を示すことが多々経験されるため，溶骨性転移であるから適応なしと考えるのは誤りである．

5　実施・効果発現・副作用

　本剤は1バイアルあたり141 MBq/3.8 mLの^{89}Srを含有する状態で供給される．2.0 MBq/kgを30秒以上かけて緩徐静注する．最大投与量は141 MBqである．厚労省の退出基準は200 MBqに設定されているため，即日帰宅可能である．

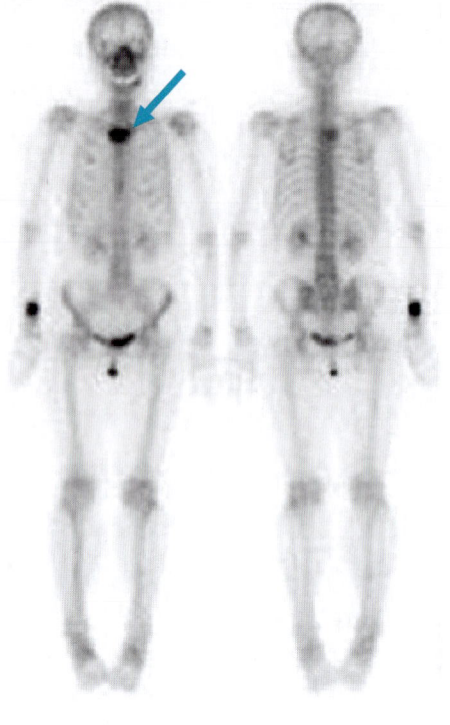

●図9　単発性骨転移におけるメタストロン有効例

乳癌胸骨転移による疼痛に対し，過去に36 Gyの外照射を受けている．同部に疼痛再発を認めたため，メタストロンによる加療を受け症状緩和が得られた．本例のように，外照射による対応が困難になっているような症例では，単発性転移といえどもメタストロン使用を考慮すべきである．

　効果は，疼痛改善あるいは鎮痛薬量減少が約70%の患者で認められる．症状改善に伴いQOLも改善する[13]．除痛効果は平均的には投与7～20日後に発現し数か月持続する．骨転移が広範に存在する状態よりも，多発性転移であっても比較的限定した転移状態であるほうが良好な治療効果が得られる傾向にある[14]．一方，投与1日～1週後に5～15%の患者で一過性の疼痛増強が生じるが，無処置あるいは一時的な少量の鎮痛薬増量で容易に対処可能である．

　前述のごとく毒性に関する標的臓器は骨髄である．治療前の骨髄抑制状態によって禁忌・慎重投与が規定されている．報告されている赤色骨髄線量1.1 cGy/MBqと国内での最大投与量141 MBqを勘案すると，最大骨髄線量は155 cGyと推定される．この値は，内用療法における骨髄耐用線量の200 cGy未満であるので，骨髄予備能が保たれている患者であれば対処必要な重篤な毒性は発現しない．平均的には血小板数で治療前から約30%減少し，その底値投与10～16週頃に回復する．慎重に投与すべき状態として，感染症の合併，腎障害（体外排泄が遅れ骨髄毒性が増強される），高齢者があげられる．

6　他の治療法との併用に関して

　放射線外照射が先行して行われていることは本剤による治療の妨げにはならない．ビスフォスフォネート製剤は，併用により効果が増強されることが報告されており，併用を積極的に考えるべきであろう[15]．ほかの治療との併用に際しては，骨髄毒性が重篤化するリスクを考慮する．ホルモン療法は

問題なく併用可能であろう．分子標的薬の多くは重篤な骨髄毒性を示さないので併用可能であるが，骨髄抑制効果を有するスニチニブなど注意を要する分子標的薬がある．

最も判断が困難であるのは，化学療法との併用である．メタストロンの骨髄毒性が，効果にEBMが存在する化学療法の妨げになるとすれば本末転倒である．化学療法との併用の是非は，一口に可能・不可能と断定できるものではなく，症例の積み重ねによる経験を元に，症例ごとに適・不適応を考慮して決定すべきものであろう．

7 複数回投与に関して

本剤は，3か月以上の間隔で再投与可能である．再投与時には末梢血数の回復を確認すべきである．さて，複数回投与を行う目的は再発した疼痛のコントロールのためであることが大多数であろう．鎮痛薬のさらなる減量を期待して複数回投与することもあり得るだろう．疼痛除去が目的であるため，疼痛レベルを複数回投与の目安とすればよいとも思えるが，本剤の効果にはプラセボ効果も含まれていると考えられ，より客観的な指標が求められる．ALP，骨吸収マーカーの変動，IL-2などのサイトカインの変動などが指標となりそうである[16,17]．このような因子をうまく利用して，よりよい投与計画を立てることができるかもしれない．

8 抗腫瘍効果について

基本的に本剤は症状緩和剤であるが，シンチグラム上での異常集積改善や形態画像における転移腫瘍縮小などの画像上の抗腫瘍効果が認められる症例も少なからず経験される[18]．前立腺癌の生命予後が，ドキソルビシンとメタストロンの併用による地固め療法によりドキソルビシン単独より改善したとの報告がある[19]．また，本剤投与後に新たな部位の疼痛出現がある程度回避されることが報告されているが[20]，この現象は転移拡大を予防したことにより発現したと考えられる．また，骨転移による脊髄圧迫症状出現に対して抑制的に働くとする報告も，抗腫瘍効果がある程度あることを示唆する（ただし，圧迫症状回避の目的に使用してはならない）．これらの報告は，骨転移早期に疼痛が発生する以前に本剤を用いた場合に，生命予後改善につながるのではないかということを期待させるものである．前述の化学療法との併用，複数回投与の問題と絡み，今後，検討に値する．

9 α線放出核種

β線は有効飛程が数ミリメートルあるため病巣を効果的に照射できる利点を有する反面，生物学的効果比（RBE）が高くない．それに対し，α線は飛程が数十マイクロメートルと短いため病巣に効果的に集積させることができるならば，正常組織線量を低く抑えることができ，かつ高い生物学的効果比（RBE）で効果的に治療が可能である．現在，α線放出核種である ^{223}Ra による骨転移治療の臨床治験が世界的に進行中である[21]．わが国においても，近い将来導入されることが期待されている．

section 3　悪性リンパ腫の Zevalin 療法

1　Zevalin（ゼヴァリン®）概要

　本剤は，B細胞性リンパ腫の膜抗原CD20に対するモノクローナルIgG抗体（イブリツモマブ）を ^{90}Y 標識したものである．標識モノクローナル抗体による内用療法を，放射免疫療法 radioimmunotherapy という．本剤は2002年に米国で，2004年にはヨーロッパで認可を受けた．わが国では2008年晩秋から使用開始となった．これより以前から臨床使用されているリツキシマブ（リツキサン®）は，イブリツモマブのFc部分をヒト由来のものに置き換えたキメラ抗体である．リツキサンは，キメラ化されることにより，生体内で細胞依存性（細胞性）細胞毒性や補体依存性細胞毒性を誘導し抗腫瘍効果を発現させる．ゼヴァリンはキメラ化する前のマウス抗体そのものである．異種タンパクを投与することにより，抗抗体 human anti-mouse antibody（HAMA；ヒト抗マウス抗体）が産生されるため，本剤は同一患者に対して複数回投与を想定していない．また，投与に伴いアレルギー反応発生が懸念されるが，リツキサンが 250 mg/m^2 と大量投与されるのに対しゼヴァリン投与量は 1 mg 程度であるため，マウス抗体であってもアナフィラキシー反応のような重篤な事例は報告されておらず，この面では安全な治療薬と考えてもよいであろう．ただし，後述の骨髄毒性には留意が必要である．^{90}Y は純 β 線核種であり，そのエネルギーは 2.3 MeV と ^{131}I の 0.61 MeV よりかなり高いものである．したがって，β 線を用いた内用療法の特徴の一つである cross fire 効果（有効飛程内の細胞が広く照射されるため，各細胞が複数の β 線照射を受けること）が効果的に作用する．悪性リンパ腫は放射線感受性の高い腫瘍であるため，内用療法の対象として非常に望ましいと考えられる．米国では類似放射性医薬品として ^{131}I 標識抗 CD20 抗体（Bexxar）も認可されているが，わが国では，甲状腺内用療法の項目で記載したように，放射線治療（アイソトープ）病床の不足ゆえに ^{131}I 標識抗体では実施が著しく困難であるため，^{90}Y 標識の本剤導入が考慮されたのは賢明であったといえる．

2　適応・標識・シンチグラム評価

　ゼヴァリンの対象は，現状では化学療法または抗体療法などの治療に再発または難治性の低悪性度または濾胞性B細胞性非ホジキンリンパ腫，マントル細胞リンパ腫に限定されている[22,23]．ゼヴァリンはリツキサンを含む化学療法無効例でも良好な治療効果が得られる．欧米では，通常の化学療法治療後の地固め療法としての使用も認可されている[24]．また，初期治療としての検討もされている．国内でも，将来このような点での適用拡大が期待される．

　放射能標識は金属キレート MX-DTPA（チウキセタン）を介在させて行う．ゼヴァリンはキレートを抗体に付けた形で供給され院内で放射能標識を行うキット製剤である．標識操作にはバイアルが複数あり，順番に混和していくだけでありむずかしいものではないが，標識の成否がこの治療のキーポイントの一つであるため，実施に先立ち習熟する必要がある．ヨーロッパでは約 0.5% の頻度で標識不良が発生しているとのことであり，皆無ではないことを認識しておきたい．

　ゼヴァリン投与前に，抗CD20キメラ抗体であるリツキサンを投与する．これは，生理的な抗体分布をあらかじめ飽和させることで，ゼヴァリン病巣集積の改善を目的としたものである．ゼヴァリン

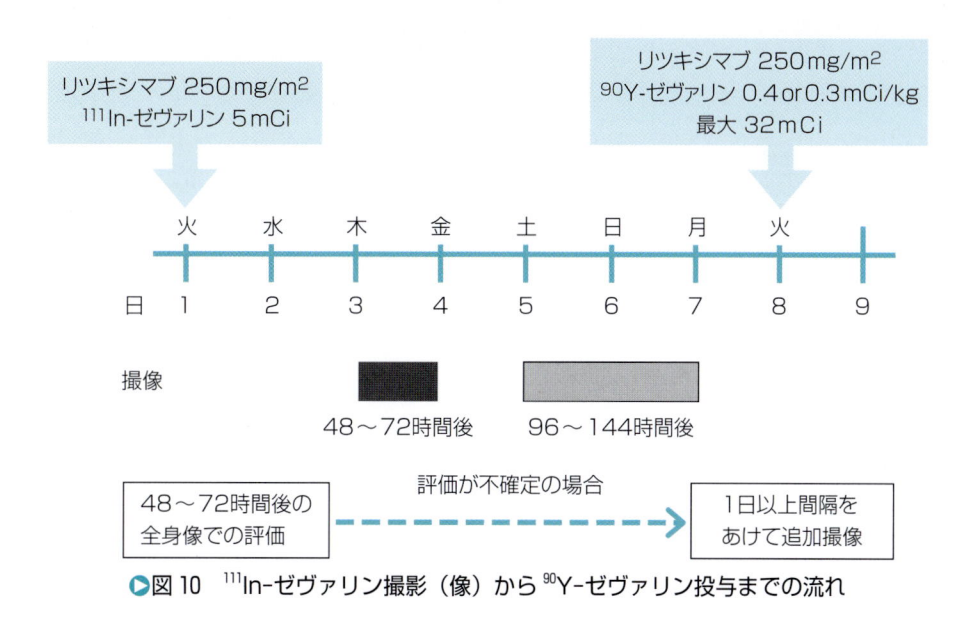

図10 ¹¹¹In-ゼヴァリン撮影（像）から⁹⁰Y-ゼヴァリン投与までの流れ

の画像化には⁹⁰Yと類似性質を有するγ線核種である¹¹¹Inを標識して用いる．

⁹⁰Y-ゼヴァリン投与の前週に¹¹¹In-ゼヴァリンシンチグラムで全身分布を評価する（図10）．これは，病巣への抗体集積を確認するためではなく，有害事象の発生，つまり血液毒性の重篤化や肺・腎・腸管などの放射線感受性の高い臓器の障害リスクを回避するために，標識抗体の体内分布に異常がないかどうかを確認することが主目的である[25]．判定は投与48～72時間後の全身前後プラナー像で行い，これで評価が不確定であるときは1日以上間隔をあけて追加撮影する．正常では，血液プール（心臓，腹部，頸部，および四肢）が認められ，肝脾にやや強い集積，腎/膀胱および腸管に弱い集積がある（図11）．腸管集積は，追加撮影により形態・部位・強度の変化が生じることで確認できる．⁹⁰Y-ゼヴァリン投与を控える必要がある不適格分布は数％の頻度で発生する．不適格分布には，びまん性骨髄集積亢進，網内系集積亢進，肺・腸管・腎集積亢進などがある．頻度が高いのは，リンパ腫がびまん性に骨髄浸潤した場合に観察されるびまん性骨髄集積亢進のパターンである（図12）．骨髄集積が高い状況で⁹⁰Y-ゼヴァリン投与を行えば，非常に高度の骨髄毒性が発生するおそれがある．逆に，これらのような不適格分布がなく骨髄機能がよく保たれている患者では，骨髄線量は許容範囲内に収まり，対処が必要なレベルの骨髄抑制は発生しない．骨髄浸潤度が25％を超える場合には慎重投与とすべきことがマニュアルで示されているが，骨髄穿刺による浸潤度評価は誤差が大きいため，この値に依存して⁹⁰Y-ゼヴァリン投与可否を決定するのは望ましいことではない（図12）．これらの不適格分布例では，血中クリアランスが促進していることが付随した重要な所見である．適格分布症例集が配布されているので，実施に先立ち適格分布を把握しておくことをお薦めする．判定に迷った場合のために，問い合わせ先が当該メーカーにより準備されている．

ちなみに保険請求は，¹¹¹In-ゼヴァリン検査，⁹⁰Y-ゼヴァリン治療を別々に行うということであるので，¹¹¹In-ゼヴァリンシンチグラムで不適格分布と判定されてもそこまでの診療報酬は発生する．適格と判定されれば，次週に⁹⁰Y-ゼヴァリンの投与を行う．血小板数が15万/mm³以上ある患者では14.8 MBq/kgが標準量と設定されているが，骨髄機能がやや疲弊している10万/mm³以上15万/mm³未満の患者では11.1 MBq/kgに減量が必要なので注意を要する．

⁹⁰Y-ゼヴァリン投与時の退出基準は，体内残留放射能量1,184 MBqに設定されており，用量上限が

1,184 MBq であるので，すべての患者が投与後に管理区域から退出可能である．

メタストロンと同様に，本治療も実施前に取り扱い講習の受講が必須とされていることに留意されたい．

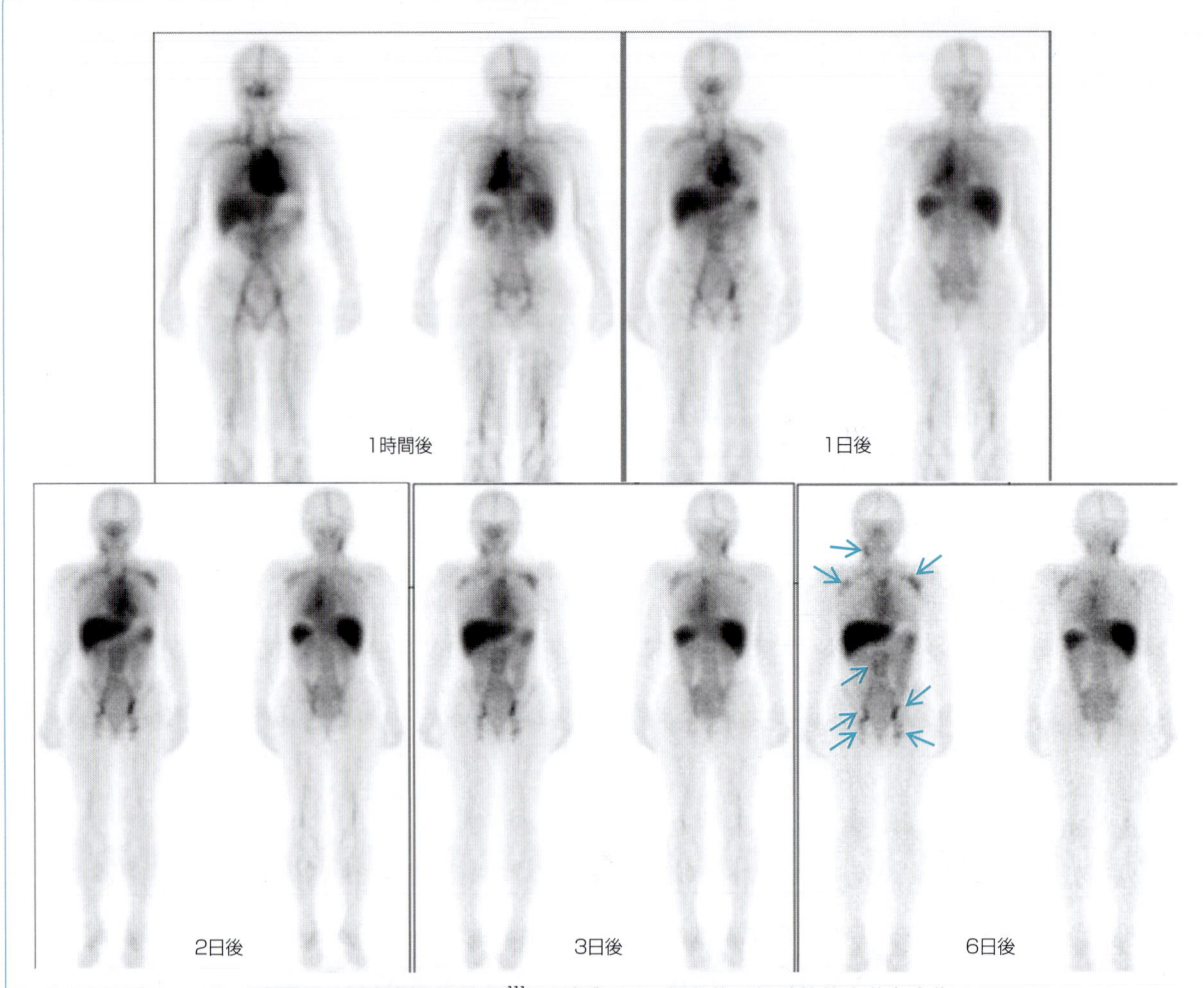

●図11　適格例における ^{111}In-ゼヴァリン投与後の経時的体内分布変化

病巣部血液プール放射能が時間とともに減弱していくが，判定の48〜72時間では，明瞭に認められるのが普通である．肝臓・脾臓は生理的にも抗体集積を示す．腸管にわずかな放射能がみられる．腎臓は淡く認識できる程度である．頸部・腋窩・腹部大動脈・鼠径部の病巣にトレーサ集積が強くなっていくのがわかる（矢印）．

3　治療効果

国内で行われた第Ⅰ相臨床試験では奏功率70％（10名中5名が完全寛解，2名が部分寛解）[22]，第Ⅱ相試験では奏功率83％（40名に投与され完全寛解63％，部分寛解20％）と非常に良好な結果が得られた[23]（図13）．これらの結果が，化学療法やリツキサンが無効であった患者群で達成されたことが重要である．また，これらの臨床試験で認められた毒性は血液毒性が主で，大半が一過性のものであり，本治療の安全性が確認されている．

^{111}In-ゼヴァリン　　　　　　　^{18}FDG-PET

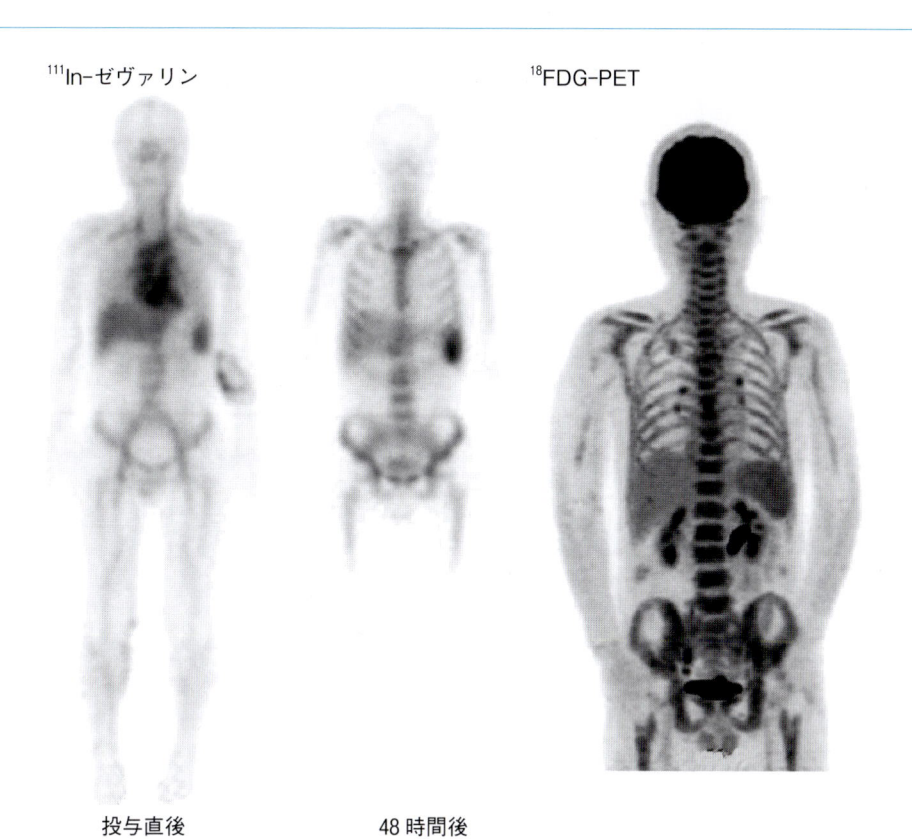

投与直後　　　　　48 時間後

▶図 12　不適格分布の例（69 歳，男性）

濾胞性リンパ腫．^{111}In-ゼヴァリン 48 時間像で心プール放射能が認められず，骨髄に強い放射能集積を認める．FDG-PET でもびまん性骨髄集積を認める．骨髄生検では，15％の骨髄浸潤であった．添付文書では骨髄のリンパ腫浸潤率が 25％以上の患者で注意を喚起しているが，この値で判断すべきではない．

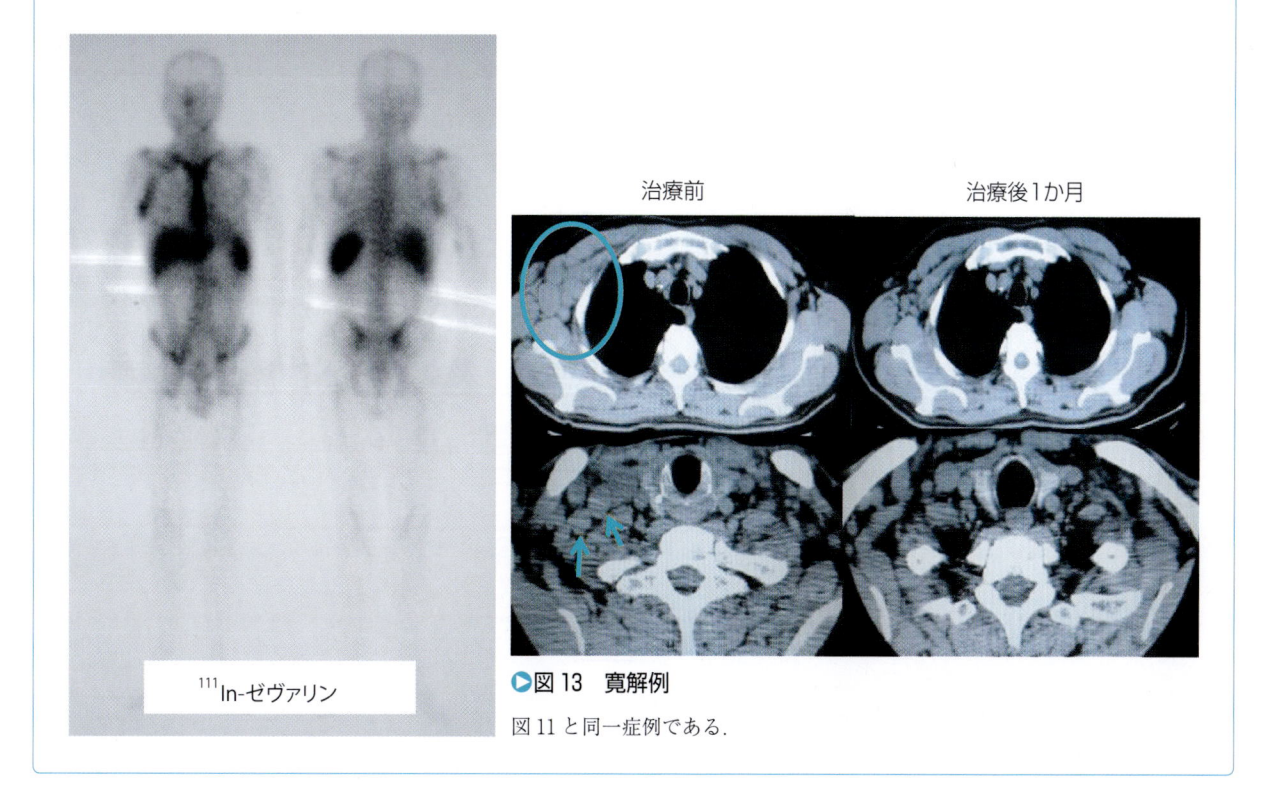

^{111}In-ゼヴァリン

治療前　　　　　　治療後 1 か月

▶図 13　寛解例

図 11 と同一症例である．

4 副作用

　ゼヴァリン投与時には，悪心，倦怠感，熱発，悪寒などが数10％に発生する．ゼヴァリン投与に先立ち大量投与されるリツキサン（250 mg/m^2，ゼヴァリン投与量は1 mg程度）に由来するものであると考えられる．

　投与後数週経過した後に，程度の差はあれ全例に骨髄抑制が発現する．平均的には8週前後にnadirとなる．設定されている投与量による骨髄線量は，骨髄予備能が十分にある患者では，医学的対応が必要な毒性を惹起することはない．しかし，先行する化学療法で骨髄機能疲弊している場合は，輸血などの対応が必要となることもある．また，骨髄浸潤のあるケースでは，必然的に骨髄線量が増加する．シンチグラムで不適切分布か否か判断に苦慮しつつ，最終的に治療を実行するという状況もあり得るが，そのような場合には，高度の骨髄抑制が発生する可能性を十分に念頭に置いて，厳重な経過観察をする．

文　献

1) Pluijmen MJ, et al：Effects of low-iodide diet on postsurgical radioiodide ablation therapy in patients with differentiated thyroid carcinoma. Clin Endocrinol (Oxf) 58(4)：428-435, 2003.
2) 日本核医学会分科会腫瘍・免疫核医学研究会放射性ヨード内用療法委員会：バセドウ病の放射性ヨード内用療法に関するガイドライン．2004.
3) 日本甲状腺学会：バセドウ病 ^{131}I内用療法の手引き．2007.
4) 横山邦彦：アイソトープ内部照射療法．久田欣一，編：最新臨床核医学3版，東京，金原出版，1999.
5) Kita T, et al：Single dose planning for radioiodine-131 therapy of Graves' disease. Ann Nucl Med 18(2)：151-155, 2004.
6) 日本分泌外科学会，他：甲状腺腫瘍診療ガイドライン．金原出版，2010.
7) Mazzaferri EL, et al：A consensus report of the role of serum thyroglobulin as a monitoring method for low-risk patients with papillary thyroid carcinoma. J Clin Endocrinol Metab 88(4)：1433-1441, 2003.
8) 甲状腺RI治療委員会：日腫免．甲状腺癌の放射性ヨード内用療法におけるRI治療病室稼働状況の実態調査報告．Isotope News 672：255-29, 2010.
9) Higashi T, et al：Delayed initial radioactive iodine therapy resulted in a poor survival in patients with metastatic differentiated thyroid carcinoma：retrospective statistical analysis of 198 cases. J Nucl Med 52(5)：683-689, 2011.
10) 安部正博：溶骨性骨転移の成立・進展のメカニズム（固形癌と骨髄腫）．メディカルレビュー社，東京，2004.
11) McEwan AJ：Use of radionuclides for the palliation of bone metastases. Semin Radiat Oncol 10(2)：103-114, 2000.
12) Serafini AN：Therapy of metastatic bone pain. J Nucl Med 42(6)：895-906, 2001.
13) 西尾正道，他：疼痛を伴う骨転移癌患者の疼痛緩和に対する塩化ストロンチウム（Sr-89）（SMS.2P）の有効性及び安全性を評価する他使節協同オープン試験．日本医学放射線学会誌 65：53-64, 2005.
14) Kraeber-Bodere F, et al：Treatment of bone metastases of prostate cancer with strontium-89 chloride：efficacy in relation to the degree of bone involvement. Eur J Nucl Med 27(10)：1487-1493, 2000.
15) Storto G, et al：Combined therapy of Sr-89 and zoledronic acid in patients with painful bone metastases. Bone 39(1)：35-41, 2006.
16) 山口慶一郎：放射性ストロンチウムによる骨転移の疼痛制御．癌と化学療法 37：1868-1871, 2010.
17) Fang N, et al：Serum concentrations of IL-2 and TNF-alpha in patients with painful bone metastases：correlation with responses to ^{89}SrCl$_2$ therapy. J Nucl Med 47(2)：242-246, 2006.
18) Suzawa N, et al：Complete regression of multiple painful bone metastases from hepatocellular carcinoma after administration of strontium-89 chloride. Ann Nucl Med 24(8)：617-620, 2010.
19) Logothetis CJ, et al：Understanding the biology of bone metastases：key to the effective treatment of prostate cancer. Clin Cancer Res 14(6)：1599-1602, 2008.
20) Porter AT, et al：Results of a randomized phase-III trial to evaluate the efficacy of strontium-89 adjuvant to local

field external beam irradiation in the management of endocrine resistant metastatic prostate cancer. Int J Radiat Oncol Biol Phys 25(5): 805-813, 1993.
21) Liepe K: Alpharadin, a ^{223}Ra-based alpha-particle-emitting pharmaceutical for the treatment of bone metastases in patients with cancer. Curr Opin Investig Drugs 10(12): 1346-1358, 2009.
22) Watanabe T, et al: Phase I study of radioimmunotherapy with an anti-CD20 murine radioimmunoconjugate ((90)Y-ibritumomab tiuxetan) in relapsed or refractory indolent B-cell lymphoma. Cancer Sci 96(12): 903-910, 2005.
23) Tobinai K, et al: Japanese phase II study of ^{90}Y-ibritumomab tiuxetan in patients with relapsed or refractory indolent B-cell lymphoma. Cancer Sci 100(1): 158-164, 2009.
24) Morschhauser F, et al: Phase III trial of consolidation therapy with yttrium-90-ibritumomab tiuxetan compared with no additional therapy after first remission in advanced follicular lymphoma. J Clin Oncol 26(32): 5156-5164, 2008.
25) 織内昇, 他:再発・難治性低悪性度B細胞リンパ腫 (B-NHL) に対する ^{90}Y-ibritumomab tiuxetan 第II相試験における ^{111}In-ibritumomab tiuxetan のシンチグラムの読影判定. 核医学 45:99-114, 2008.

日本語索引

あ
アーチファクト	123
アイソトープ内用療法	129
悪性黒色腫	96
悪性中皮腫	41, 44
悪性胚細胞腫	41
悪性リンパ腫	41, 64, 67, 103, 107, 131, 138
アシアロ糖蛋白受容体	58
アセタゾラミド	5, 6, 109
アデノシン	24
アドレナリン	50
アブレーション	129, 131, 132, 134
アミノ酸代謝	103
アミロイドイメージング	13
アミロイドβ蛋白	13
洗い出し相	32
アルツハイマー病	3, 7, 8
アルドステロン	50
アンギオテンシン変換酵素阻害剤	83

い
胃炎	64
イオマゼニル	13
胃癌	64, 96, 98
胃食道逆流	114
異所性胃粘膜	59, 114
遺伝子組み換え組織プラスミノゲンアクチベータ	4
イブリツモマブ	142
意味性認知症	10
医療経済	107
印環細胞癌	64
インスリノーマ	53, 71, 72
インスリン	122
インドシアニングリーン	96

う
右室駆出分画	28
運動負荷	24

え
エーロソル肺吸入シンチグラフィ	113
壊死巣	17
エルゴメータ	24
エロソール	33
遠隔転移	64

塩化ストロンチウム	138

お
横隔膜ヘルニア	113
黄色肉芽腫性胆嚢炎	70, 121
オージェ電子	129
オピオイド	138, 139

か
咳嗽	122
下咽頭癌	17
化学療法	41, 63, 79, 103, 106, 139, 144
過灌流	7
過灌流症候群	7
顎下腺	55, 56
ガストリノーマ	53, 71
画像統計解析	3, 109
画像融合ソフトウェア	28
褐色細胞腫	49, 52
褐色脂肪細胞	105
褐色脂肪組織	122
カプトプリル	83
可溶性 IL-2 レセプター	103
ガリウムシンチグラフィ	101, 103
カルシトニン産生細胞	131
カルチノイド	39, 49, 53
肝外胆管癌	70
肝血管腫	69
肝限局性結節性過形成	69
癌検診	124
肝硬変症	37
肝細胞癌	68
癌性胸水	119
癌性疼痛	136
癌性腹水	119
関節炎	121
完全左脚ブロック	24
肝臓癌	127
肝内胆管	56
肝肺症候群	37
ガンマプローブ	96, 98, 99
肝予備能	58

き
気管支異物	113
気管支原性嚢胞	41
気管分岐部リンパ節	42
奇形腫	41

気絶心筋	25
キメラ抗体	142
球状層	50
急性呼吸窮(促)迫症候群	33
急性心筋梗塞	28
急性唾液腺炎	55
急性肺血栓塞栓症	34, 35
吸入相	32
胸腺	106
胸腺癌	41, 44
胸腺腫	41
胸痛	34
頬粘膜癌	17
胸膜腫瘍	41
極座標表示	22
局所機能解析	24
近赤外光	96

く
クッシング症候群	50, 51
クッシング病	50, 51
くも膜下出血	7
くも膜嚢胞	112
グルカゴノーマ	53
グルコース 6-ホスファターゼ	120
グルコース代謝	78
グルコーストランスポータ	119
クロイツフェルト・ヤコブ病	11

け
経口制吐剤	133
軽度認知障害	8
頸部リンパ節転移	17
痙攣性疾患	109
結核	121
血管予備能	6
月経周期	87
楔前部	7, 8
決定臓器	139
下痢	87
嫌気性解糖	26
幻視	8
減弱補正	122, 123
原発不明癌	19, 21

こ
交感神経	27
口腔扁平上皮癌	17

日本語索引

抗CD20抗体	142
抗CD20キメラ抗体	142
甲状腺癌	17, 126, 127, 129, 132
甲状腺機能亢進	48
甲状腺機能亢進症	129, 130
甲状腺機能低下	131
甲状腺機能低下症	47
甲状腺吸収線量	130
甲状腺刺激ホルモン	131
甲状腺床	131
甲状腺シンチグラフィ	47
甲状腺髄様癌	49, 52
甲状腺ブロック	51
甲状腺ペルオキシダーゼ	118
甲状腺ホルモン	46
梗塞心筋	28
喉頭癌	17
喉頭腫瘍	17
後部帯状回	7, 8
高分化型肝細胞癌	67
高分化型腺癌	39
呼吸同期	39, 40
骨外集積	77
骨芽細胞	137
骨幹端	74
骨吸収マーカー	141
骨シンチグラフィ	41, 115, 116, 138
骨髄生検	106
骨髄線維症	79
骨髄耐用線量	140
骨髄網内系	78
骨折	76
骨粗鬆症	49
骨転移	90, 136, 139, 140
骨軟化症	76
骨破壊	136
骨盤内リンパ節	90
骨Paget病	75
コルチゾール	50
コルチゾール産生腫瘍	52
コレステロール	50
コロイド粒子径	97

さ

再灌流療法	25
サイクロトロン	125
再生不良性貧血	79
再発診断	18
再分布現象	24
サイロキシン	46, 118
サイログロブリン	131, 132, 135
鎖骨窩リンパ節	90
左室機能	24
左室機能解析	28
左室容量	24
サブトラクション法	49
サルコイドーシス	33, 39, 121
酸素消費率	2
残存甲状腺破壊	129, 131, 134
3D-SSP	3

し

シェーグレン症候群	55, 57, 105
耳下腺	55, 56
時間放射能曲線	27, 55, 56
子宮癌	88
子宮筋腫	88
子宮頸癌	86, 88, 90, 92, 127
子宮体癌	86, 89, 92
糸球体濾過率	80, 83
子宮肉腫	88
嗜銀顆粒性認知症	11
自己免疫性膵炎	71, 72, 73
持続性陽圧呼吸時	33
脂肪酸	25
脂肪酸代謝	26
脂肪腫	49
縦隔腫瘍	39, 106
縦隔リンパ節	90
縦隔リンパ節転移	91
修正大血管転位症/グレン術	113
重複癌	19, 21
重力	32
宿酔	133
腫瘍マーカー	66, 93
腫瘤形成性膵炎	72
上咽頭癌	20
上咽頭腫瘍	18
消化管間葉系腫瘍	66
小細胞肺癌	39, 41
上皮性悪性腫瘍	67
初回循環法	27
食道炎	121
食道癌	19, 62, 96
女性生殖器腫瘍	86
腎盂腎炎	84, 85, 114, 115
腎盂尿管移行部狭窄	81
腎癌	75
心筋アミロイドーシス	28
心筋炎	28
心筋虚血	22, 24, 28
心筋梗塞	24, 25, 26
心筋細胞	22
心筋挫傷	28
心筋縦隔比	27
心筋症	26, 27
真菌症	39, 121
神経芽腫	52, 115, 116
神経原性腫瘍	41
神経原線維変化型老年期認知症	11
神経鞘腫瘍	115
腎血管性高血圧症	83
進行性核上麻痺	11
進行性非流暢性失語症	10
人工的塞栓	32
心サルコイドーシス	26
心事故	25
浸潤性胸腺腫	41
腎性骨異栄養症	76
腎静態シンチグラフィ	80, 84, 114
真性多血症	79
心臓交感神経シンチグラフィ	9
心電図同期心筋SPECT	25
心電図同期法	24
腎動態シンチグラフィ	80, 115
腎尿細管アシドーシス	85
塵肺	39
心肺移植後	33
塵肺症	33
腎瘢痕	85
心プールシンチグラフィ	27
心プール像	59
心不全	27
心膜嚢胞	41

す

髄液漏	14
膵炎	49, 70
髄外造血	79
膵管癌	70, 71
膵管内乳頭粘液性腫瘍	70
水腎症	82
膵内分泌腫瘍	71, 72
髄様癌	131
水溶性ヨード造影剤	31
スキャン	34
スキルス胃癌	119
スニチニブ	141

せ

生活の質	104
脆弱性骨折	77
星状細胞腫	110
生存能	23
生物学的効果比	141
生理的集積	65
ゼヴァリン	142, 146
赤色骨髄線量	140
舌癌	100
線維腫	49
線維性骨異形成症	76
腺外浸潤	132
腺癌	62, 68
潜在リンパ節転移	17
センチネルリンパ節	95, 97, 99
センチネルリンパ節生検	95
センチネルリンパ節ナビゲーション	

日本語索引

手術	95
センチネルリンパ節理論	95
先天性甲状腺機能低下症	117
先天性心疾患	113
先天性水頭症	112
先天性胆道閉鎖症	58
前頭側頭型認知症	10
前頭側頭葉変性症	7, 10
前立腺癌	75, 78, 126, 141

そ

造影CT	18
早期胃癌	64, 99
造血骨髄	78
奏功率	144
造骨性骨転移	78
造骨性転移	140
総胆管	56
束状層	50
側頭葉てんかん	13
続発性正常圧水頭症	14
ソマトスタチノーマ	53
ソマトスタチン受容体	53

た

第1Köhler病	76
対策型検診	124
大腸癌	64, 65, 126, 127
大腸直腸癌	96
耐糖能異常	70
大動脈炎症候群	36
大動脈解離	29
大脳皮質基底核変性症	10
唾液腺管上皮細胞	55
唾液腺機能	55
唾液腺腫瘍	17, 55
高安動脈炎	36
多形腺腫	17
多系統萎縮症	11
多施設共同研究	107
唾石症	55
脱リン酸化酵素活性	67
多嚢胞性異形成腎	114
多発性骨髄腫	138
多発性内分泌腫瘍	49
胆管細胞癌	68
胆道閉鎖症	114
胆嚢	56, 58
胆嚢癌	70
蛋白漏出性胃腸症	61
単発性骨転移	140

ち

チアノーゼ患者	31

中咽頭扁平上皮癌	17
中枢性ベンゾジアゼピン受容体シンチグラフィ	13
中毒性多結節性甲状腺腫	130
腸骨リンパ節	86
直腸癌	65
鎮痛剤	140

て

低酸素血症	37
低酸素脳症	109
デキサメサゾン負荷試験	51
転移性肝腫瘍	69, 120
てんかん	3, 111
てんかん焦点	13
てんかん発作	1, 110

と

頭頸部癌	96, 98
頭頸部腫瘍	16, 19
頭頸部扁平上皮癌	17, 19
糖代謝	26, 121
頭頂側頭連合野	7, 8
疼痛緩和	136, 139
糖負荷	26
ドキソルビシン	141
特発性正常圧水頭症	12
トリヨードサイロニン	46
トレッドミル	24

な

内頸動脈内膜剥離術	7
内膜癌	87
内用療法	129, 132
難治性潰瘍	49

に

二次性多血症	79
乳癌	75, 78, 96, 97, 98, 127
乳頭癌	131, 132
乳房温存手術	95
ニューモシスチス肺炎	33
尿管	86
任意型検診	124
認知症	7

ね

粘液型腺癌	64
粘液性腫瘍	119
粘液線毛輸送能	33
粘膜神経腫	49

の

脳FDG-PET	13
脳炎	109
膿胸関連リンパ腫	41
脳血液量	2
脳血管自動調節能	4
脳血管障害	3
脳血管性認知症	12
脳血管病変	109
脳血流SPECT	13
脳血流予備能	109
脳血流量	1, 2
脳酸素摂取率	2
脳腫瘍	3
脳循環予備能	5
脳症	109
脳脊髄液減少症	15
脳槽シンチグラフィ	14
脳代謝予備能	5
嚢胞性腫瘍	119
膿瘍	121
ノルアドレナリン	50

は

パーキンソン症候	8
パーキンソン病	9, 27
肺炎	39
肺癌	19, 75, 96, 127
肺換気・血流シンチグラフィ	31
肺結核	39
肺血流SPECT/CT像	37
肺高血圧症	38
肺上皮透過性	113
肺転移	132
肺動静脈奇形	36
肺動静脈瘻	36
肺動脈楔入圧正常	36
肺動脈性肺高血圧症	113
肺動脈平均圧	36
ハイドロキシアパタイト	28
ハイドロキシアパタイト結晶	74
肺胞上皮癌	39
胚胞上皮置換型優位腺癌	39, 40
排卵期	87
破骨細胞	137
バセドウ病	46, 117, 118, 121, 130
白血病	138
パテントブルー	96
瘢痕組織	17
ハンチントン病	11
半導体検出器	97

ひ

非結核性抗酸菌症	39

日本語索引

非小細胞肺癌	39
微小転移	95
非ステロイド性消炎鎮痛剤	137
ビスフォスフォネート	133, 137
肥大性骨関節症	76
左前下行枝	24
左→右シャント	28
ヒト抗マウス抗体	142
被曝量	99
皮膚悪性黒色腫	98
びまん性大細胞型B細胞リンパ腫	64, 102, 103, 104
びまん性肺疾患	38
病期診断	88
標準脳	3
病的骨折	139
標的臓器	140
皮様嚢腫	88
疲労骨折	76
ピロリン酸	60
泌尿生殖器癌	96

ふ

副甲状腺機能	49
副甲状腺機能亢進症	76
副甲状腺腺腫	49
副甲状腺ホルモン	48
副腎癌	52
副腎偶発腫	52
副腎腫瘍	49
副腎髄質	49
副腎皮質刺激ホルモン	50, 51
腹膜播種	64
婦人科癌	89
不全骨折	77
フチン酸	98
ブドウ糖	3
不明熱	120
プラーク	29
プランマー病	130
ブルズアイ	22
分子標的薬	66

へ

平衡時マルチゲート法	27, 28
平衡相	32
閉塞性脳血管障害	5

閉塞性肺疾患	33
ペインクリニック	137
ヘキソキナーゼ	119
ペルテス病	116
ベンゾジアゼピンレセプター	111
扁桃腫瘍	17
便秘	87
扁平上皮癌	62

ほ

膀胱尿管逆流症	85
放射性コロイド	99
放射線外照射	139, 140
放射線照射	77, 120
放射線性肺炎	133
放射線唾液腺炎	133
放射線治療	16, 20, 41, 63, 79, 106, 121
放射線被曝	107
傍大動脈リンパ節	86, 90
ホジキンリンパ腫	103, 104
発作間欠期	13
ポリープ	65

ま

マウス抗体	142
慢性胃炎	121
慢性血栓塞栓性肺高血圧症	35
慢性甲状腺炎	121, 131
慢性膵炎	71
慢性唾液腺炎	55
慢性肺血栓塞栓症	35
マントル細胞リンパ腫	142

み

右→左シャント	28, 31, 36, 37
ミトコンドリア	49
未分化癌	131
脈管浸潤	132
ミルクスキャン	114

む・め・も

無菌性骨壊死	76
メタストロン	137, 139, 140, 141, 144
メッケル憩室	59, 60

免疫組織化学	96
網状層	50
もやもや病	7, 109

ゆ

融合イメージ	29
有効腎血漿流量	80
遊離性癌細胞	95

よ

溶骨性骨転移	78
溶骨性転移	140
ヨウ素制限	129
ヨウ素制限食	46
予後	20, 88

ら

ラシックス	83
ランゲルハンス細胞組織球症	116, 117
卵巣癌	86, 87, 88, 91, 92, 93
卵巣腫瘍	88

り

リツキサン	142, 144, 146
リツキシマブ	142
利尿薬負荷	115
リンパシンチグラフィ	96
リンパ節郭清	95
リンパ節転移	41, 62, 63, 65, 89, 90, 132, 134

れ・ろ

レノグラム	80, 82
レビー小体型認知症	7, 8, 27
濾胞癌	131, 132
濾胞性B細胞性非ホジキンリンパ腫	142

わ

ワルチン腫瘍	55, 57

外国語索引

A

α線	129
α線放出核種	141
absent kidney sign	75
adrenocorticotropic hormone（ACTH）	50, 51
aggressive lymphoma	105
Alzheimer disease（AD）	7
APUD	49
APUDoma	115
arteriovenous fistula（AVF）	36
arteriovenous malformation（AVM）	36
asymmetry index（AI）	13
ATP	24

B

β酸化	25
β線	129
Basedow disease	130
Bexxar	142
Blalock-Taussing シャント術	38

C

^{11}C-PiB	13
^{11}C-メチオニン	103
C^{15}O	2
C^{15}O$_2$	2
CA-125	93
captopril augmented renal scintigraphy（CARS）	83
carotid artery stenting（CAS）	7
carotid endarterectomy（CEA）	7, 66
CD20	142
cerebral blood flow（CBF）	1, 2, 4
cerebral blood volume（CBV）	2, 4
chronic thromboembolic pulmonary hypertension（CTPH）	35
CMRglc	3
CMRO$_2$	2, 4
corticobasal degeneration（CBD）	10
crossed cerebellar diaschisis（CCD）	5
CT	92
CT 画像	66
CT 冠動脈造影	28, 29
CT 肺動脈造影	34

D

D-dimer	34
dementia with Lewy bodies（DLB）	8
diuresis renography（DR）	82
dual-energy CT	34
dynamic renal scintigraphy	80

E

easy Z-score imaging system（eZIS）	3
EB ウイルス	43
EC-IC bypass 術	5, 6
effective renal plasma flow（ERPF）	80
estimated GFR（eGFR）	34
Ewing 腫瘍	75
eZIS（easy Z-score imaging system）	3

F

^{18}F-FDG	22, 26, 29
^{18}F-FDG PET	3
^{18}F-FDG PET/CT	30, 36
^{18}F-fluorodeoxyglucose（FDG）	16, 77
fissure sign	34
focal nodular hyperplasia（FNH）	69
Fontan 処置	34
Fractional Uptake 法	111
frontotemporal lober degeneration（FTLD）	10

G

^{67}Ga citrate	47
^{68}Ga-DOTA TOC PET	53
gastrointestinal strumal tumor（GIST）	66
gated SPECT	24, 25
G-CSF	106, 122
GFR	80
Glenn シャント術	38
glucose-6-phosphatase	67
GLUT	119, 122

H

H$_2$^{15}O	2
hexokinase	67
HH$_{15}$	59
Honda sign	77
human antimouse antibody（HAMA）	142
Huntington disease（HD）	11

I

^{111}In-chloride	78
^{111}In-DTPA	14, 112
^{111}In-ゼヴァリン	144, 145
^{111}In-ゼヴァリンシンチグラム	143
^{123}I	46, 117
^{123}I-BMIPP	22, 25, 26
^{123}I-IMP	1, 109, 111
^{123}I-IMZ	13, 111
^{123}I-MIBG	9, 22, 27, 115, 116
^{131}I	129, 132
^{131}I-adosterol	51
^{131}I-MIBG	52
ICG 蛍光法	96
idiopathic normal pressure hydrocephalus（iNPH）	12
IgG4 関連硬化性疾患	72
indolent lymphoma	105
iNEUROSTAT（iSSP）	3
insulin-like growth factor（IGF）	136
intraductal papillary mucinous carcinoma（IPMC）	72
intraductal papillary mucinous neoplasm（IPMN）	70
intravascular lymphoma	103
ischemic memory imaging	26
ischemic penumbra	4, 6
isolated tumor cells（ITC）	95

J・K

JET study	5, 6
^{81m}Kr ガス	31, 32, 113
Kartagener 症候群	33
Kienböck 病	76
Kupffer 細胞	98

L

Langerhans cell histiocytosis	116
Langerhans 島	49
LBD	9
Legg-Calve-Perthes disease	116
LHL$_{15}$	59
luxury perfusion	5, 6

外国語索引

M

$^{99}Mo/^{99m}Tc$ ジェネレータ	31
MAA	31
MALT リンパ腫	105
McCune-Albright 症候群	76
MDCT	28, 90
MEN	49
MIBI	23
micrometastasis	95
mild cognitive impairment (MCI)	8
misery perfusion	5
MRI	18, 21, 41, 43, 92, 93, 109
mucosa-associated lymphoid tissue (MALT)	64

N

Na^+-K^+ ポンプ	23
$Na^{123}I$	47
$Na^{131}I$	47
NaI シンポーター	129
neurolymphomatosis	102, 103
normal pressure hydrocephalus (NPH)	14
NSAID	137, 138, 139

O

$^{15}O_2$	2
^{15}O ガス PET	3
OEF	2, 4, 6
Osgood-Schlatter 病	76
OSNA 法	96

P

^{32}P	137
parathyroid hormone	48
Parkinson disease (PD)	9
Parkinson disease with dementia (PDD)	8
Patlak-plot 法	1
pediatric nuclear medicine	15
penumbra	6
Perthes 病	76
PET がん検診	125, 126
PET/CT	16, 47, 64, 66, 67, 86, 90, 92, 93, 107, 122
Plummer disease	130
positron emission tomography (PET)	86
preclinical Cushing 症候群	52

progressive non-fluent aphasia (PA)	10
progressive supranuclear palsy (PSP)	11

Q・R

QOL	136, 140
$^{81}Rb/^{81m}Kr$ ジェネレータ	32
^{186}Re-HEDP	137
^{223}Ra	141
RANK	137
recombinant human TSH	134, 135
recombinant tissue plasminogen activator (rt-PA)	4
redistribution	24
relative biological effectiveness (RBE)	141
remote effect	5
Rendu-Osler-Weber 病	36

S

^{89}Sr	138, 140
^{153}Sm-EDTMP	137
segmental contour sign	34
semantic dementia (SD)	10
senile dementia of Alzheimer type (SDAT)	8
senile dementia with neurofibrillary tangles (SDNFT)	11
sentinel lymph node	95
shine-through 現象	97
Sipple 症候群	49
Sjögren syndrome	55
SPECT/CT	47
SPECT/CT 装置	97
standardized uptake value (SUV)	3
static renal scintigraphy	85
statistical parametric mapping (SPM)	3
stripe sign	34
stunned myocardium	25
super bone scan	75
SUV (standardized uptake value)	3, 17, 91
SUVmax	20
Swyer-James 症候群	38

T

T1/2	82
T_3	46

T_4	46
^{99m}Tc 標識大凝集ヒト血清アルブミン	31
^{99m}Tc 標識放射性コロイド	99
^{99m}Tc リン酸化合物	74
^{99m}Tc-DMSA	80, 85, 84, 114
^{99m}Tc-DTPA	33, 80, 113, 114, 115
^{99m}Tc-ECD	1, 13, 111
^{99m}Tc-GSA	58
^{99m}Tc-HAS	22, 33
^{99m}Tc-HMDP	74
^{99m}Tc-HMPAO	1, 13, 111
^{99m}Tc-HSA	27, 113
^{99m}Tc-HSA-D	60, 61
^{99m}Tc-MAA	31, 37
^{99m}Tc-MAG3	80, 115
^{99m}Tc-MDP	74
^{99m}Tc-MIBI	49
$^{99m}TcO_4^-$	47, 55, 114, 117
^{99m}Tc-PMT	56, 114
^{99m}Tc-RBC	60
^{99m}Tc-sestamibi	22, 23, 24, 25
^{99m}Tc-tetrofosmin	22, 23, 24, 114
^{99m}Tc-スズコロイド	79, 97, 98
^{99m}Tc-テクネガス	32, 33
^{99m}Tc-ピロリン酸	28
^{99m}Tc-フチン酸	79, 98, 100
^{99m}Tc-リン酸化合物	138
^{201}Tl	114, 116
thyroglobulin (Tg)	131, 132, 134
Tmax	82
toxic multinodular goiter	130
transforming growth factor-β (TGF-β)	136
TSH	46, 131, 132, 135

V・W

vascular dementia (VaD)	12
V/P (V/Q)	31, 34
viability	23, 24, 26, 29, 91
VIPoma	53
Warthin 腫瘍	17, 55
Wermer 症候群	49

X・Y

^{133}Xe ガス	31, 32, 113
^{90}Y	142, 143
^{90}Y-ゼヴァリン	143

放射線医学
核医学・PET・SPECT

2012年6月15日　第1版第1刷発行

監　修	楢林　勇	Narabayashi Isamu
	杉村 和朗	Sugimura Kazuro
編　集	小須田 茂	Kosuda Shigeru
発行者	市井 輝和	
発行所	株式会社金芳堂	

〒606-8425 京都市左京区鹿ヶ谷西寺ノ前町34番地
振替　01030-1-15605
電話　075-751-1111(代)
http://www.kinpodo-pub.co.jp/

印　刷　創栄図書印刷株式会社
製　本　有限会社 清水製本所

© 楢林　勇, 杉村和朗, 小須田　茂, 2012
落丁・乱丁本は直接小社へお送りください．お取替え致します．

Printed in Japan
ISBN978-4-7653-1528-9

JCOPY <(社)出版者著作権管理機構 委託出版物>

本書の無断複写は著作権法上での例外を除き禁じられています．複写される場合は，その都度事前に，(社)出版者著作権管理機構(電話 03-3513-6969,FAX 03-3513-6979, e-mail: info@jcopy.or.jp)の許諾を得てください．

●本書のコピー，スキャン，デジタル化等の無断複製は著作権法上での例外を除き禁じられています．本書を代行業者等の第三者に依頼してスキャンやデジタル化することは，たとえ個人や家庭内の利用でも著作権法違反です．

創刊！ 新しい情報を満載した放射線医学シリーズ

監修 楢林 勇 大阪医科大学名誉教授・杉村和朗 神戸大学大学院教授

各巻 A4 変型判

放射線医学 放射線医学総論

編集　大阪大学大学院教授　富山憲幸
　　　東京大学大学院准教授　中川恵一

184頁・ISBN978-4-7653-1507-4
定価 4,830 円（本体 4,600 円＋税 5%）

●主な内容
1. 放射線の種類と意義
2. 放射線の量と単位
3. X線検査装置・機材およびX線検査の種類
4. CT (computed tomography)
5. マンモグラフィ (乳房X線撮影)
6. MRI (magnetic resonance imaging)・MRS (magnetic resonance spectroscopy)
7. 超音波検査
8. 骨塩定量
9. 医療被曝の軽減とその安全管理
10. CT被曝
11. 放射線障害
12. 放射線治療の基礎知識
13. 各種造影剤の種類と用法 (X線検査, CT, MRI, US)
14. 放射線物理学
15. 放射線生物学
16. 画像診断の医療情報システム
17. 医療情報システムの安全管理
18. 遠隔画像診断
19. IVR (interventional radiology)
20. IVRにおける被曝
21. ラジオ波焼灼療法 (RFA)
22. オートプシー・イメージング (死亡時画像診断)
23. 核医学の基礎
24. 診断・治療用放射性医薬品
25. 核医学検査・SPECT (single photon emission computed tomography)
26. PET/CT (positron emission tomography/CT)

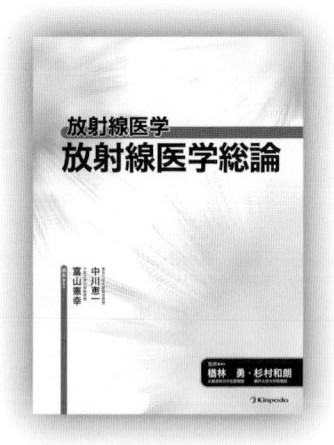

放射線医学 肺・縦隔 画像診断

編集　滋賀医科大学教授　村田喜代史

112頁・ISBN978-4-7653-1508-1
定価 4,200 円（本体 4,000 円＋税 5%）

●主な内容
1. X線検査と診断：胸部単純X線写真とX線CT
2. 胸部単純X線写真の解剖と正常変異
3. 呼吸器感染症の画像診断
4. 間質性肺炎の画像所見
5. 腫瘍性疾患の画像診断 I (胸部CT, 新TNM分類)
6. 腫瘍性疾患の画像診断 II (MRI)
7. 縦隔・胸膜のCT診断
8. アスベスト関連肺胸膜病変の画像診断
9. 画像 (X線, CT) による肺癌検診
10. 呼吸機能の画像診断
11. モニタによる胸部X線読影

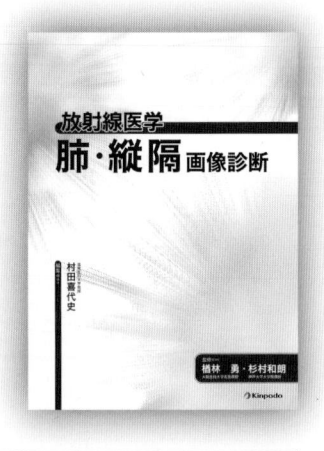

【最新刊】放射線医学 放射線腫瘍学

編集　島根大学教授　猪俣泰典

176頁・ISBN978-4-7653-1524-1
定価 4,620 円（本体 4,400 円＋税 5%）

●主な内容
1. 放射線治療装置と照射方法
2. 放射線治療計画
3. 密封小線源治療
4. 定位放射線治療・強度変調放射線治療 (IMRT)
5. 粒子線治療 (陽子線, 炭素線)
6. ホウ素中性子捕捉療法
7. 放射線治療における医療事故防止
8. 放射線治療の副作用と対策
9. 脳・脊髄腫瘍の放射線治療
10. 頭頸部 (眼窩・顔面を含む) 腫瘍の放射線治療
11. 肺癌の放射線治療
12. 縦隔腫瘍の放射線治療
13. 乳癌・乳腺腫瘍の放射線治療 (乳房温存療法を含む)
14. 消化器癌の放射線治療
15. 女性生殖器腫瘍の放射線治療
16. 泌尿生殖器腫瘍の放射線治療
17. 悪性リンパ腫の放射線治療
18. 血液腫瘍の放射線治療
19. 皮膚・軟部・骨腫瘍の放射線治療
20. 小児腫瘍の放射線治療
21. 良性疾患の放射線治療
22. 緩和療法としての放射線治療
23. 放射線治療と化学療法 (分子標的剤を含む)

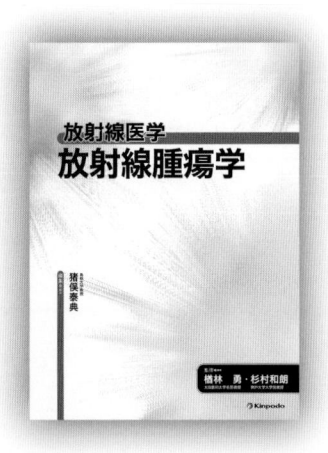

続刊

放射線医学 中枢神経・頭頸部 画像診断
編集　興梠征典（産業医科大学教授）
　　　三木幸雄（大阪市立大学大学院教授）

放射線医学 消化器・腹部 画像診断・IVR
編集　廣田省三（兵庫医科大学教授）
　　　村上卓道（近畿大学教授）

放射線医学 骨・関節・軟部組織・骨髄・脊髄 画像診断
編集　江原 茂（岩手医科大学教授）

放射線医学 心・大血管・乳腺 画像診断・IVR
編集　中島康雄（聖マリアンナ医科大学教授）

放射線医学 泌尿・生殖器 画像診断・IVR
編集　鳴海善文（大阪医科大学教授）

金芳堂